JN089610

病気と闘う医療の力

札幌孝仁会記念病院の最新医療

札幌孝仁会記念病院 編著

バリューメディカル

理事長ごあいさつ

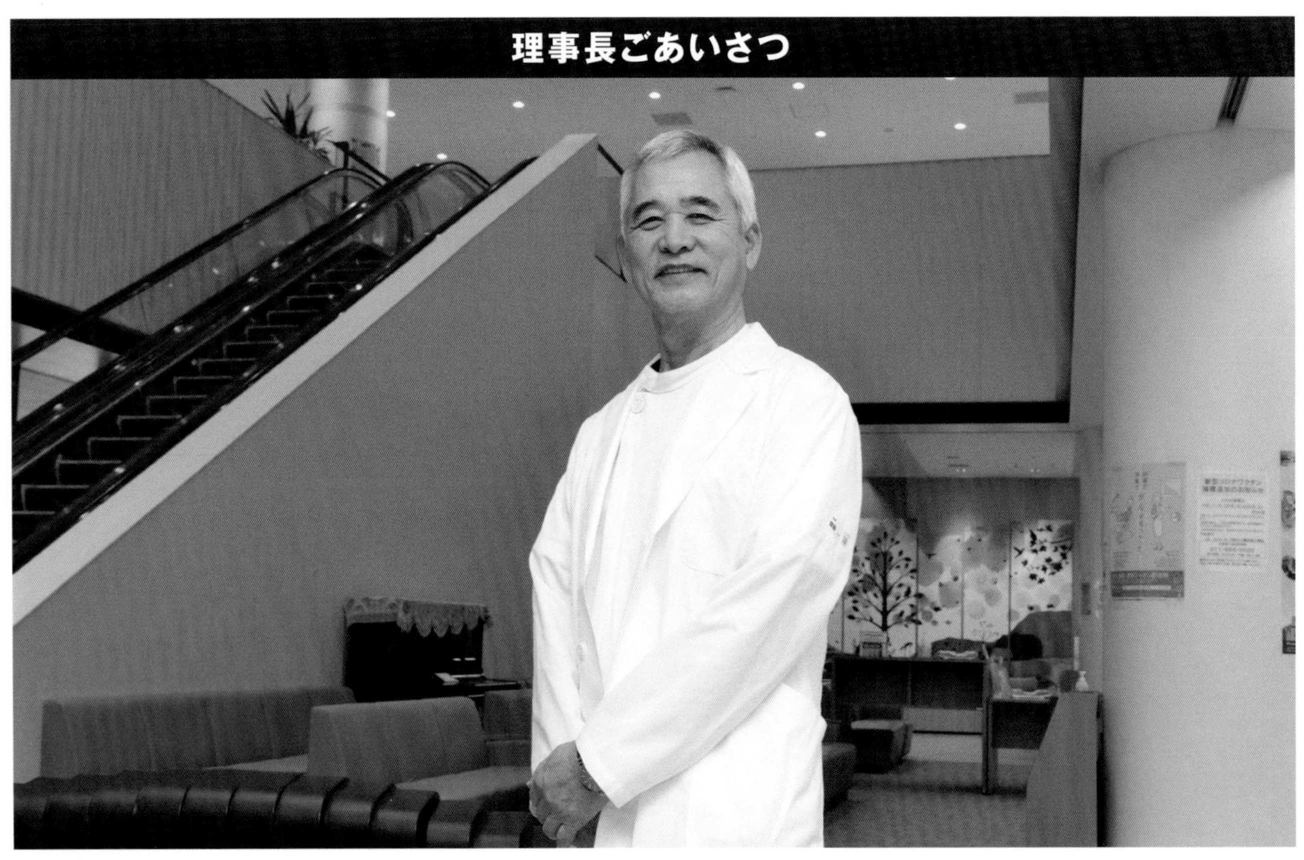

最先端の医療を地域に届けるために

社会医療法人孝仁会　理事長
齋藤 孝次

孝仁会グループの原点は、脳外科病院が不足していた当時の釧路の状況をなんとかしたいと考え1989年に釧路脳神経外科病院を開設したのがはじまりです。「地方にあっても最先端の医療を」という思いで、急性期医療やリハビリ治療など私が理想とする地域医療体制を構築していきました。その結果グループは拡大し、社会医療法人孝仁会をはじめとする道内外9つの医療・福祉関連法人のグループに成長することができました。

2023年9月現在で8病院、13診療所、2老人保健施設、6特別養護老人ホーム、他30介護系施設、1学校、2認定保育園などを展開しています。

北海道の中心である札幌市では2大学病院をはじめ急性期病院がひしめいていますが、他の病院ではできないような治療を提供するために、最新医療機器への投資を惜しまずに孝仁会グループの旗艦病院（きかんびょういん）として開院したのが、現在の「札幌孝仁会記念病院」です。最新の手術室8室、ハイブリッド手術室、道内に唯一の術中MRI、道内初のダビンチXiなどの最新設備を整え、安全で質の高い手術の提供に努められる体制と全室個室のICU（集中治療室）を備えました。

また心臓リハビリテーションや脳疾患のリハビリテーション、運動器のリハビリテーションと、急性期における各種リハビリテーションを提供できる体制を整えています。さらに放射線治療は当院含め国内18施設だけが提供できる陽子線治療、北海道初のサイバーナイフ、最新のトモセラピーを揃え、がんの集学的診断に備えてPET（ペット）-CTや道内唯一のマンモPET（乳房専用PET装置）とともに、がんの最新医療に力を入れています。

今後、高齢化が急速に進む社会では、地域の医療機関の役割はますます重要となります。本書では、「札幌孝仁会記念病院」が提供する医療の解説とともに、札幌市内で私たち孝仁会グループが提供できる医療サービスを紹介しています。

国がめざしている地域包括ケアシステムというものがありますが、これは高齢になっても安心して地域で暮らしていけるために、医療、介護、予防、住まい、生活支援サービスを提供できる体制のことです。孝仁会グループでは私たちが医療サービスを提供する地域において、包括ケアの一翼を担える医療グループになるため、これからもグループ理念の実現に向けて職員皆で努力してまいります。

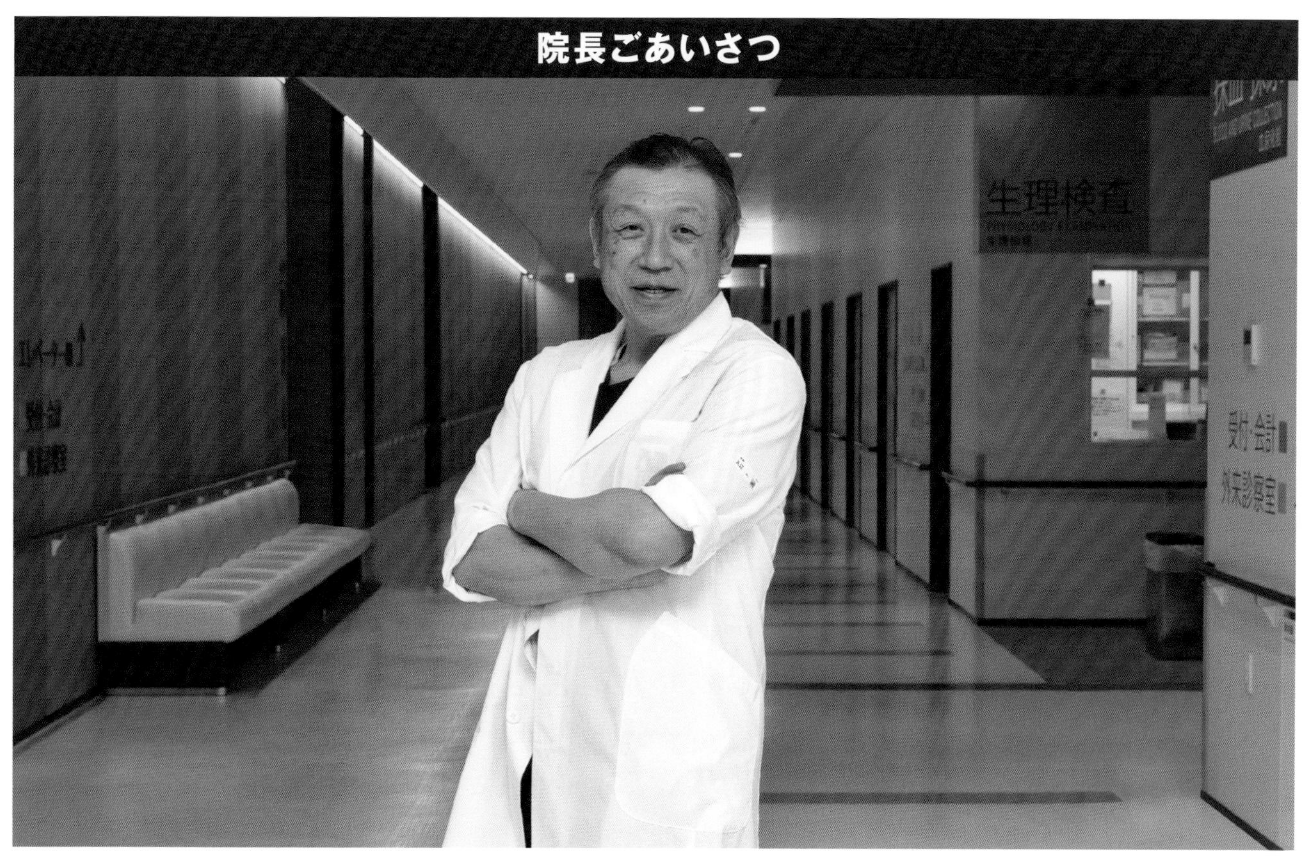

地域になくてはならない病院として

札幌孝仁会記念病院　院長
入江 伸介

当院は2023年4月に名称を変更し、「札幌孝仁会記念病院」として新たなスタートをきりました。2016年10月に札幌市西区宮の沢に北海道大野記念病院として開院してからそろそろ7年が経とうとしていますが、札幌市の皆さまにとっては心臓の病院のイメージが強かったのではないでしょうか。

そこで、脳卒中、心臓病、がんの三大疾病と運動器疾患（整形外科領域の疾患）に対する医療を総合的に提供し、これらの疾患に対する予防医療・健診事業、24時間365日体制による救急救命医療を展開する孝仁会グループの旗艦病院として、これまで以上に札幌という地域に根ざした医療を提供したいという思いを込めて、病院名を変更することにしました。

当院は孝仁会グループ 齋藤孝次理事長の思いである「地方においても最先端の医療を」を形にするために、北海道にはないような高度な医療設備を整えることで高度急性期病院としての存在価値を見出し、当院のめざす医療を提供することで地域にとってなくてはならない病院をめざしています。

まず、心身の負担が少ない「低侵襲治療」を積極的に実施しています。脳神経外科領域では小さな切開・開頭による鍵穴手術による治療や脳血管のカテーテル治療、心臓領域ではカテーテルによる心臓弁の治療（TAVI、マイトラクリップなど）や小切開で行う低侵襲な心臓手術(MICS)などを行っています。

そして、がん治療では全国でも18施設しかない陽子線治療装置や、ロボットアームで高精度にがんを狙えるサイバーナイフをはじめとした放射線治療機器を導入し「切らずに治すがん治療」を実施するなど、体にやさしい治療を積極的に取り入れています。

さらに、脳ドック、心臓ドック、がん検診を最新の検査機器を駆使して提供することで三大疾病の早期発見、早期治療をめざしています。

今皆さまに手にしていただいているこの本は、「札幌孝仁会記念病院」の医師たちが最新の治療や身近な疾患について丁寧に解説したものです。新聞やテレビ、インターネットを含めて医療情報が氾濫しているなか、正しい情報を届ける必要性を感じ、医学の進歩による最新の医療も伝えたく、刊行に至りました。本書をご活用いただき、病気と治療への理解を深め、皆さまと一緒に病気と向き合っていくことができれば幸いです。

札幌孝仁会記念病院の概要

理　　念 ≫ 患者様が安心してかかれる、
患者様を安心して預けられる病院を目指します。
職員が気持ちよく仕事のできる
職場づくりを目指します。

基本方針 ≫

1 社会医療法人として、へき地医療、救急医療に対する責務を全うします

2 三大疾病（脳卒中、心臓病、がん）と運動器疾患を中心とした急性期・救急医療を提供します

3 三大疾病を中心とした高度な健診事業を行います

4 患者様に優しく、十分な説明と同意に基づき、より安全で苦痛の少ない医療を提供します

5 地域の医療機関と連携し、地域包括ケアシステムの急性期機能の役割を担います

6 医療人としての誇りと志を持ち、働きがいのある病院を目指し、健全な病院経営に努めます

病床数	276床（一般病棟、ICU、SCU）
診療科目	脳神経外科、心臓血管外科、呼吸器外科、消化器外科、整形外科、循環器内科、呼吸器内科、消化器内科、糖尿病内科、腎臓内科、脳神経内科、婦人科、泌尿器科、耳鼻咽喉科、頭頸部外科、麻酔科、放射線治療科、放射線診断科、病理診断科、内科、外科、乳腺外科、形成外科、腫瘍内科、リハビリテーション科
院内標榜科	脊椎脊髄外科、東洋医学診療科
主要対象疾患	脳卒中、心臓病、がんの三大疾病と運動器疾患
専門部門	脳卒中センター、心臓血管センター、福島孝徳脳腫瘍・頭蓋底センター、脳血管内治療センター、人工関節センター、股関節疾患センター、せぼねセンター、がんセンター、消化器センター、気胸センター、札幌高機能放射線治療センター、高度健診センター
健診事業	人間ドック、特定健診に加え、脳ドック、心臓ドック、PET-CTを駆使したがんPET-CTドック、レディースPET-CTコース（マンモPET）など最新の医療機器を用いた高度な健診事業

アクセス方法

●地下鉄をご利用の方
札幌市営地下鉄「宮の沢」駅下車、
徒歩約６分(「ちえりあ」まで地下直結)

●バスをご利用の方
JR札幌駅前バスターミナル（小樽行き）
から「西町北20丁目」下車徒歩３分

●車をご利用の方
JR札幌駅から道道124号線（旧５号線）で約25分
新千歳空港から高速道路で約60分（札樽自動車道新川インター下車約10分）

※敷地内に駐車場が96台あります(詳しくはQRコード)。自動二輪車のご利用はできません。

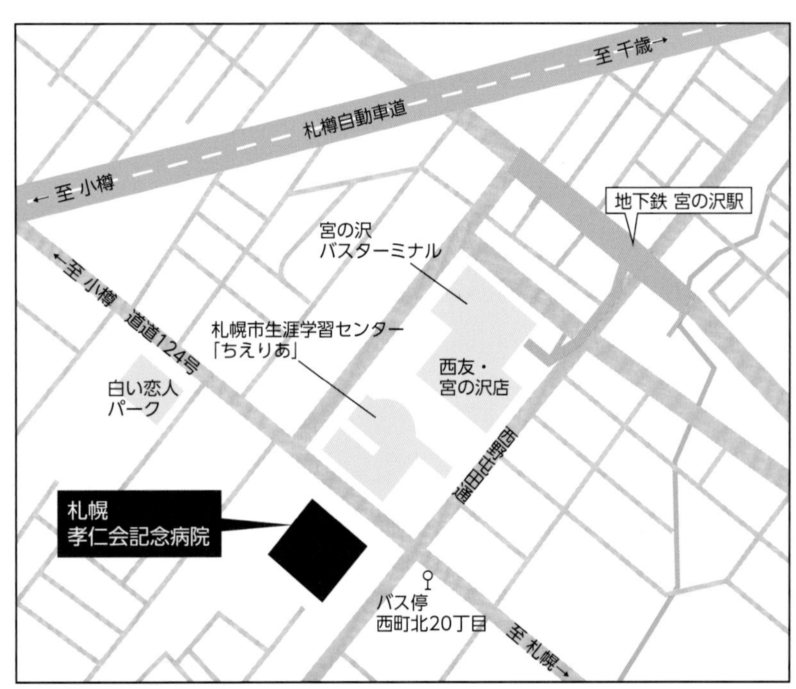

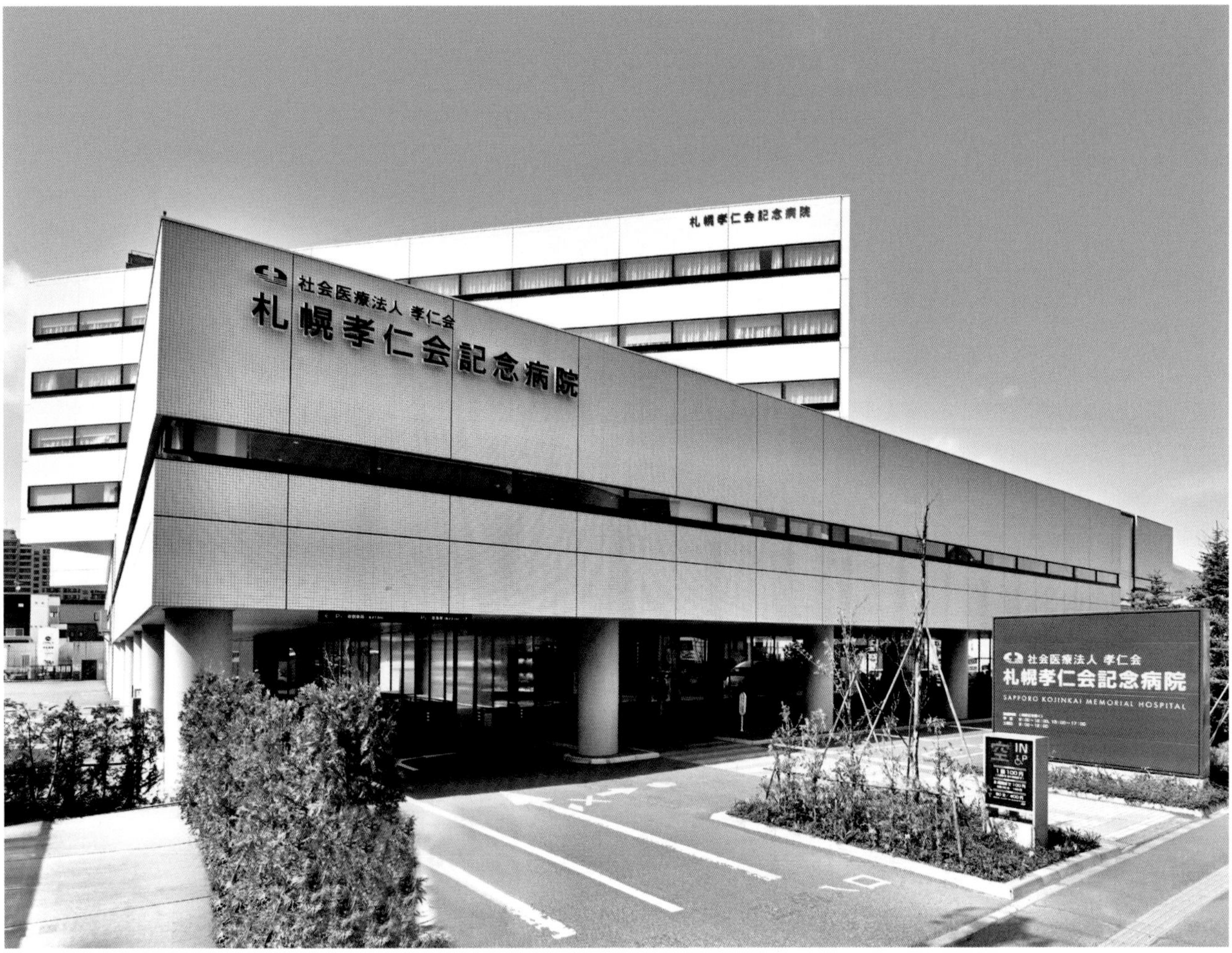

発刊に寄せて

札幌孝仁会記念病院の確立!
孝仁会Global Healthcareの発展!
北海道のメイヨー・クリニックをめざそう!

デューク大学　脳神経外科　教授
福島 孝徳

「患者さん第一」の総合医療センター

孝仁会医療グループ（Kojinkai Healthcare System）は、1989年以来、35年間に及ぶ理事長である齋藤孝次先生の日々不断の診療努力、臨床医学の叡智、抜群の病院運営手腕をもって形成されてきた組織です。従来、道東地域の脳神経外科を中心とした総合的医療を展開してきましたが、24時間救急、地域医療に加えて三大成人病（がん、心臓病、脳卒中）の高度先進最先端診療および高精度検診（ドック）を３本の柱とした道内トップの美しく素晴らしい病院を、2016年10月（約７年前）に札幌市西区宮の沢にオープンしました。

齋藤先生、院長である入江伸介先生、福島教授がともに共有している「**患者さん第一**」の理念と高度専門医の密接な連携チームワークをもってして、道内有数の総合的医療センター（Global Healthcare System）として、また、北海道すべての患者さんが“**ここへ来ればベストの医療が受けられる**”という高度先進医療センターとしての役割を担うべく札幌孝仁会記念病院は、ここ７年間全職員が、最大限の努力をしてまいりました。親切・誠実・奉仕をモットーに、そして「すべてを患者さんのために」。

現時点で多数の医療法人、診療所、介護施設に加えて福祉法人、学校法人等60以上の施設を有する総合的医療センターに成長しています。

齋藤先生、入江先生とのご縁

私、福島孝徳は1990年より米国での教授職にあります。UCLA・USCにて4年、Pittsburgh・ペンシルバニア医大にて４年間、そして1998年より東海岸の名門Duke大学教授を25年も努めております。20数年前に齋藤先生の主催する釧路脳神経外科病院にて手術・訪問する機会がありました。当時、最新型の耐震構造鉄柱の基礎を地下にて初めて見学しました。

そして入江先生が私のもとへ留学し、以来、釧路孝仁会記念病院の稲垣先生、現札幌孝仁会記念病院の入江先生と20年余にわたり、一緒に手術する機会ができました。頭蓋底福島バイパス、１回の鍵穴手術で全剔出、全治できる良性脳腫瘍、そして最も複雑・困難な12種類の頭蓋底手術法と多数の手術を入江先生と共同執刀してまいりました。

その間、齋藤先生は一般脳神経外科と特に脊椎・脊髄手術を専門とされていました。そして齋藤先生のもう１つのプロジェクトとして回復期リハビリテーション、運動機能の改善に力を注いできました。患者さんの組織から運動機能回復の“幹細胞”を作製し移植する再生医療では全国で最新の研究を行っています。

入江先生は一言で表現すると“とにかく手術が上手”。顕微鏡手術の腕前は福島教授に匹敵する免許皆伝のレベルです。精細、緻密で適格・丁寧なマイクロ剥離は、安心してメジャー手術

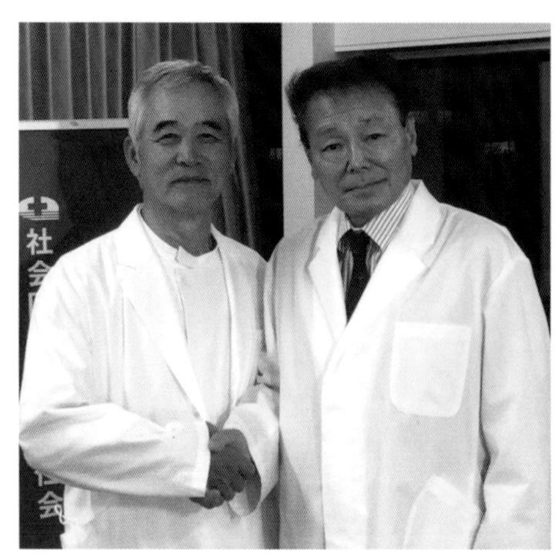
齋藤先生と

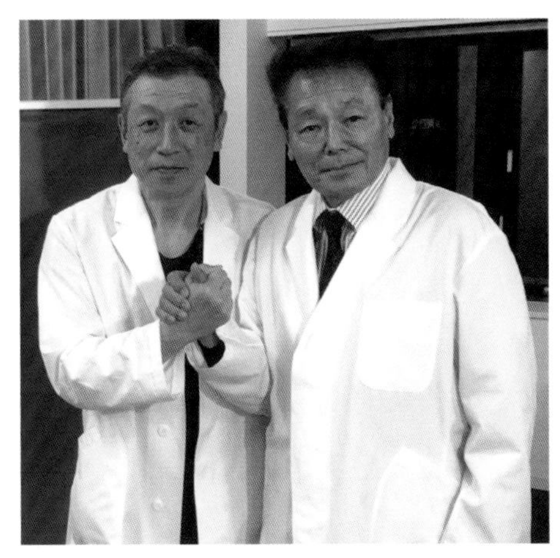

入江先生と

を任せられます。合併症を極力起こさせないのが特徴です。脳動脈瘤クリッピング手術も福島教授と同じ 2,600 例でリスクわずか１％という、北海道、日本のみならず、世界をリードする手術成績をあげています。

入江先生で特別なのはハートが優しく温厚で親切、この上ない personality です。20 年以上の公私ともの親交で入江先生が怒鳴ったり興奮したりするのを見たことがありません。織田信長的な福島教授としては、いつも他山の石として入江先生を見習うよう努めています。全国に福島教授の薫陶を受けたお弟子さんは 150 人余おりますが、入江先生は一番弟子トップの高弟です。

同じ医療原則を持つ
メイヨー・クリニックのように

札幌市と同じ非常に寒い地域になる米国ミネソタ州の小さな町ロチェスターというところに、全米を代表するメイヨー・クリニック（Mayo Clinic）という病院があります。イギリス人移民ドクターの息子 William Mayo と Charles Mayo により 1846 年に開設された診療所でした。

Mayo 兄弟の医療原則も孝仁会と同じ①患者第一、②高度専門医によるチーム医療ということで、瞬く間に大きくなり、すでに昭和の始め頃には Plummer Building Clinic と St. Mary's Hospital を擁する大きな医療センターとなっています。歴代の大統領や政界・財界の大物が全米より受診し、さらに諸外国の VIP も訪れる著名な大病院になっています。現在、Guggenheim Building、Conrad Hilton Building ほか、医科大学も併設する 1,000 床以上、医師数 5,000 人の Mayo Global Healthcare になっています。

私、福島孝徳は 1975 年から 1978 年まで３年間、このメイヨー・クリニックにおいて臨床・研究フェローとして大変なる勉強と過酷な Resident Fellow を毎日体験しました。１日受持ち入院患者数 40 名、手術（朝から夜まで）週４日、朝５時起床、アパートに帰るのは夜中過ぎという超ハードなトレーニングを受けました。

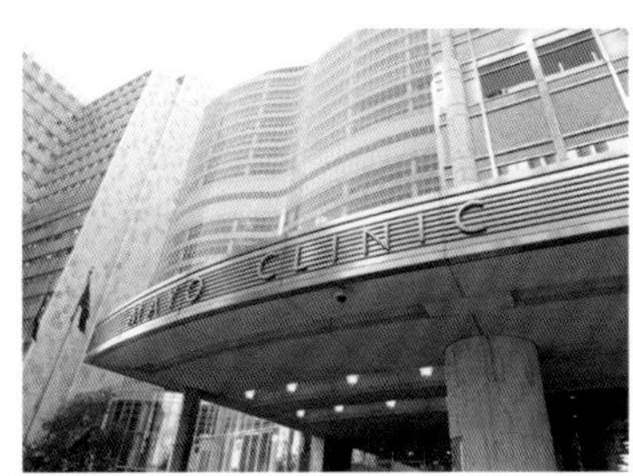

メイヨー・クリニック

当時、日本最大の東京大学病院脳神経外科で年間手術数が 350 例というところ、メイヨー・クリニックでは年間手術件数 6,000 例というもの凄さで超まれな手術からすべての脳疾患、ありとあらゆる手術を勉強できました。現在の Mayo Healthcare では全米各地に分院や診療所があり、現在の孝仁会 Global Healthcare System と合致します。

すべてを患者さん第一に。親切・誠実・丁寧に。High Level な地域医療とコンピューター高精度放射線治療。そして心臓外科と脳神経外科、がん治療の最先端医学および予防医学として、病気になる前の先手必勝、"**高度精密検診プログラム**" をさらに一層強化しましょう。たくさんの高度専門医を全国規模でリクルートし、孝仁会は北海道のメイヨー・クリニックをめざしましょう。

Duke大学教授
福島孝徳

6.22.2023

もくじ

巻頭特集 あなたの健康を守るために 高度健診センター

病気と闘う当院の強み
Part 1 脳と心臓の最新医療

脳

心臓

病気と闘う当院の強み

Part 2 がんが治る時代をめざして

先進医療

もくじ

がん診療

病気と闘う当院の強み
Part 3 運動器疾患の最前線

患者さんに寄り添う医療
FOCUS ①
身近な疾患への取り組み

患者さんに寄り添う医療
FOCUS ②
メディカルスタッフのお仕事

もくじ

病院案内

孝仁会グループの紹介

＊本書掲載の情報は 2023 年９月現在のものです。

巻頭特集

あなたの健康を守るために
高度健診センター

高度健診と予防医療の重要性
～人生100年時代を健やかに過ごすために～

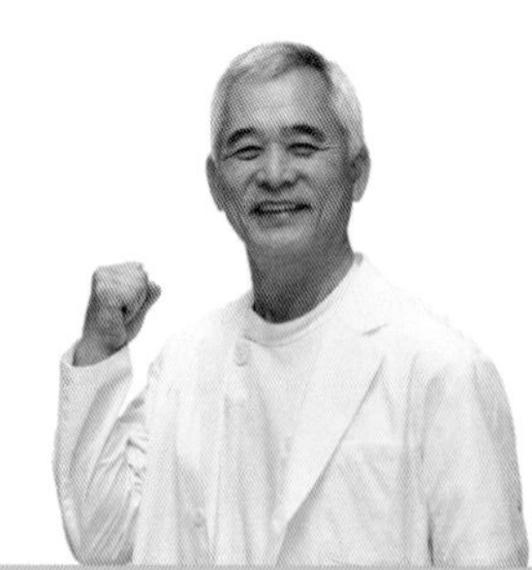

社会医療法人
孝仁会
理事長
齋藤 孝次（さいとう こうじ）

■ 高度健診とは？

高度健診とは、通常の特定健診ではなかなか見つけることのできない「脳卒中・心臓病・がん」の三大疾病を中心とした急性期疾患（急激に発症し、かつ／または、経過の短い疾患）の予防や早期発見を目的とする、安全で質の高い健康診断のことを指します。私たちは、この高度健診を中心として予防医療を実践していくことで、健康寿命の延長を図ることができると考えています。当院ではこれからも高度健診事業で皆さまの健康寿命の延長に貢献したいと考えています。

■ 高度健診はなぜ必要なのか

本来、医療の究極的な目標はすべての疾患を予防し、病気にかからずに寿命を全うすることだと考えます。日本の平均寿命は、戦後50年を超え、医療の進歩とともに、今は超高齢化社会といわれる時代に到達しました。

現在、死因の第1位となる疾患であるがんについては、早期診断、早期治療が最も重要であり、その治療も著しい進歩を遂げています。がんドックではPET-CT（ペット）（陽電子放射断層撮影という、がんを検査する方法の1つ）を駆使し、がんの検査を行います。PET-CTでわからない胃がん、前立腺（ぜんりつせん）がんは、それぞれ胃カメラ、腫瘍（しゅよう）マーカーが効果を発揮します。循環器系疾患に関しては、例えば心筋梗塞（しんきんこうそく）でしたら、心臓ドックで冠動脈（かんどうみゃく）の狭窄病変（きょうさくびょうへん）を検索することで、必要であればステント治療を行い予防することが可能な時代となりました。脳ドックで未破裂脳動脈瘤（みはれつのうどうみゃくりゅう）を発見し、治療することで、くも膜下出血（まくかしゅっけつ）も予防することができます。脳梗塞の原因の1つである頸動脈病変（けいどうみゃくびょうへん）も脳ドックで発見、治療することができます。骨密度の検査は、骨粗（こつそ）しょう症（しょう）による圧迫骨折など、健康寿命に大きく影響する疾患を予防するために必要です。

しかし、今述べたような、高齢者に特徴的ながん、心臓疾患、脳疾患、運動器疾患などは、通常行っている特定健診では見つかりにくいのです。特定健診は、メタボリックシンドローム（メタボ）を発見し治療することにより、循環器疾患の改善予防に大きく貢献していますが、前述の専門的な検査は、設備が整った高度健診事業を行っているところでしか受けることができません。その意味で、PET-CTなどを活用する高度健診事業は、健康寿命の延長に大きく貢献しているものと考えられます。

私は医師として、これまで多くの経験を積み、高度健診事業の有用性を身にしみて感じています。心筋梗塞で死亡した60歳代の知人や、心臓の冠動脈の高度狭窄を放置していたら急性心筋梗塞で命を落としていただろうところを心臓ドックで発見され、ステント治療で命拾いし元気に活躍している人、がん発見が手遅れで亡くなった人、がんが早期に見つかり完治した人、さまざまな人との出会いを通じて、高度健診事業と予防医療の必要性を痛感しています。

もちろん健康寿命を延ばすのは日々の日常生活で健康に留意し、食事、運動、睡眠など、日々生活を楽しみながら、より多くの時間を笑顔で生きていくことが重要です。特定健診の受診も必ず行ってほしいと思います。

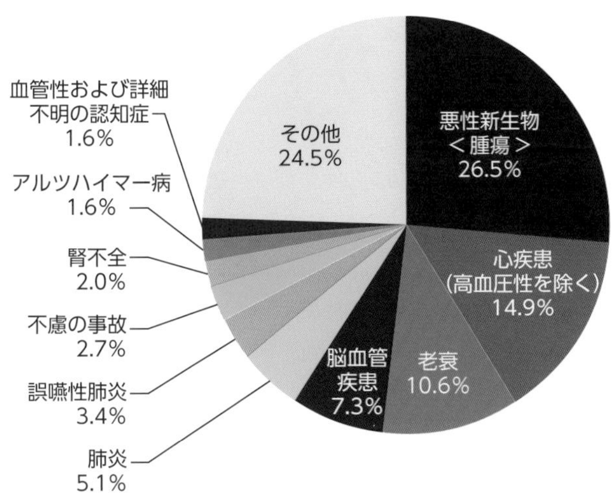

図1　主な死因の構成割合（2021年）
（厚生労働省「令和3年（2021）人口動態統計月報年計（概数）の概況」統計表・第6表をもとに作図）

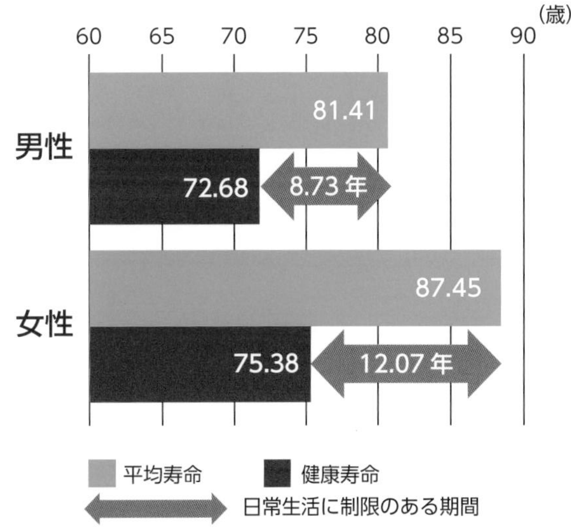

図2　平均寿命と健康寿命の差（2019年）
（厚生労働省「第16回 健康日本21（第二次）推進専門委員会」資料3-1を加工して作図）

健康寿命を延ばすための予防医療

このような状況により、近年では一人ひとりが病気になってから治療するのではなく、病気になることを予防する「予防医療」の重要性が高まっています。

予防医療の第１段階（第一次予防）として、毎日の食生活・運動習慣・休養を上手にとり病気になりにくい「からだづくり」をしましょう。特に塩分の制限とメタボの予防は重要です。

第２段階（第二次予防）としては、自分の体になんの異変もなく、自覚症状がなくても必ず健診を受けましょう。また何らかの症状やいつもと違う状態が起きた場合はかかりつけ医に相談や受診をしましょう。そうすることで病気の早期発見、早期治療へとつなげることができます。

しかし病気によっては慢性化し、なかなか全快しない場合もありますが、第３段階（第三次予防）で計画的にリハビリを行うことにより、少しでもQOL（生活の質）の高い自分らしい生活を自ら確保することができます。

このように予防医療の第１から第３までを利用し、さらに進歩し続ける医療を上手に取り入れることで「平均寿命」と「健康寿命」を延ばすことができます。

予防医療で最も重要なことは、個々人の健康に対する意識です。日常生活の食事、運動、睡眠などとともにメタボの予防、特定健診の受診、そして高度健診も取り入れ、健康寿命を全うするよう努力することが重要だと思います。

社会医療法人孝仁会 札幌孝仁会記念病院は、札幌市民のため、道民のため、そして日本のため、皆さまの健康増進に力を注ぎたいと考えています。

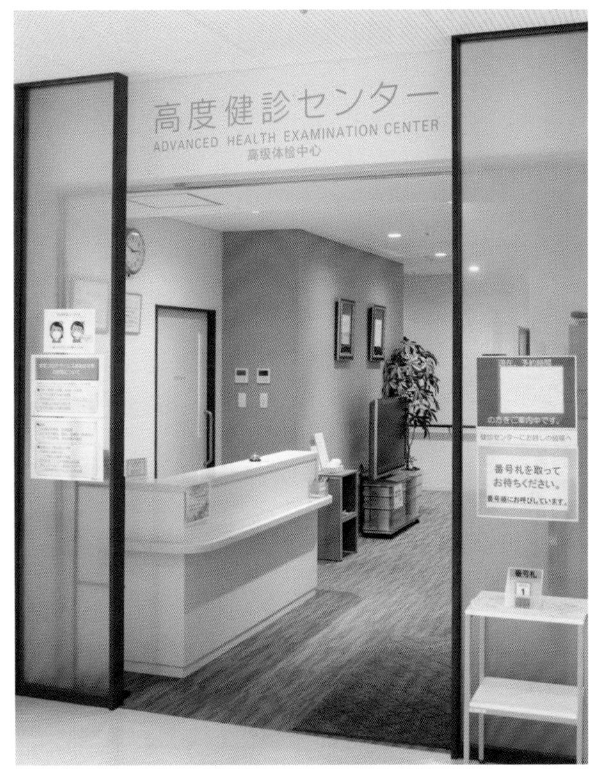

写真　高度健診センター外観

健康診断、きちんと受けていますか？
～がん、脳・心臓、女性のための健診～

高度健診センター長
高柳 俊明
たかやなぎ としあき

高度健診センター
保健看護課長
森田 縁
もりた ゆかり

1 高度健診センターの活動

■ 高度健診センターが大切にしていること

「健やかで満ち足りた生活を送っていただけるよう健康を守り、育む健診施設を目指します」の理念のもと、次の５つの基本方針を軸に日々受診する皆さん一人ひとりに丁寧に対応できるように努めています。

①疾病の早期発見と予防に努めます。
②丁寧でわかりやすい説明を心がけ皆様とのコミュニケーションを大切にいたします。
③フォローアップを大切にし、健康増進を支援いたします。
④よりよい健診を提供できるように常に研鑽を積み努力いたします。
⑤受診される皆様の権利を尊重し、個人情報保護に努めます。

また、日本人間ドック学会「人間ドック健診施設機能評価」の審査を 2015 年に受け認定施設となりました。「理念達成に向けた組織運営」「受診者中心の良質な健診の実践」「継続的な質改善の取り組み」という３領域の審査項目の基準を満たし、現在も認定施設の資格を継続し、さらに健診実施施設としての質の保障と向上へ向け努力しています。

■ 高度な健診内容と地域への還元

当センターには、法定健診といわれる年に１回は受診が必要な定期健康診断のほかに、人間ドックを含む 13 の健診コース（ドック）があります。また、三大疾病（脳卒中・心臓病・がん）の早期発見をめざし、高度な医療機器を使用した検査にも力を入れています。ほぼ全身を１日で調べる充実したドックや、肝臓（かんぞう）・胆嚢（たんのう）・膵臓（すいぞう）や脳など、気になる臓器に焦点を当て調べることができるドックもあります。受診者の要望やこれまでの健診結果をもとに、各コースや検査を組み合わせたオリジナル健診の提案なども行っています。

また、札幌市西区の地域住民のがん発見のお手伝いができるように、日曜など休日の乳がん検診の実施や PET-CT（ペット）検査が割引料金で受診できる企画なども行っています。COVID-19（新型コロナウイルス感染症）パンデミック前の 2019 年までは毎年「健康フェスタ」を開催し、医師の講演会や医療機器を使用した測定コーナー、健康相談コーナーなどを設け、地域の方たちに健康について興味を持ってもらえるような取り組みなども行ってきました。測定コーナーで一番人気があるのは「頸動脈（けいどうみゃく）エコー」「内臓脂肪」でした。

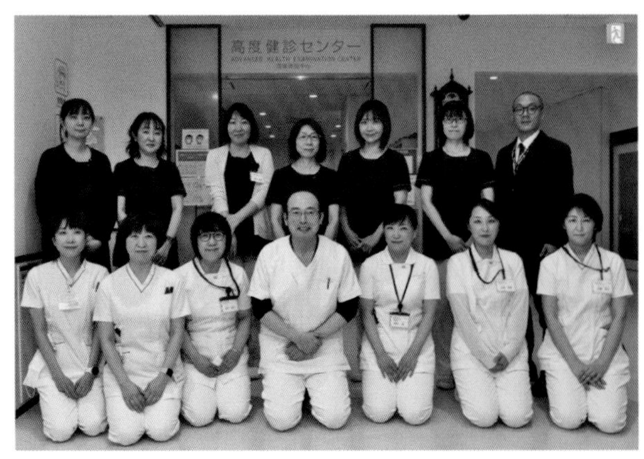

写真　高度健診センターのスタッフ（センター長は前列中央）

2 がん検診

■ がんと診断される確率は2人に1人

がんを部位別に見たとき、上位3位に入っている代表的なものに「肺がん」「胃がん」「大腸がん」があります。これらのがんは、胸部X線、胃カメラまたは胃バリウム、便の潜血検査を含んだ健診コースで調べることができます。当センターでは、一般的な健診に近い「パブリックドック」というコースから、さらにがんを詳しく調べる「PETがん充実ドック」（図1）というコースまで用意しています。

がんは1981年から日本人の死因第1位となり、現在に至ります。毎年の健康診断と一緒にほぼ全身のがんを1日で調べることができるコース（ドック）を2022年から開始しました。早期に発見し適切な治療へ結びつけ、がんで亡くなる人の減少に向けて取り組んでいます。

■ さらに詳しく調べたいときの検査とは

さまざまな検査を組み合わせた各種ドックやコースがあります。また、個人の要望に合わせてオリジナルに組み合わせた健診も行っています。どの健診（検査）を受けるとよいかわからないなどお困りの場合は、電話やホームページから気軽にお問い合わせください。主な検査については以下の内容となります。

- **腫瘍マーカー**：がんマーカーと呼ばれることもあります。採血で調べます。
- **腹部超音波検査**：お腹の臓器（肝臓、胆嚢、胆管、膵臓、腎臓）のがんを見つけることができます。
- **胸部CT**：胸部X線より詳しく調べることができます。胸部X線では見えにくい心臓の裏の病変も見つけることができます。また肺気腫など肺がん以外の病気も見つけことができます。
- **腹部CT**：お腹の臓器（肝臓、胆嚢、胆管、膵臓、腎臓、膀胱）のがんを見つけることができます。膵臓がんや胆管がんは腹部超音波検査では見つけにくいので、腹部CTを組み合わせるとより効果的でしょう。MRIより短時間で検査が可能です。
- **肝胆膵検診**：採血と腹部超音波検査を使用し、肝臓、胆嚢、胆管、膵臓を詳しく調べます（図2）。さらに詳しく調べる充実コースはMRIが追加となります。MRIでは、超音波（エコー）やCTより膵臓や胆管をより詳しく検査できます。
- **PET-CT検査**：がん細胞に集まりやすい放射性物質（FDG）を注射して頭部から骨盤までPET-CTを撮影します。FDGが集まった部位があればがんの可能性があります。しかし炎症などがん以外でもFDGが集まってしまうことがあるため、その解釈には注意が必要です。また早期胃がん、前立腺がん、膀胱がん、腎臓がんはPET-CTでも見つけにくいがんですので注意が必要です。

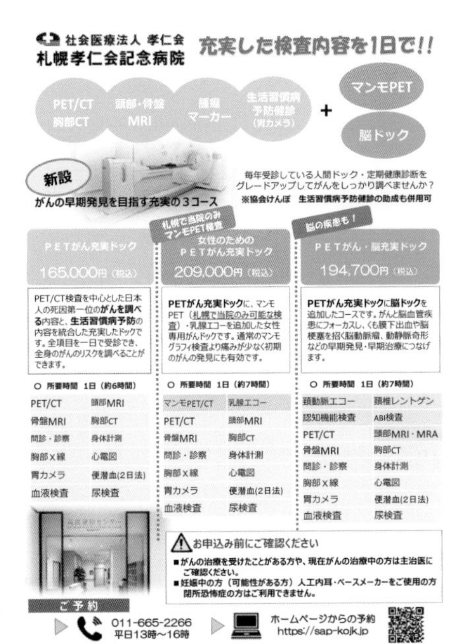

図1 充実ドック

早期発見がとても重要な肝臓がん・胆のうがん・膵臓がん
肝胆膵がん検診
肝臓がん・胆のうがん・膵臓がん
初期症状がほとんどなく、発見が難しい病気です
肝臓がん、胆道がん（胆のうがん、胆管がん）、膵臓がんはいずれも予後の悪いがんで、症状が出て見つかった時には既にがんが進行していることが多く、沈黙の臓器といわれています。
また、通常の人間ドックでは発見が難しいがんでもあります。
そこでこの度、肝・胆・膵に特化した検診をご用意致しました。
次のような方は特にお勧めします
□ 食生活が不規則である
□ 糖尿病である
□ タバコを吸う・吸っていた
□ お酒を多く飲む
□ 膵臓の病気（慢性膵炎）にかかったことがある
□ 近親者に膵臓がんがいる
□ 胃のあたりや背中が重苦しい
□ 体重が減少する
□ 食欲がない
□ 身体や白目が黄色味をおびている
検査内容
①MRCP
経口の造影剤を飲んでいただき、胆道や膵管の抽出画像をより鮮明に写し出すMRI検査です
②腹部超音波
お腹に超音波をあて、肝臓・胆のう・膵臓などの腹部臓器をチェックする検査です
③血液検査
腫瘍マーカー 肝炎ウイルス 肝機能 膵機能
がんを疑う場合に実施する腫瘍マーカーや肝臓・膵臓の機能に異常がないかを調べます
肝胆膵がん検診充実コース 38,500円（税込）
肝胆膵がん検診基本コース 16,500円（税込）
※MRCPの検査がないコースとなります
おすすめ!!
ホームページからの予約 https://sap-kojk.jp
社会医療法人 孝仁会
札幌孝仁会記念病院 高度健診センター
〒063-0052 札幌市西区宮の沢2条1丁目16-1
Tel 011-665-2266
Fax 011-665-2288
図2 肝胆膵がん検診

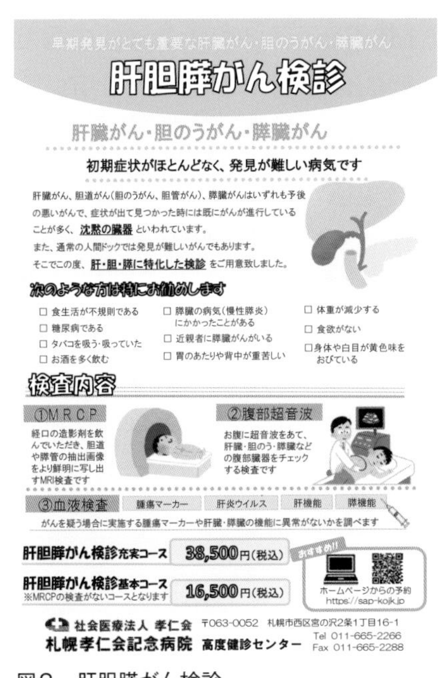

3 脳と心臓の検診

脳検診

脳卒中は突然訪れますが、脳の検診(脳ドック)を行えば脳卒中になりやすいかどうかわかることがあります。脳卒中とは、血管が詰まる脳梗塞・脳塞栓や、血管が破れてしまう脳出血・くも膜下出血のことをいいます。自覚症状が少ないため、検診で早めにわかれば早めに対処することが可能です。特に、高血圧、喫煙、高脂血症など、脳卒中になりやすい因子を持っている人にはお勧めです。検査は脳の MRI 検査と MRA 検査、頸動脈エコーを行います。また、当センターでは MMSE（ミニメンタルステート検査）という認知症検査も同時に行っています(図3)。

- **脳 MRI 検査**：脳の断面画像を確認でき、隠れ脳梗塞、脳の萎縮、脳腫瘍などを見つけることが可能です。
- **脳 MRA 検査**：脳血管を立体的に確認でき、脳血管の狭窄（細くなっていること）、未破裂脳動脈瘤や脳の血管の奇形などを見つけることが可能です。
- **頸動脈超音波検査**：頸動脈のプラーク（血管の壁にコレステロールが溜まり血管内に出っ張っているところ）や、頸動脈の狭窄を見つけることが可能です。
- **MMSE**：７つの認知機能の程度を点数化し客観的に評価する国際的に用いられている認知症検査です。

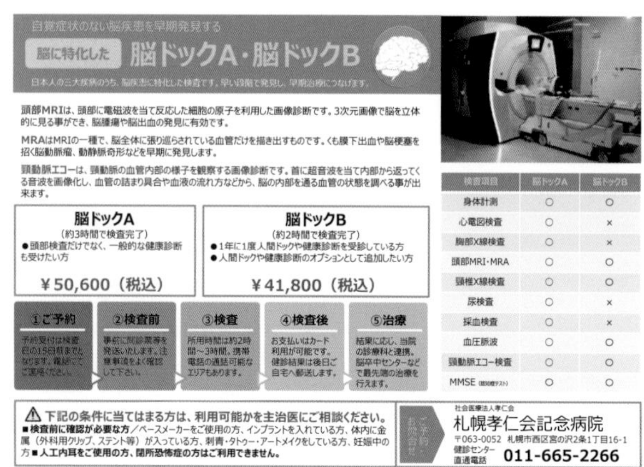

図3　脳ドック

心臓検診

突然死の危険のある心臓の病気には、心筋梗塞(心臓の血管が詰まってしまう病気)や狭心症（心臓の血管が狭くなっている病気）があります。これらは心臓検診により心臓や血管の状態を検査することでわかります。また、不整脈(心臓のリズムが正常でない病気)は通常の健診でも珍しくありません。不整脈にはさまざまな種類があり、経過観察してよいものから早めに受診したほうがよいものまであります。当センターの人間ドックでは、標準的な検査内容に加え、心臓エコー検査と血圧脈波の検査も受けることができる内容となっているため、非常に人気があります。

- **心電図**：定期健診や人間ドックで広く行われている検査です。ほとんどの人が一度は受けたことがある検査です。不整脈、心筋梗塞、狭心症などを見つけることができます。
- **心臓超音波検査**:心臓の動き、大きさ、弁(心臓の部屋を分ける扉のようなもの）の異常、心臓内の血栓（血液の塊）を見つけることができます。心臓に不安がある方にお勧めです。
- **血圧脈波**：両手両足の血圧を同時に測定し、足の血管の硬さや詰まりを測定し、動脈硬化の程度を検査します。
- **心臓 CT**：造影剤を使用し心臓を CT 検査します。心臓の血管を詳しく調べることができます。喫煙者など狭心症が心配な方にお勧めです。
- **トレッドミル負荷試験**：ベルトの上を歩行し、速度や傾斜を変えて心臓に負担を与えて心電図を記録します。心臓に負担をかけたときの心電図の変化などを確認します。

4 女性のための検診（婦人科検診）

■ 乳がん検診

乳がんは日本人女性がかかるがんで最も多いがんです。しかし、早期発見・早期治療で高い生存率を望めるため、定期的に検診を受診することが重要です。日本人の場合は 40 歳以上が乳がんにかかりやすい年齢のため、各自治体では 40 歳以上の女性を対象に自己負担が少なく受診できるクーポンを配布しています。

当センターでは平日の乳がん検診のほかに、日曜日にマンモグラフィー検査を受けることができる企画「ジャパン・マンモグラフィーサンデー」にも賛同し、毎年実施しています。そのほかに年に数回、日曜・祝日にマンモグラフィー検査を受診できる日を開催し、1人でも多くの方ががん検診を受けることができるように努めています。

- **マンモグラフィー検査**：乳房専用の X 線撮影で、乳房を2枚の板で挟んで薄く伸ばして撮影します。薄く伸ばすのは、乳腺が広がり病変を観察しやすくするためです。
- **乳腺エコー**：乳房内の状態を表面から確認する検査で、しこりなどの病変の有無や大きさなどをみます。X 線による被ばくもなく痛みの少ない検査です。
- **乳房専用 PET**：小さな乳がんの病変を確認することができ、マンモグラフィーのように強い圧迫をせずに検査着を着たまま検査ができる受診者にやさしい検査です。PET-CT 検査（がん検診の項目 17 ページ参照）と一緒に行います（図4）。

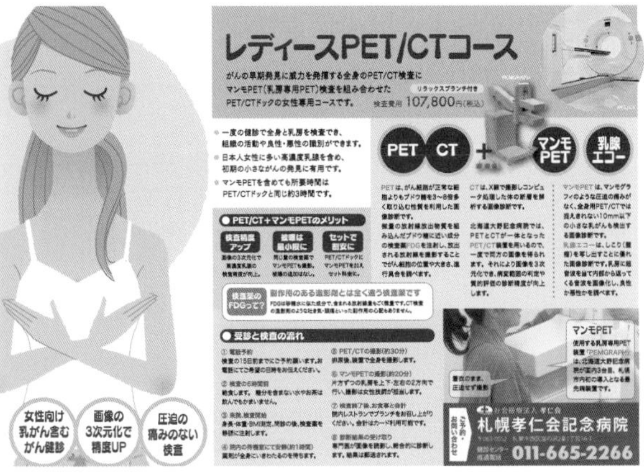

図4　レディース PET

■ 子宮頸がん検診

子宮がん検診には頸がんと体がんの２つの種類の検診があります。当センターでは子宮頸がん検診を実施しています。自治体（札幌市）でも 20 歳以上の女性を対象に２年に１度の間隔で受診することを推奨しています。

20 歳代後半から 30 歳代にかけて急激に増えるのが頸がんです。この子宮頸がんの原因因子に HPV（ヒトパピローマウイルス）があります。子宮頸がんの前がん病変（今後がんに変わる可能性がある部分）でほぼ 100%確認されるウイルスです。この原因となるウイルスに感染していないかを１回の細胞の採取（細胞診）で同時に調べることができます。また、検診受診に抵抗がある方は自宅で調べることができるキットもあります（図５）。当センターでは、どちらの方法でも対応することができます。

- **子宮頸部細胞診**：子宮の入口付近（頸部）をブラシなどで擦って細胞を集め、顕微鏡でがん細胞や前がん病変の細胞がないかどうかを確認する検査です。
- **HPV 検査**：原因となる HPV 感染を調べる検査です。

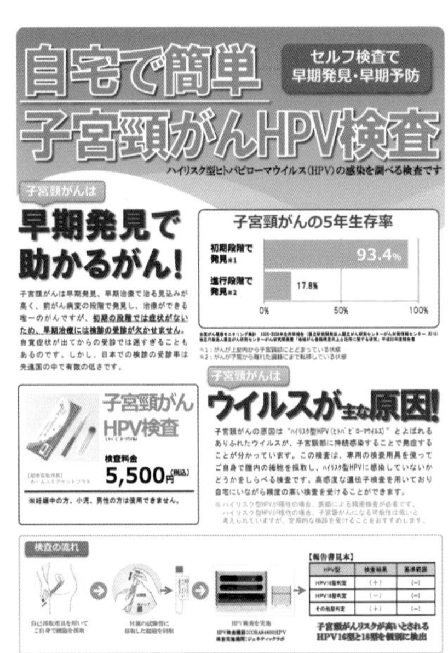

図5　自宅でできる HPV 検査

5 正常値ではなかったとき

■ 結果表が手元に届いたら確認しましょう

一般的な健康診断（健診）や、特定の疾患を対象とした“けんしん”（検診）の結果表に記載されている判定結果を大きく分けると、「異常なし」「軽度異常」「再検査」「要精検・要治療」「治療中」の５種類になります。これは検査の結果が正常範囲からどの程度はずれているかで決まります。「再検査」「要精検・要治療」の判定結果となった場合は、医療機関の受診が必要となります。

ただし、「異常なし」だから健康だと安心はできません。毎年の健診／検診結果の数値の推移を確認しましょう。数値に変動があるなど不安や疑問があるときは、受診した健診センターに相談しましょう。結果の説明とともに、必要な方へは日頃の生活習慣についてアドバイスすることもあります。かかりつけ医のいる方は結果表を持参して相談してみましょう。

- **異常なし**：定期的に健診／検診を受けて、引き続き自分の健康状態を確認してください。
- **軽度異常**：小さな病変や健康や生命に危険を与えない病変が見つかった場合です。一般的には１年後の健診／検診をお勧めします。前回より結果が悪くなっていないか確認してください。
- **再検査**：数か月以内に再検査が必要と判断された場合です。指示された時期（例えば３か月後など）に医療機関を受診してください。
- **要精検・要治療**：重要な病気の可能性や治療が必要な場合です。ただちに医療機関を受診してください。
- **治療中**：現在、通院治療中のことをいい、結果表の現病歴に記載されている病名がその対象となります。

■ 結果表の判定の指示に従いましょう

「再検査」「要精検・要治療」と判定された人は、結果表にどの診療科（例えば消化器内科など）を受診するとよいか記載があります。「再検査」の場合は、本当に健康状態に問題があるのか、健診／検診受診時に一時的に異常値だったのかを確認する検査をします。「要精検・要治療」の場合は、健康状態に何らかの異常がある可能性が高いため、その原因を特定する検査をします。

当センターでは、医療機関の受診が必要な判定結果の受診者に当院外来の担当医表を結果表に同封し送付しています。当院で二次検査を希望の場合は、当センターで健診／検診結果を確認できる利点を生かし、外来予約を受診者の代わりにスムーズに行える体制を整えています（図６）。

健康診断は受けた後が肝心です！
健診結果で「精密検査」が必要な方へ
自覚症状がなくても健康診断の結果でD判定（要精密検査）となった方で病気が発見され治療に結びつく方もいます。外来受診を円滑にできるよう新たな取組みを開始致しました。
札幌孝仁会記念病院の外来受診を希望される方は、
健診センターが外来予約までをお手伝いいたします。
ご予約方法のご案内
※予約後の変更も可能です。まずはご予約を！！
電話予約
011-665-2266
平日13時～16時
おすすめ!!
ホームページからの予約
https://sap-kojk.jp
来院にて窓口での予約
２階健診センター
平日13時～16時
お問い合わせ日から１週間後以降の予約希望日を３候補日
(腎臓内科は3ヶ月先までの月・金の午後でご都合の悪い日)
をお知らせ下さい
予約日は「外来予約票」の発送をもってお知らせいたします
当院の外来受診歴がない方には診察券を同封いたします
外来受診当日は　受付窓口（１階）へお越しください
≪持ち物≫
診察券・保険証・健康診断結果表
精密検査依頼書および結果通知書
病気の芽は早期発見！
さあ、今すぐ予約手続きを！
必ず受診!!
社会医療法人 孝仁会
札幌孝仁会記念病院
高度健診センター
図6　健診結果で精密検査が必要な方へ

高度健診センター
お任せください！

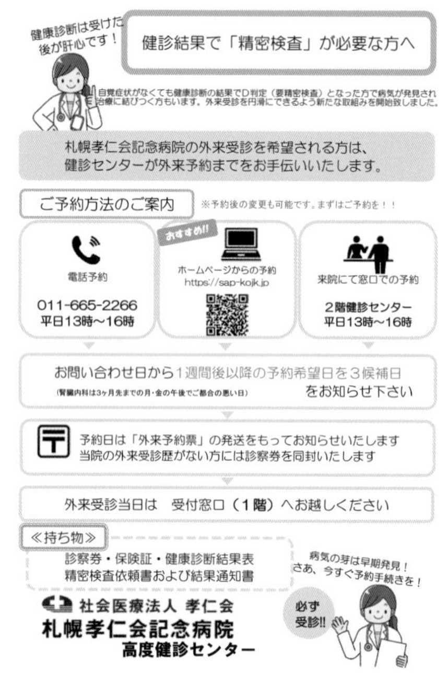

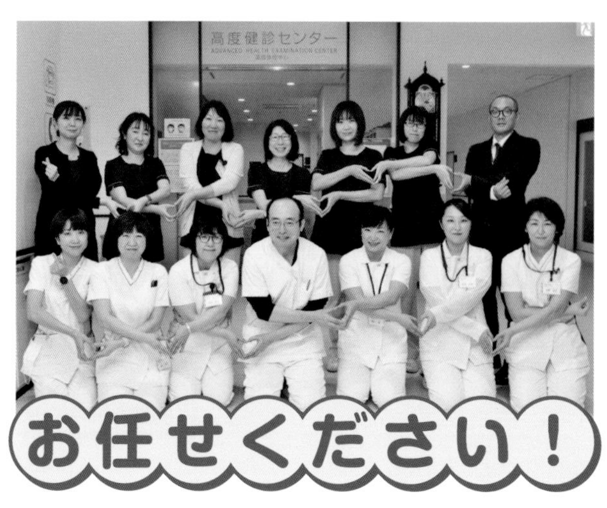

病気と闘う当院の強み

Part 1

脳と心臓の最新医療

●脳　●心臓

脳疾患

脳の病気こそ 早期発見 早期治療

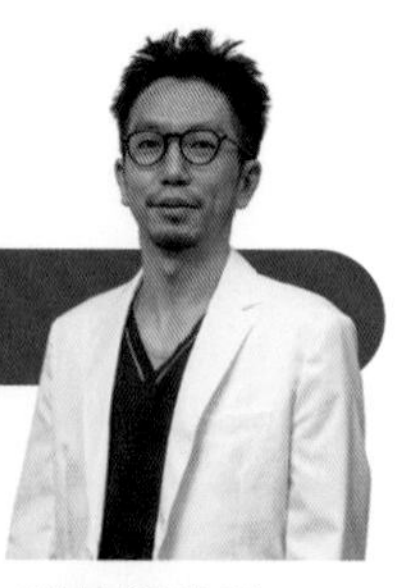

脳神経外科
医長
高平 一樹（たかひら かずき）

脳ドックとは？

“脳の病気” は自分では気がつかないうちに進行するため、早期発見と予防が重要といわれています。「脳の健康状態」を調べるための健康診断の1つとして脳ドックがあり、頭部のMRI（脳の断面画像を得る検査）・MRA（脳血管、特に脳動脈の形態を立体画像化する検査）や頸部超音波検査（けいぶちょうおんぱけんさ）などを用い、病気や危険因子を調べます。健康でいるための生活を見直す機会になり、元気に楽しい人生を送れるよう、40歳を過ぎたら一度は脳ドックを受診しましょう。

脳ドックの重要性

脳ドックは、脳の病気を見つけることを目的としています（図1）。なかでも、発症すると命にかかわる恐れのある脳卒中（のうそっちゅう）を早期発見することが主な目的です。

脳卒中は、脳の血管が詰まって起こる脳虚血（脳梗塞（のうこうそく）など）と、脳の血管が破れて起こる脳出血（くも膜下出血（まくかしゅっけつ）など）の２種類があります。どちらも脳細胞や神経細胞にダメージを与えるため、一度発症すると、たとえ一命を取り留めたとしても、体に麻痺（まひ）や言語障害などの後遺症が残ることがあります。

脳ドックでは、症状を起こしていない脳梗塞（のうこうそく）や微小出血、くも膜下出血の原因となりうる脳動脈瘤（のうどうみゃくりゅう）、脳腫瘍（のうしゅよう）、頭に血流を送っている頸動脈の狭窄（きょうさく）（細くなること）などが見つかります。異常が見つかってもすぐに外科的な治療を要するものは少なく、内服による治療、もしくは治療を必要とせず画像による経過観察ですむものが多いです。不安がらずに担当の先生に相談してください。

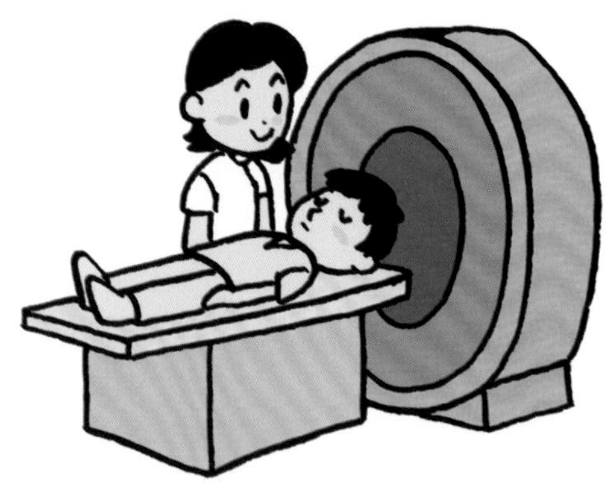

図1　脳ドックの様子

脳ドックの受診を検討したほうがよい年齢

日本人の死因で４番目に多いのが脳血管疾患です。年齢別の死亡率は30歳代後半から徐々に高まり、40歳代になるとさらに増加するため、40歳以上の人は脳ドックを受診したほうがよいといわれています。

40歳代からの脳血管疾患リスクが高い理由として、これまでの悪い生活習慣が表面化することが影響しています。不規則な睡眠やバランスの悪い食生活、過度な飲酒、喫煙習慣、ストレスなど、長年の生活習慣のツケが体に徐々に出始めるためです。

40歳という年齢は1つの目安であり、日頃から頭痛などの自覚症状があるような場合は、年齢に限らず早めの受診をお勧めします。脳の病気は発症してからでは手遅れになることがあるため、早いうちから定期的に検査を受け、病気を予防しましょう。

当てはまる人は脳ドックの受診を

健康診断の結果や普段の自覚症状から脳ドックを受診したほうがよいケースがあり、「表」に当てはまる人は脳ドックの受診をお勧めします。

脳ドックを受診して異常がなければ、2～3年に1度の受診でよいといわれています。無症候性のラクナ梗塞（症状がなく生活に支障もない程度の脳梗塞、図2）が見つかったときには、1～2年に1度がよいといわれています。くも膜下出血の原因となる未破裂脳動脈瘤（図3）が発見された場合には注意が必要です。

動脈瘤の場所や大きさによって危険性や今後の治療方針が異なるため、医師に相談することをお勧めします。脳腫瘍も脳ドックで発見されることがありますが、良性腫瘍であることが大半です。

①	40歳以上で一度も脳ドックを受診したことがない
②	健康診断の結果： 高血圧、高血糖、脂質異常（高脂血症）、高尿酸血症、高コレステロールなどを指摘された
③	動脈硬化の恐れがあると指摘された
④	肥満傾向
⑤	家族や血縁者に脳卒中になった人がいる
⑥	過度な飲酒
⑦	喫煙
⑧	ストレスが多い
⑨	食事での塩分摂取量が多い
⑩	日頃から頭重感や頭痛などの症状がある
⑪	手足のしびれや震え、立ちくらみ、 ものが見えにくい、物忘れがひどい

表　脳ドックはこんな方におすすめ！

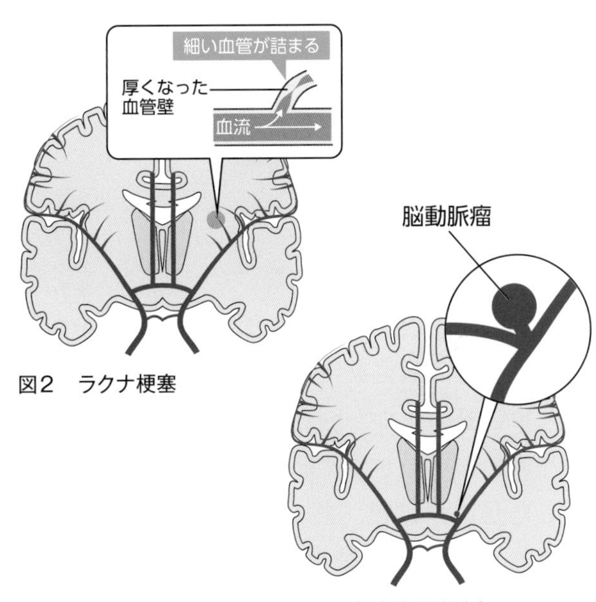

図2　ラクナ梗塞

図3　未破裂脳動脈瘤

当科の特色　**脳神経外科**

統括診療部長 兼
脳卒中センター長 兼
脳血管内治療センター長　**片岡 丈人**（かたおか たけと）

当科では、体に負担の少ない低侵襲開頭術と、脳血管内治療の両方を、豊富な経験に基づいて実施しています。放射線治療機器も充実しているため、放射線治療という選択肢もあり、患者さんにとって最良の治療となるよう、外科治療、脳血管内治療、放射線治療から選択し実施することが可能です。
特定の治療に特化して、得意な分野のみを実施するわけではなく、いくつかの選択肢から患者さんの納得した方法を選んでもらうことが可能で、結果的に安全で体への負担の少ない治療ができていると考えています。

詳しくはこちら

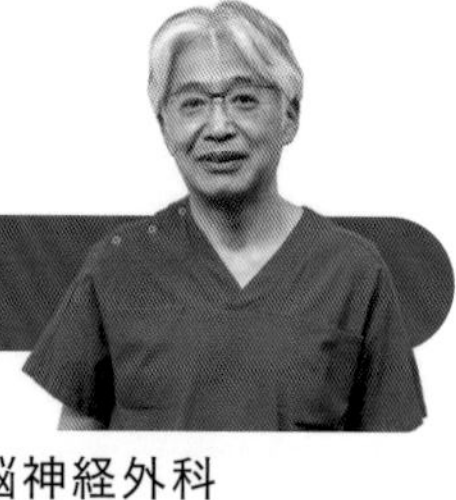

くも膜下出血の原因となる脳動脈瘤

頭を切らずに脳動脈瘤を治療する脳血管内手術

脳神経外科
統括診療部長 兼
脳卒中センター長 兼
脳血管内治療センター長
片岡 丈人
かたおか たけと

脳動脈瘤とは？

脳動脈瘤は、血管がコブ状に膨らむ病気です。動脈瘤が破れると、くも膜の下に血液が広がり、激しい頭痛が起こります。意識がなくなったり、亡くなったりする場合があります。また、大型の動脈瘤では脳神経を圧迫して、物が二重に見えたり、視力が悪化したりするなどの脳神経麻痺が起こる場合もあります。

脳血管内手術とはどんな治療？

脳血管内手術は、細い管（カテーテル）を、足の付け根や手首の血管から挿入して、頭を切開せずに、脳の病気を治療する方法です。代表的な対象疾患の１つが脳動脈瘤です。

治療で体に創がつく部分は、カテーテルを刺入した足の付け根、あるいは手首の２～３mmのみで、創の表面を縫合する必要もありません。頭部を全く切開しないため、創の痛みがなく、退院、社会復帰が早くなります。感染症の心配もありません。外見上の変化が何も起こらないことも、治療のストレスが軽減される一因となります。

脳動脈瘤に対する脳血管内手術の現在

脳動脈瘤を治療する方法の代表は、コイルという器具を使用する方法です。コイルは髪の毛よりも細いプラチナ製の素線を、コイル状に巻いたもので、直径はタコ糸よりも細い0.3mm前後です。コイルには、非常に多くの形状、長さのバリエーションがあって、動脈瘤の大きさに合わせて適切なものを選択します。

細いカテーテル（直径0.5mm）の先端を動脈瘤の中に入れたら、カテーテルからコイルを押し出していきます。コイルは柔らかいので、動脈瘤よりもわずかに大きなコイルを選択すると、動脈瘤の壁にへばりつくように、挿入されていきます。コイルはカテーテルから押し出すための柔軟なワイヤーと接続されていて、引き戻したり、再挿入したりしてよい形状に入るように調整が可能です。

コイルがすべて動脈瘤の中に入ると、電気的あるいは機械的にコイルを切り離します。この操作を繰り返し、徐々に小さいコイルを動脈瘤の内部に充填（詰める）し、動脈瘤の中に血液が流れないようにします（コイル塞栓術、図１）。

現在のコイルとほぼ同様のものが、脳動脈瘤治療の器具として、日本で保険承認されたのは1997年で、すでに四半世紀が経過し、現在は日本で７社がコイルを販売しています。このことは、コイルが脳動脈治療の器具として、広く

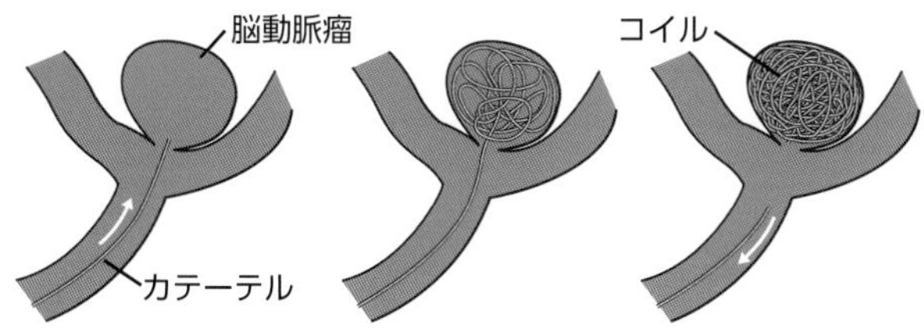

図1　コイル塞栓術

一般化し、多くの改良が加えられ、標準的な治療の１つになったことを意味しています。

しかし、コイル単独では、動脈瘤内に留置できない場合が多々あります。動脈瘤の入口が広いと、コイルが動脈瘤から出てきてしまうからです。そこで開発されたのが、ステントという器具です。柔らかい網目状の筒で、コイルと同様に、細いカテーテルから押し出して使用します。

動脈瘤の出ている血管の中にステントを留置すると、ステントの網目が動脈瘤の入口を覆うため、動脈瘤の中に入れたコイルが血管の中に出てこなくなります。また、動脈瘤の中に密にコイルを入れることが可能になります（図２）。

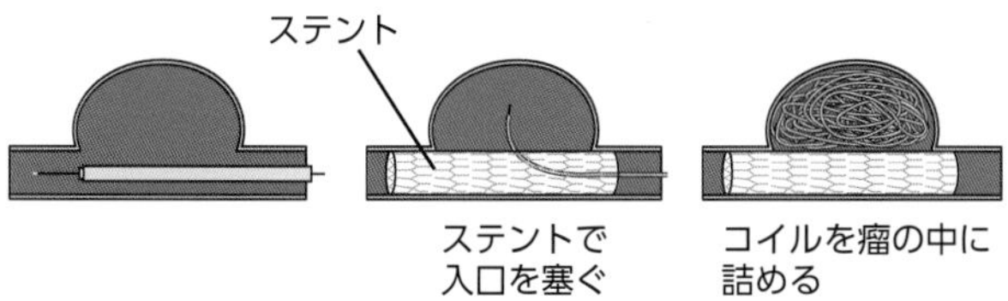

図2　ステント併用コイル塞栓術

脳動脈瘤治療用ステントが日本で使用可能になったのは2010年からです。現在、ステントは３社の製品が使用可能です。

次のステージとして、フローダイバーターという治療器具が登場しています。動脈瘤の出ている血管の中に留置するだけで、動脈瘤を閉塞させることが可能です。

フローダイバーター

フローダイバーターは、ステントの一種ですが、網目が非常に細かく、単独で動脈瘤の閉塞が可能な器具です。網目が細かいため、動脈瘤の中に流れ込む血流の速度が遅くなり、血液の停滞が起こり、徐々に動脈瘤が血栓化（血液の塊に変化）します。また、フローダイバーターの表面を内皮細胞が覆い、フローダイバーターを骨格とした新しい血管壁が形成されます。完全に閉塞されると、治癒に近い効果が得られます（図３）。

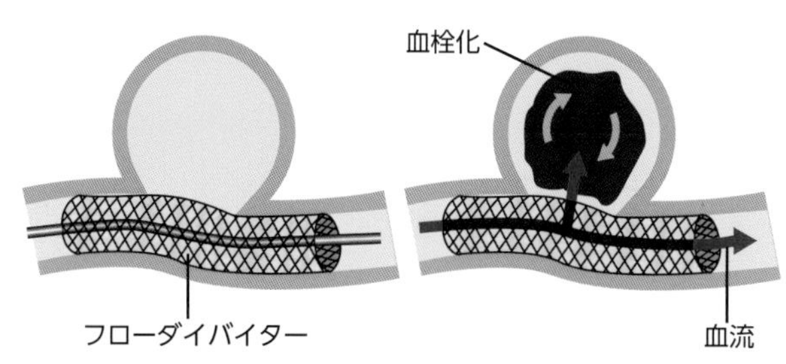

図3　フローダイバーター留置

フローダイバーターは、2015年に国内で使用が始まり、現在は金属表面に血栓ができにくい処理を施した第３世代のものが使用可能となっています。その他に２社のフローダイバーターも使用できます。また、コイルの代わりに動脈瘤内部に留置するメッシュ状の球体の使用も開始されています（図４）。

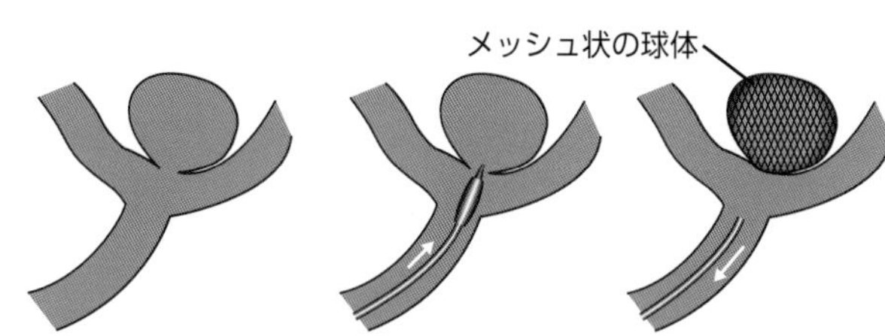

図4　メッシュ状の球体を用いた塞栓術

このように、脳動脈瘤に対する脳血管内手術は、新しい技術や、既存の製品の改良が繰り返されています。

しかし、すべての治療法には、利点と欠点があるため、症例ごとに十分な検討がなされ、安全かつ有効な方法を選択することが重要になります。

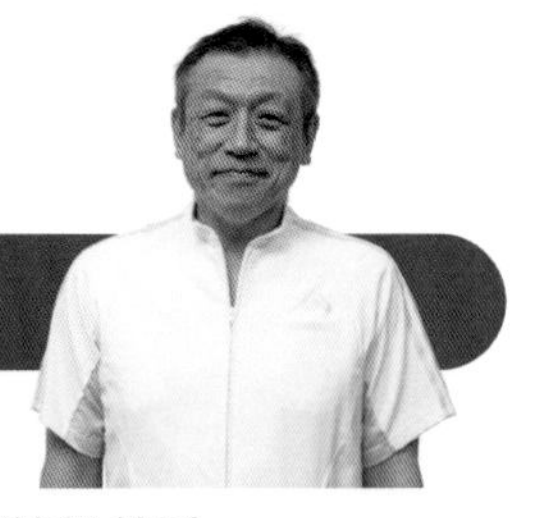

未破裂脳動脈瘤

くも膜下出血を予防しよう 脳動脈瘤クリッピング術

脳神経外科
院長 兼 福島孝徳脳腫瘍・
頭蓋底センター長
入江 伸介
いりえ しんすけ

脳動脈瘤とは？

脳動脈の一部が膨らみ血管壁が弱くなったものを脳動脈瘤といいます。成人の2～5％程度で発生するとされ、動脈瘤が破裂するとくも膜下出血をきたします。破裂率は年間 0.5 ～ 1.0％とされていますが、動脈瘤の大きさや形態によって異なります。大きなもの、瘤が不整形、多発瘤などが破れやすいとされています。

くも膜下出血とは

動脈瘤の破裂によって発症する病気で、その症状は突然の激しい頭痛、嘔吐、意識障害などです。日本人だと人口 10 万人に対し 1 年間に 20 人程度といわれています。くも膜下出血を発症すると、死亡するか重度の障害が残る重篤な状況に陥る人が半数以上で、予後（今後の症状について医学的な見通し）の厳しい病気です（図 1）。

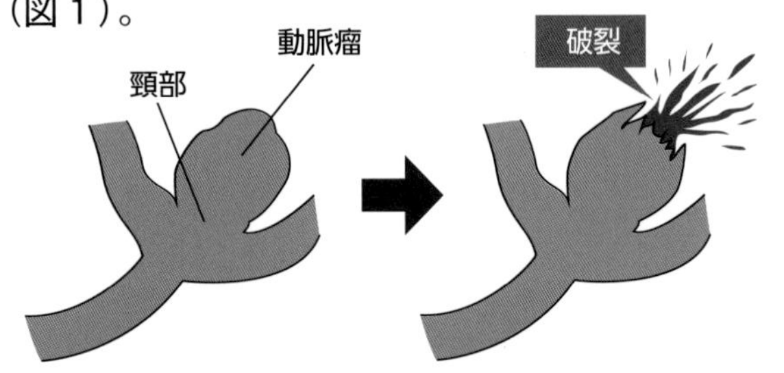

図1　くも膜下出血のイメージ図

動脈瘤を見つけるためには

動脈瘤はほとんどの場合破裂しなければ無症状です。脳ドックや頭痛・めまいなどの症状で検査を受けた際の脳血管検査で見つけることができます。MRA（脳血管、特に脳動脈の形態を立体画像化する検査）を用いた脳血管検査は無侵襲（体に負担のない）で高精度な脳血管検査ができます。最新の MRA では 1 ～ 2 mm の脳動脈瘤も鮮明に描出できます（図２）。

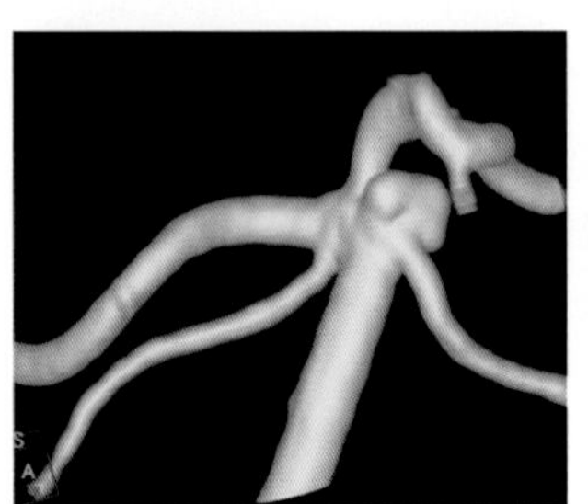

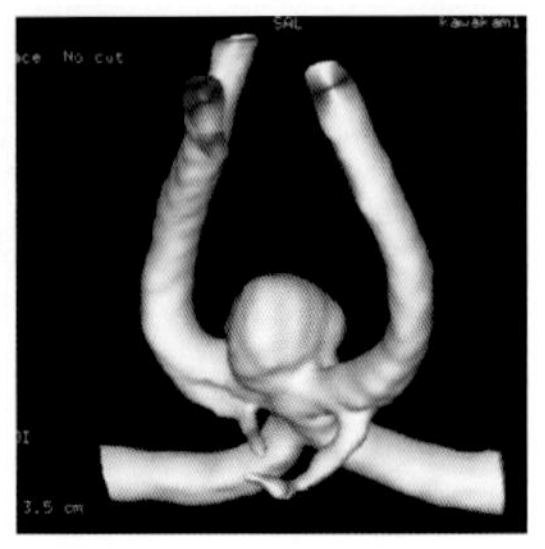

図2　MRA 画像
左：前交通動脈瘤　右：脳底動脈 - 上小脳動脈分枝部動脈瘤

くも膜下出血を防ぐためには

未破裂脳動脈瘤の場合、治療の適応は５～７mm とされています。ただし、①さまざまな症状が出る脳動脈瘤、②発生部位が後方循環や前交通動脈、内頸動脈から後交通動脈部が分岐する部位などに存在する動脈瘤、③ブレブ（不整形な突出）があるなど不規則な形のものなど、これら形態的特徴を持つ動脈瘤については破裂しやすいとされているため、5mm 未満でも積極的な治療が考慮されます。治療法としては開頭術で行うクリッピング術とカテーテル（医療用の細い管）によるコイル塞栓術があります。

クリッピングってなあに

脳動脈瘤クリッピング術は、脳神経外科で広く行われている手術手技の１つです。開頭して動脈瘤を直視下に、その頸部を専用のクリップを用いて閉鎖し、動脈瘤を根治（完全に治すこと。治癒）する手術手技です。頸部を閉鎖して動脈瘤への血流を遮断することで正常な還流を温存し、破裂を防止することができます（図３）。

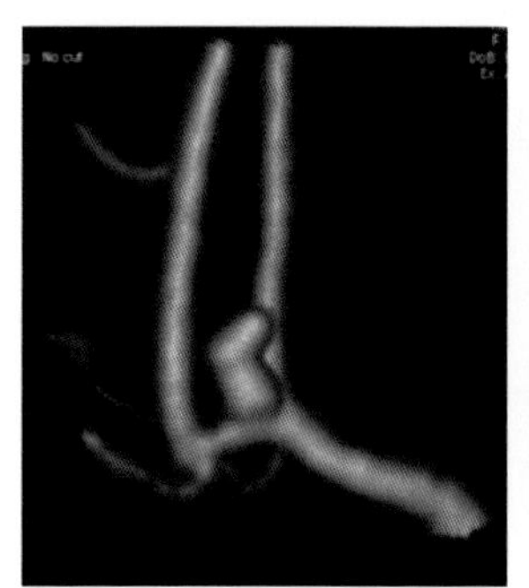
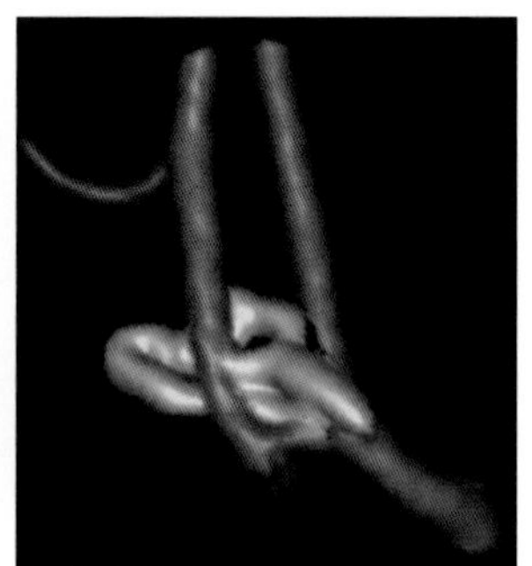

図3　クリッピング前（左）と後（右）の CTA 画像

低侵襲なクリッピング術

未破裂脳動脈瘤の治療では、術後の早期社会復帰が必須です。そのためには患者さんの体に負担の少ない（低侵襲な）鍵穴手術による脳動脈瘤手術が非常に有効です。当院では、小さな皮膚切開と小開頭で脳にやさしい鍵穴手術手技によるクリッピンッグ手術を積極的に行っています。鍵穴手術には眉毛の上の３cm 程度の皮膚切開で行うペルネツキー法、こめかみの辺りや額中央部の小開頭からアプローチする方法などがあります。

鍵穴手術の実際

代表的な鍵穴手術であるペルネツキー法の症例をみていきます。「図４」のような眉上３cm 程度の皮膚切開で、開頭は「図５」の 3D-CT で示した２×３cm の非常に小さな入口からアプローチします。この鍵穴から手術用顕微鏡を駆使して内部の展開を行うことにより、動脈瘤周囲の展開は従来の開頭と変わらないほど十分にでき、より安全なクリッピングに努めることが可能です。クリップ前後の動脈瘤の状態を「写真」に示しています。この術式は術中の脳への負荷が最小限で、術後の創の痛みも少なく回復も早いとされています。

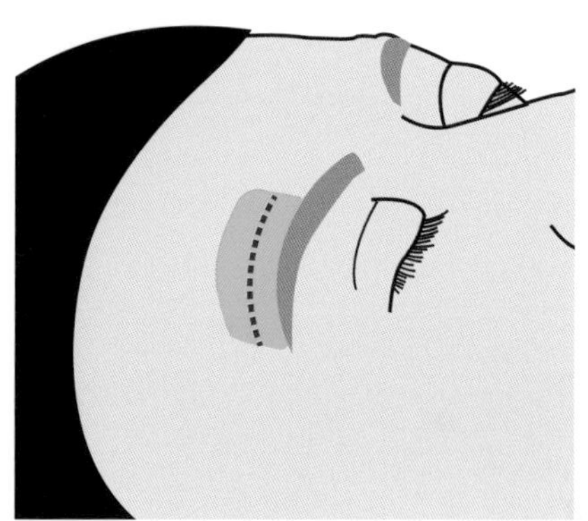

図4　皮膚切開と開顔部位

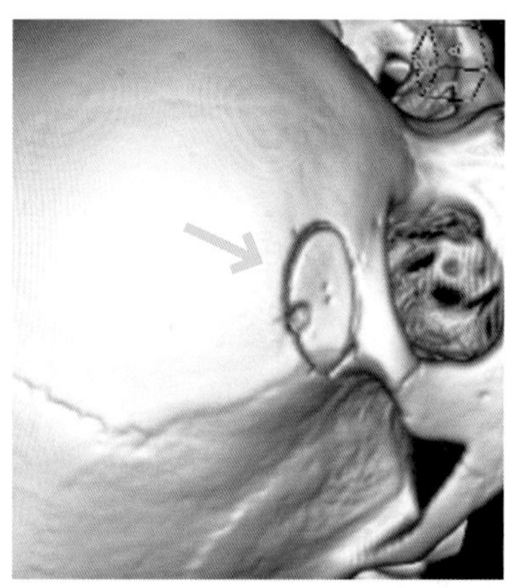

図５　3D-CT（黄色矢印：開頭の入口）

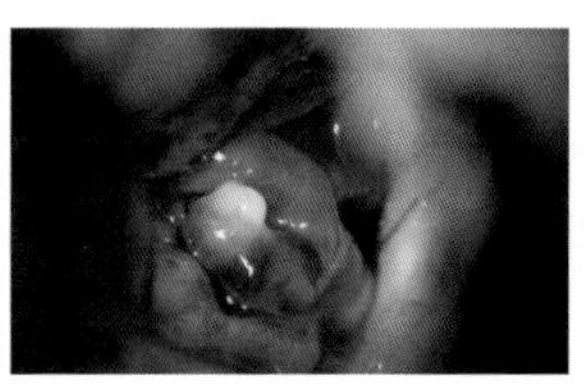
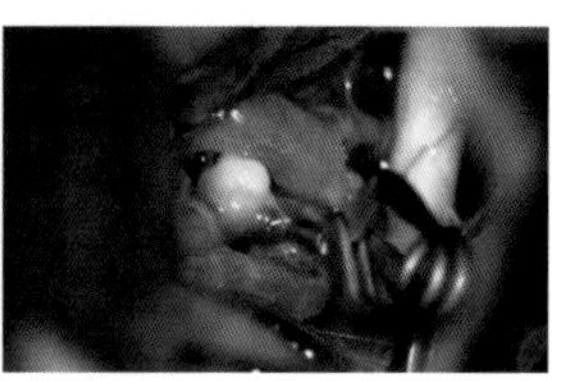

写真　クリッピング前（左）と後（右）の術中写真

頸動脈狭窄症

首の血管が原因!?　放っておくと怖い頸動脈狭窄症

救急診療部
（脳神経外科）
野呂 昇平
のろ しょうへい

頸動脈狭窄症とは？

頸動脈（けいどうみゃく）とは脳や顔の組織を栄養する血管の総称で、ドクドクと首で拍動する血管がまさしく「頸動脈」です。細かく分類すると、総頸動脈という血管から2つに分かれ、主に脳を栄養する血管を「内頸動脈」といい、顔や皮膚などを栄養する血管を「外頸動脈」といいます。

血管が分かれるところは人間の体の構造的に、脂質の塊（かたまり）であるプラークや、石のように硬くなる動脈硬化（どうみゃくこうか）が非常に起きやすい部位です。動脈硬化により、血液の通り道が細くなる病気が頸動脈狭窄症（けいどうみゃくきょうさくしょう）です（図1）。

頸動脈が細いと脳梗塞になりやすくなる

脳梗塞（のうこうそく）になりやすい理由は大きく分けて２つあります。１つ目は、頸動脈のうち、内頸動脈は脳へ血液が流れるため、通り道が細くなると脳への栄養が非常に少なくなるからです。脳梗塞は脳への血液が途絶え、その先の脳細胞が死滅する病気です。幸いに完全に脳の血管が詰まらなくても、十分な血液が供給されない場合、一時的に手足が動かない（＝片麻痺（へんまひ））、ろれつが回らない、意識が悪くなるという症状が出現します。

２つ目は、内頸動脈が細くなる原因として、先ほど説明したプラークや石灰化があるからです。プラーク自体が出血したり、不安定な構造のため、急に狭くなったり、一部がはがれて脳の中に流れてしまうことがあります。そうなると流れてしまったプラークにより脳血管が詰まり脳梗塞になります。

正常

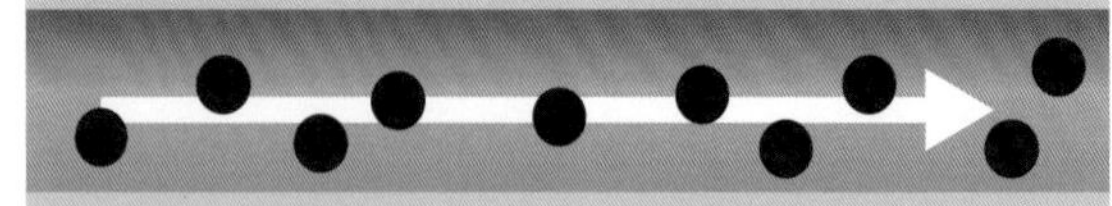

血栓（血の塊）や動脈硬化は見られません

頸動脈狭窄症

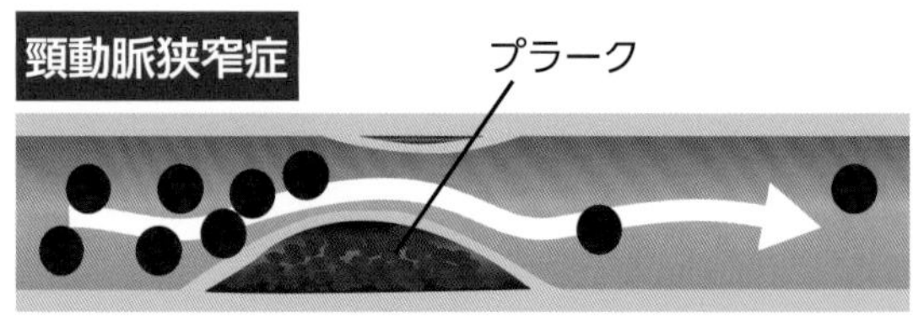

プラークで頸動脈が細くなっています

図1　頸動脈狭窄症のしくみ

頸動脈狭窄症を発見するには？

脳梗塞を引き起こす怖い頸動脈狭窄症ですが、医療機関で簡単に検査をすることができます。超音波検査で直接頸動脈の中をみることが

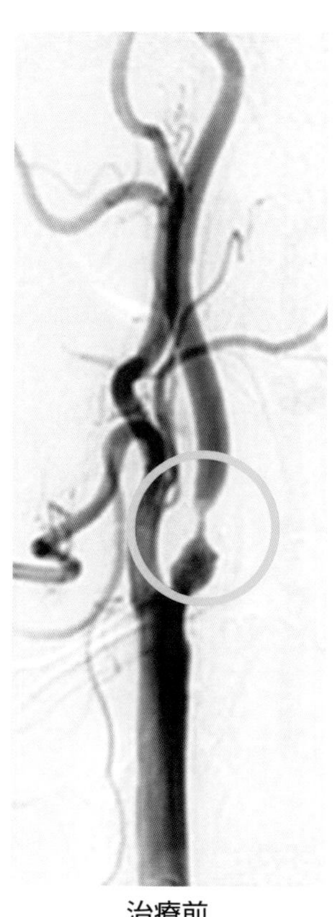

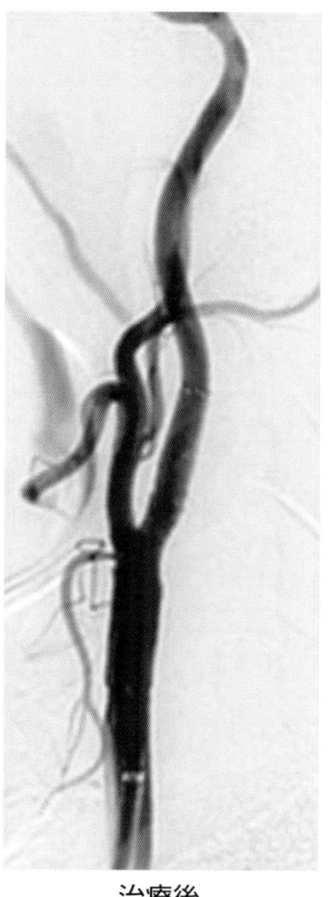

治療前　　治療後

図2　ステント留置前後
治療前後で狭窄部位（囲み部分）が改善しています

でき、どれくらい細くなっているのか、どのあたりが細いのか、プラークの形状や石灰化の度合いを計測し、数値化します。

一般的な脳ドックに含まれる医療機関も多く、数千円で追加できたりもします。他に MRI や造影剤（血管を見るための液体）を使用した CT 検査を併用し、精密検査を行い、本当に手術が必要かどうかを専門医師が評価します。

患者さんに応じた3つの治療法

頸動脈狭窄症はほとんどが生活習慣病や喫煙患者に起こる病気です。そのため、生活習慣の改善や禁煙により予防できますが、通常は改善せず進行する病気です。そのため、①薬物治療から開始します。今後脳梗塞の発症リスクが高い患者さんには手術法として、②頸動脈ステン

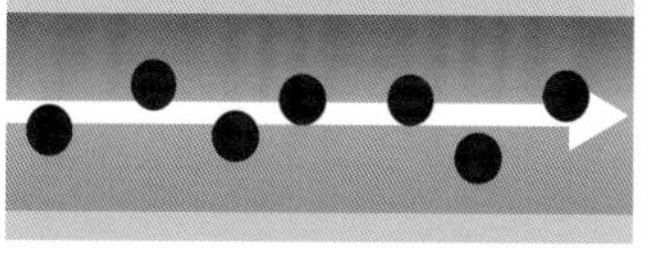

図3　頸動脈内部のプラーク
上（摘出前）:血管内腔に黄色（図では茶色）のプラークが付着し、血液が流れにくくなっています
下（摘出後）：プラークがなくなり十分な血管内腔ができています

ト留置術や、③血栓内膜剥離術を提案し手術を行い、脳梗塞の発症予防を行います。

頸動脈ステント留置術はカテーテル（医療用の細い管）を用いた手術で、血管の中からカテーテルを使って狭窄部を広げてステント（金属でできた網状の筒）を留置します（図２）。

頸動脈内膜剥離術は全身麻酔を用いて、直接頸動脈を切り開いて内部のプラークを摘出します（図３）。

頸動脈狭窄症になりたくない人へ

頸動脈狭窄症は、狭心症や心筋梗塞と同様に動脈硬化が進行しどんどん内腔が細くなる病気です。特に頸動脈狭窄症は生活習慣や喫煙、肥満が原因です。

1,000 人以上の頸動脈狭窄症を診てきましたが、私の経験では遺伝性の病気を除き、生活習慣病（高血圧、糖尿病、脂質異常症）、喫煙者、肥満のいずれにも該当しない場合、この病気で手術をした人は１人もいません。

日頃の正しい生活習慣で回避できる病気です。１人でも多くの人が頸動脈狭窄症から脳梗塞にならない時代を期待しています。

鍵穴手術で治す
三叉神経痛･顔面けいれん

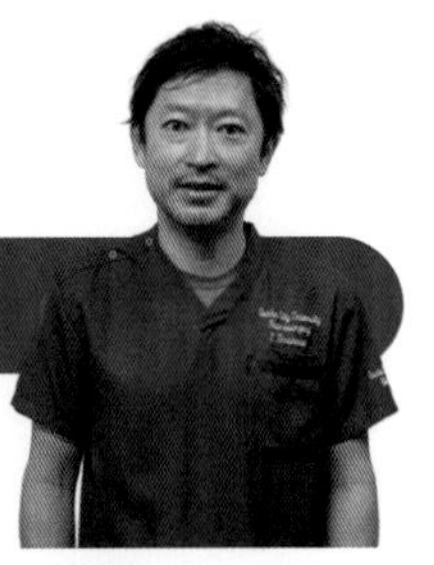

脳神経外科
主任医長
寺川 雄三
てらかわ ゆうぞう

三叉神経痛・顔面けいれんとは？

三叉神経痛は、通常片側の顔の一部もしくは全体に突発的な耐え難い激痛が起こる病気です。
一方、顔面けいれんは、痛みはありませんが、片側の目のまわりや口のまわりの筋肉が勝手に収縮して動いてしまう病気です。
どちらの病気もまずは内服薬で治療しますが、あまり効果がない場合、もしくは薬が継続できない場合は、手術治療を考慮しています。

三叉神経痛・顔面けいれんの特徴

三叉神経痛は、通常片側の顔の一部もしくは全体に突発的な耐え難い激痛が起こる病気です。ちまたでは顔面神経痛と呼ばれることもあるようですが、三叉神経痛というのが正式な名称になります。

典型的には、笑ったり、食事をしたり、歯を磨いたりといった日常の動作で誘発される突発的な強い痛みが特徴です。数秒間で自然に痛みはおさまることが大半ですが、この痛み発作は激烈で、ひどい場合には痛みのため食事がとれなくなることもあります。

また、三叉神経痛と比較すると非常にまれではありますが、同様に喉や耳の突発的な激痛を特徴とする舌咽神経痛といった病気もあります。

一方で、顔面けいれんはこのような痛みは伴いませんが、片側の目のまわりや口のまわりの筋肉が自分の意図とは関係なくけいれんすることで、勝手に目をつぶってしまったり、口がひきつったりしてしまう病気です。ストレスや緊張が誘因となることも多いため、人前で仕事をすることが問題になってくることもあります。

診断と治療

症状の特徴から問診だけでも診断は比較的容易に行えますが、まれに脳腫瘍や血管奇形などが原因となっていることもあるため、病気を疑った際にはMRI検査で脳や脳の血管の精査を行います。多くの場合、正常な脳の血管が三叉神経や顔面神経を圧迫して症状が引き起こされるといわれています。MRI検査で、原因となっている疾患の有無、また神経を圧迫している原因となっている血管をある程度推測することは可能です。

治療は、まずは抗てんかん薬（てんかんを抑える薬）をはじめとした内服薬での治療を試みます。効果が認められる場合は内服薬を継続していきますが、あまり効果が得られない場合や、効果があっても薬の副作用などで内服を継続できない場合は、微小血管減圧術（MVD）と呼ばれる、神経を圧迫している血管を神経からはがして圧迫をとる根治的（病気を完全に治すことをめざす）な手術治療を考慮します。もし脳腫瘍や血管の病気が原因となっている場合にはそれらに対する治療を考慮します。

また、最近では三叉神経痛に限りサイバーナイフという定位放射線手術（詳しくは60ページ）も保険適用となっており、手術の効果が得られなかった場合や、なんらかの理由で手術が行えないような場合には、放射線治療も選択肢になります。患者さんの年齢や全身の状態などを考慮して適切な治療法を提案しています。

鍵穴手術による微小血管減圧術

微小血管減圧術は、開頭（頭蓋骨の一部を開ける）を行って、原因となっている血管を脳の神経からはがして圧迫を取ることを目的に行われる根治的手術です（図１）。通常は、耳の後ろの皮膚を切開し、開頭を行い、手術用の顕微鏡を使って、原因となっている血管を見きわめます。そして、その血管を神経からはがし、移動させて神経を圧迫しないようにします。

全身麻酔で行われる手術ではありますが、当院では患者さんの負担を考慮し、原則的には鍵穴手術と呼ばれる方法でこの微小血管減圧術を行っています。

鍵穴手術とは、福島孝徳医師が提唱している手術手技で、通常の手術方法と比べて必要最小限の比較的小さな皮膚切開、開頭で行う手術法です（図２、写真）。このため、手術の創も小さく、患者さんの手術の負担も少ないのが特色です。

手術無効例、再発例、年齢や全身状態により再手術が困難と考えられる三叉神経痛の症例については、当院ではサイバーナイフも選択肢として提案しています。

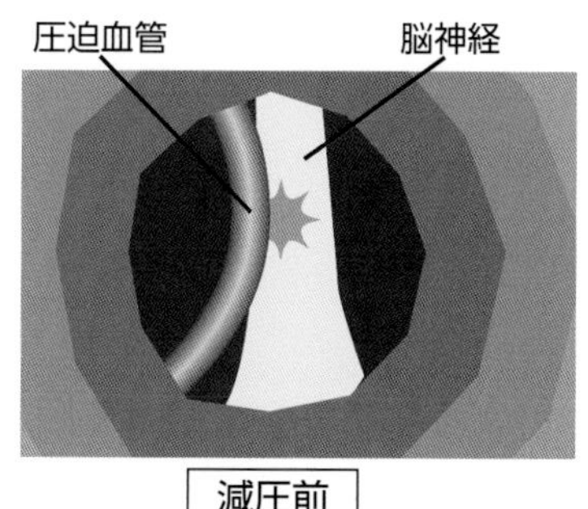

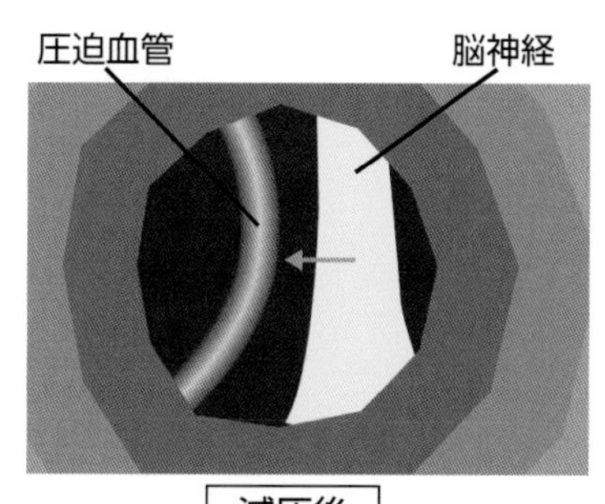

図1　微小血管減圧術

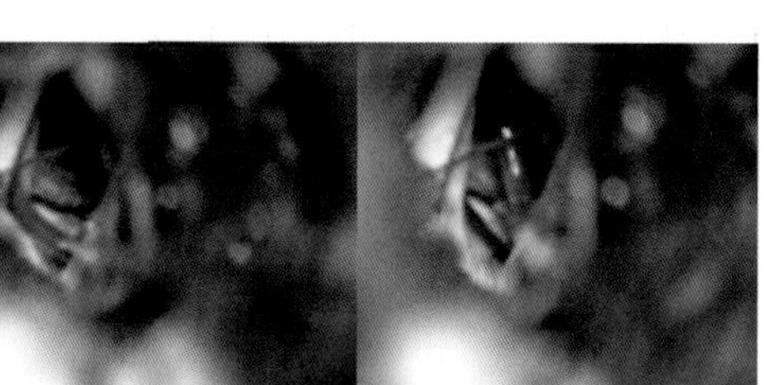

写真　鍵穴手術による微小血管減圧術の一例
10セント硬貨（直径17.9mm）と同じくらいの鍵穴を作成します（写真左）。脳神経を圧迫している責任血管を見きわめ（写真中央）、神経から血管の圧迫をとります（写真右）

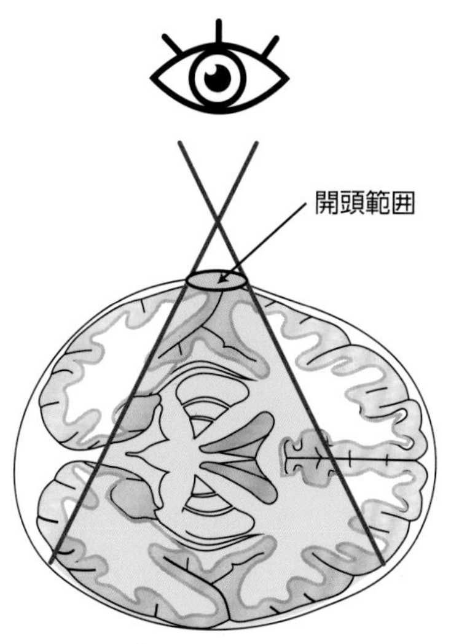

図2　鍵穴手術のイメージ図

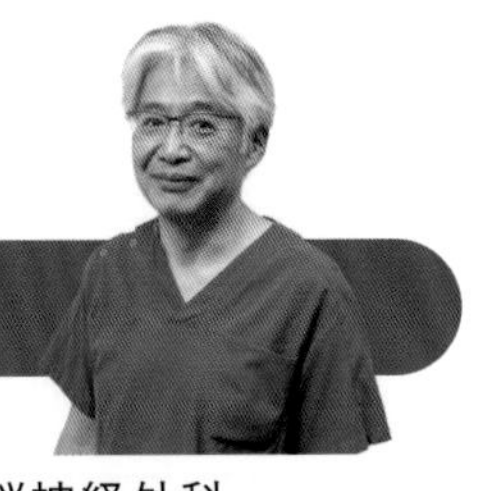

眼科、耳鼻科領域の症状と関連する疾患 硬膜動静脈瘻

脳神経外科
統括診療部長 兼
脳卒中センター長 兼
脳血管内治療センター長
片岡 丈人
かたおか たけと

硬膜動静脈瘻とは？

頭蓋骨の内側にある硬膜にできる病気です。心臓から勢いよく流れてきた血液は、毛細血管を通り脳に酸素や糖を供給し、低い圧力になって静脈に戻っていきます。静脈は、硬膜でできた静脈洞という排水管の役目をする構造に連続します。家庭には、台所、風呂場、手洗い場など、蛇口がたくさんありますが、どこかの蛇口が壊れて、水が止まらなくなっているのが「瘻」という状態で、シャントともいいます。

この状態で、排水管の流れが悪くなると、水があふれ出します。同じことが、硬膜にある静脈洞で起こるのが、硬膜動静脈瘻（シャント）です。水の勢いや、あふれ出す場所によってさまざまな症状が出現します。

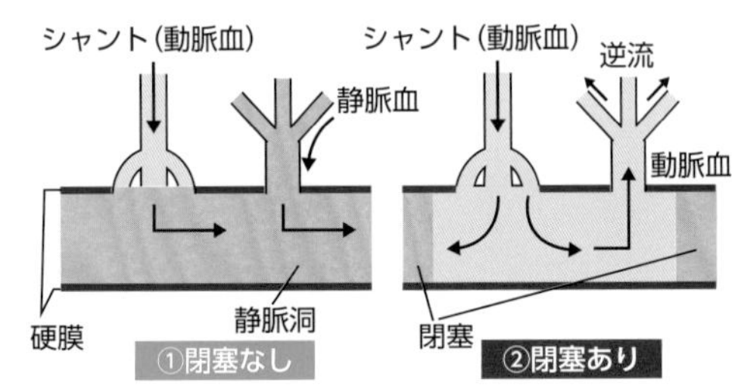

図1　硬膜動静脈瘻の病態
（片岡丈人 編集『脳血管内治療看護ポケットマニュアル 改訂第3版』、診断と治療社、2022年より引用）

片側の耳からの雑音は脳の病気かも

台所で、水道の蛇口が壊れて水が勢いよく出ているとします。台所にいれば、すぐに気づくでしょう。居間でも周りが静かなら気づくでしょう。あなたのいる場所が自分の左右どちらかの耳で、蛇口の壊れた場所が病気のできた部位です。耳に近い部位で、流れが強ければ音が大きくなります。

ただし、音のリズムが異なります。水道水は同じ勢いでザーという音になりますが、人間の場合、心臓から送り出される血液は心臓の拍動（脈）に合わせて、強弱があるので、心臓の拍動と同じリズムで、ザッ、ザッ、ザッや、シュッ、シュッ、シュッという音が聞こえてきます。専門的には血管性雑音と呼んでいます。この音は、聴診器でも聞くことができます。奥さんから音が聞こえると言っていたご主人もいて、「仲がいいんだな」と思ったことがあります。

この音が聞こえた場合は、硬膜動静脈瘻が、音の聞こえる左右どちらかの耳の近くにできている可能性があります。ただし、正常でも自分の心臓の音や、頸部を流れる血液の音が響いて聞こえる場合もあります。

持続性のキーーン、シーーンや、音がこもった感じなどは、この病気ではありません。左右どちらかの耳から心臓の拍動と同じリズムで、ザッ、ザッ、ザッや、シュッ、シュッ、シュッという音が聞こえている場合は、脳神経外科を紹介してもらってください。

結膜の毛細血管拡張、眼球突出、物が二重に見えたら、脳の病気かも

では、水があふれ出した場合の症状はどうでしょうか。逆流する血管の領域によって症状が異なります。脳の血管に強い逆流が起こると、脳が腫れてけいれんを起こしたり、脳出血を起こす場合がありますが、この場合は脳神経外科を直接受診する可能性が高いので、今回は説明を割愛します。

目の静脈は、海綿静脈洞という目の奥の静脈洞に流れています。この海綿静脈洞に病気が起こると、結膜の毛細血管拡張（充血）、眼球突出、物が二重に見えるなどの症状が現れます。目の奥がうっ血している（血液の流れが悪くなり、とどこおってしまう）状態です。

結膜の充血は、充血といっても、毛細血管が拡張した状態で、木の枝のようなギザギザした独特の感じです。両目にも起こりますが、左右差がある場合が多いです。目が腫れていてなんとなく症状が出ている場合もあります。

物が二重に見える場合は、眼球を動かす神経、特に眼球を外側に動かす神経が麻痺している可能性があります。眼圧（眼球の硬さ）が上がると、視力障害が起こり失明する場合もあります。音に関しては、目の症状が強い場合、音が聞こえにくい傾向にあります。

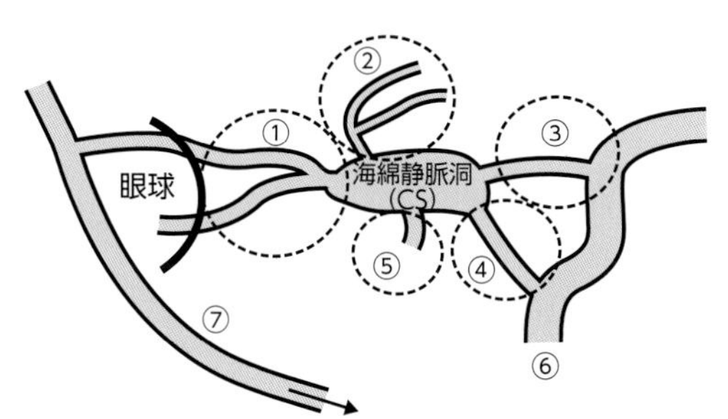

①上眼静脈（SOV）、下眼静脈（IOV）への逆流：結膜充血、眼球突出、複視、眼圧上昇
②浅中大脳静脈（SMCV）外側への逆流：けいれんや大脳の症状、出血
③上錐体静洞（SPS）後方への逆流：脳幹の浮腫や脳出血
④下錐体静脈洞（IPS）後下方への逆流：血管性雑音
⑤翼突筋静脈叢（pterygoid plexus）：血管性雑音
⑥内頚静脈（IJV）
⑦顔面静脈（FV）

図2　海綿静脈洞部硬膜動静脈瘻の導出静脈と症状
（片岡丈人 編集『脳血管内治療看護ポケットマニュアル 改訂第3版』、診断と治療社、2022 年より引用）

硬膜動静脈瘻の治療法

治療は、水道を止めることです。しかし、当然ですが、全部止めるわけにはいきません。家の外にある元栓を閉じれば水は出なくなりますが、家の水道が全部止まってしまい、修理したとはいえません。

病気の治療も同じです。水道であれば、蛇口自体を新しいものに交換すればいいのですが、残念ながら同じことはできません。壊れた蛇口を塞いで流れを止めることになります。止め方は３つあります。

①カテーテル（医療用の細い管）を、動脈側からシャントがある場所のできるだけ近くに誘導し、セメントの代わりに液体塞栓物質を流して、塞ぎます。水道で例えると、壊れた蛇口のある水道管の中に、管を通して、管から水道管を詰めるセメントや接着剤を流します。壊れた箇所のできるだけ近くまで管を入れれば、ほかの水道を止めずに、壊れた箇所だけを止めることができます。
②出口側から穴を塞ぐ方法です。この場合、人間であれば静脈側からカテーテルを進めて、コイルという動脈瘤の閉塞に使用する器具を詰め込んで流出を止めます。
③部位によっては、外科手術で逆流する静脈をクリップで止める方法も行います。

流れの悪くなった排水管の流れをよくする治療も行います。カテーテル治療の方法が大きく進歩したので、液体塞栓物質、コイル、バルーン、ステントを組み合わせた治療を提供しています。

良性脳腫瘍

脳腫瘍に対する鍵穴手術

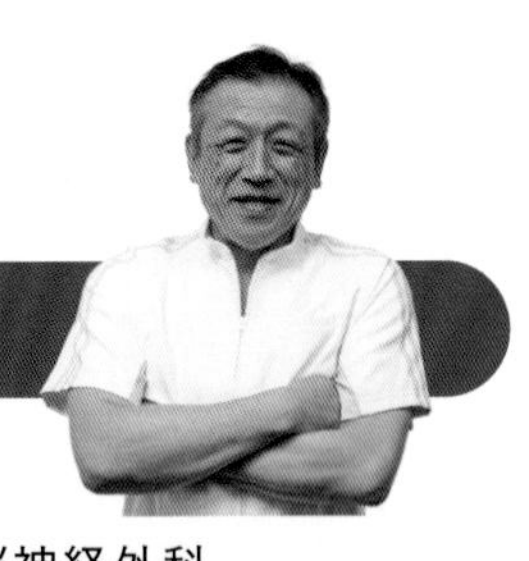

脳神経外科
院長 兼 福島孝徳脳腫瘍・頭蓋底センター長
入江 伸介（いりえ しんすけ）

良性の脳腫瘍とは？

良性の脳腫瘍（のうしゅよう）としては、髄膜腫（ずいまくしゅ）や神経鞘腫（しんけいしょうしゅ）、下垂体腺腫（かすいたいせんしゅ）が代表的なものとして挙げられます。これらの多くは手術によって摘出可能であれば完治できる病態です。しかし脳神経や脳血管を巻き込んでいるような場合も多く、摘出には正常組織にやさしい手術が必須です。

福島式鍵穴手術

福島式鍵穴手術とは、脳外科手術で必要な開頭の範囲を最小限にとどめ、患者さんの身体的な負担とリスクを抑える術式です。従来の開頭手術と比較して、非常に小さい範囲の開頭で手術を行うため皮膚切開も小さくなり、術後の回復も早くなります。この術式の実践には熟達した外科手術の技術が必要です。

鍵穴手術の方法

「図１」は「従来の開頭」です。大きく頭蓋骨を開け腫瘍を取ります。開頭範囲が広く、周囲の脳を十分に避けなくてはなりません。「図２」は「福島式鍵穴手術」です。小さく開けた開窓部から大きな術野（手術を行う、目で見える部分）を得て腫瘍を取ります。手術をする際の開頭範囲を小さくして脳にやさしい手術をすることで、患者さんの負担を減らし、手術侵襲（しゅじゅつしんしゅう）（手術による体の負担）を少なくします。このためには開頭をする場所が重要で、正確な解剖学的知識と術者の経験が必要となります。

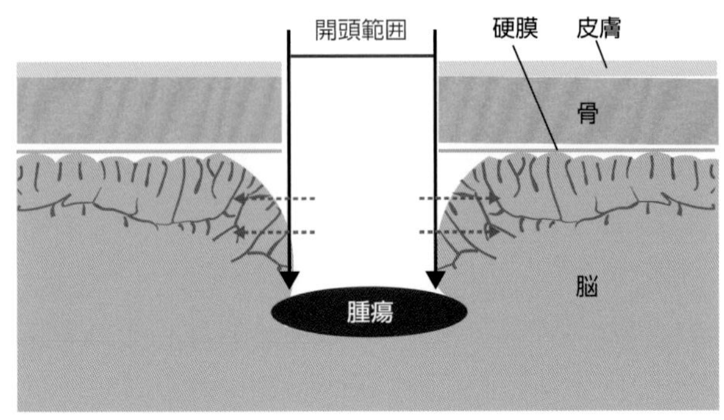

図1　従来の開頭

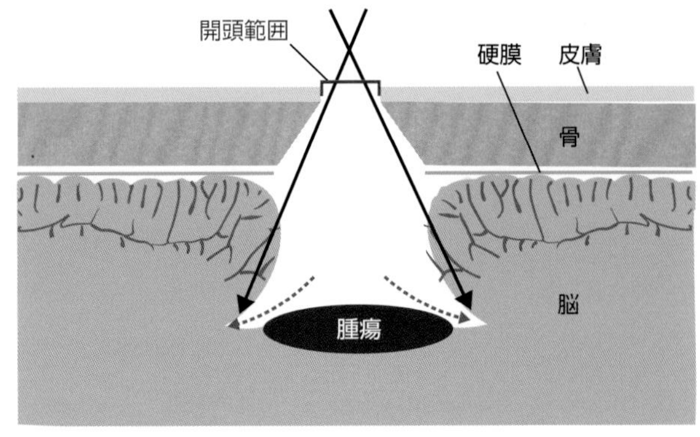

図2　福島式鍵穴手術

鍵穴手術の症例1（聴神経腫瘍）

聴神経腫瘍はめまい、耳鳴り、聴力低下などで発症する良性腫瘍で、聴神経の中でもバランスに関係する前庭神経から発生する腫瘍です。周囲には顔面神経などの脳神経が近接しているため繊細な手術が必要で、鍵穴手術の良い適応です。「図３」は開頭位置と皮膚切開の範囲、「図４」は術前後の画像です。腫瘍が摘出され良好な手術結果であることがわかります。

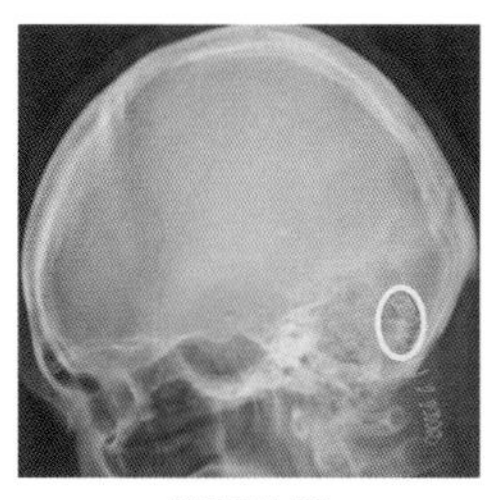

開頭位置

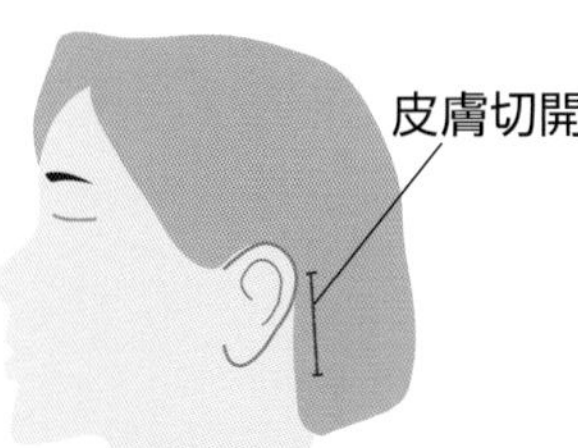

皮膚切開の範囲

図3　聴神経腫瘍における鍵穴手術

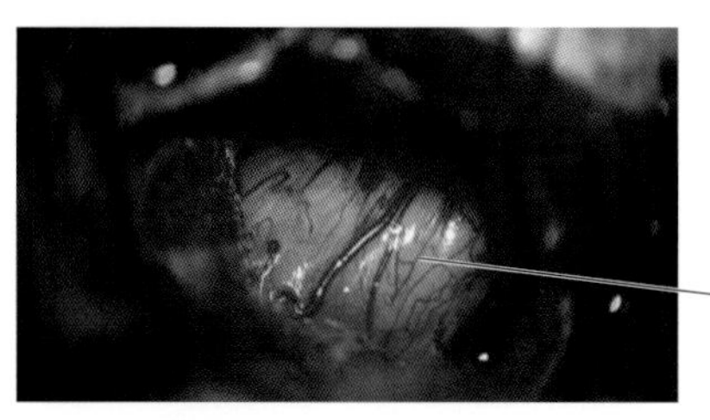

写真1　腫瘍摘出前の術中写真

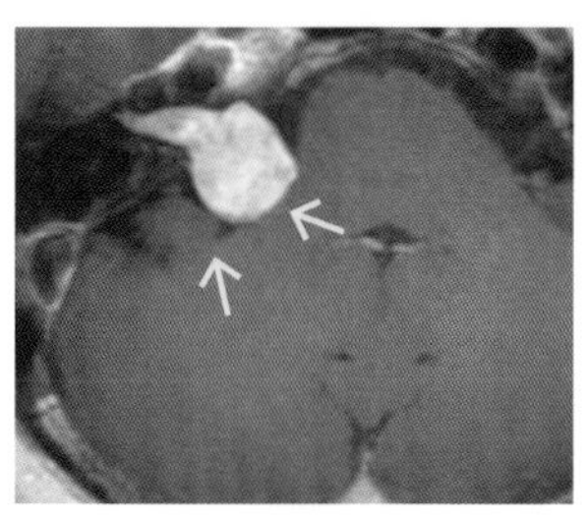

術前

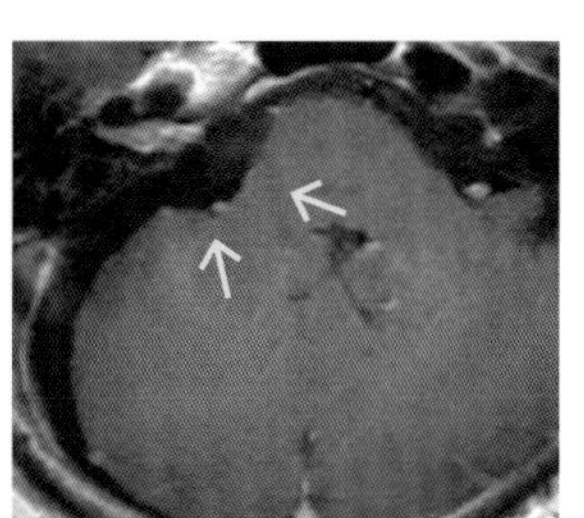

術後

図4　聴神経腫瘍の MRI

鍵穴手術の症例2（嗅窩部髄膜腫）

髄膜腫は脳を包んでいる髄膜（硬膜・くも膜）から発生する腫瘍です。今回提示している症例は嗅窩部と呼ばれる嗅神経が、においの細胞と交通する部位の髄膜から発生した腫瘍です。

従来の方法だと、額の中心から耳の前まで大きく切開し、こめかみの辺りを中心とした大きな開頭で摘出されていました（前頭側頭開頭といいます）。鍵穴手術の技術を用いると、眉の上から、３cm 程度の小さな開頭で摘出が可能です。「写真２」は開頭位置・範囲、「図５」は術前後の画像です。腫瘍が全摘されているのがわかります。

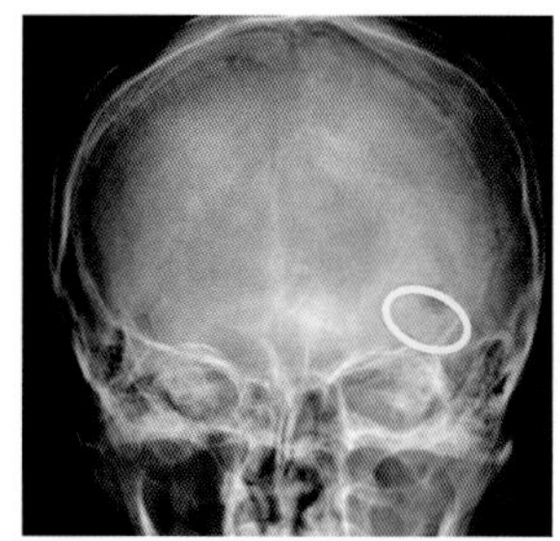

開頭位置

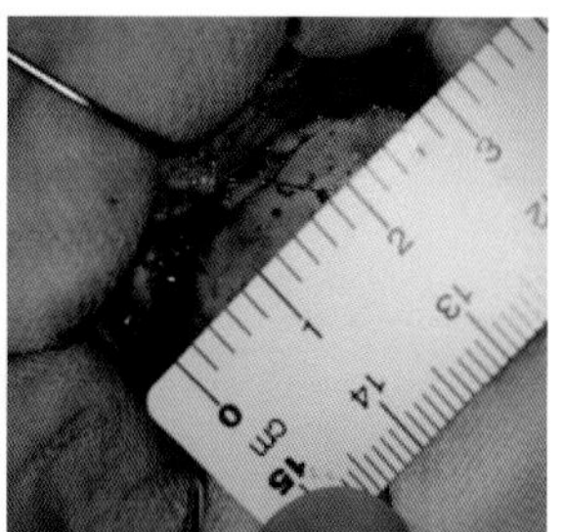

開頭範囲

写真2　嗅窩部髄膜腫における鍵穴手術

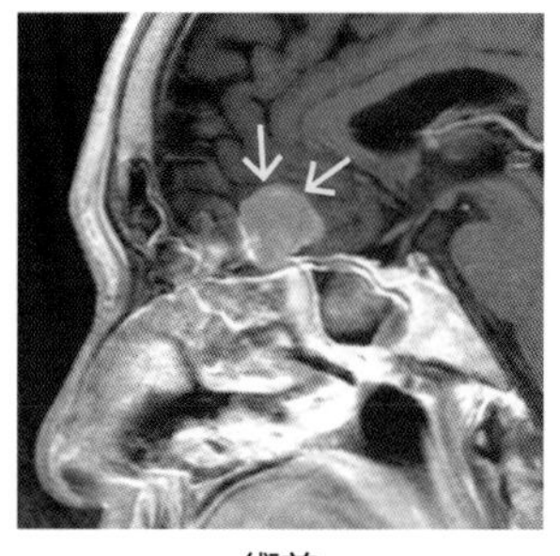

術前

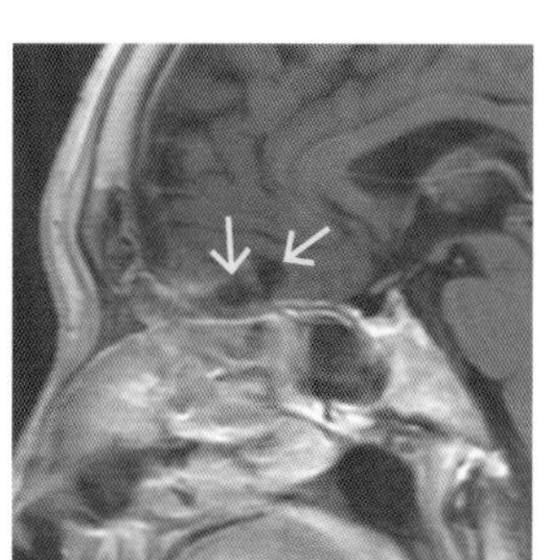

術後

図5　嗅窩部髄膜腫の MRI

Column　患者さんにやさしい手術を

鍵穴手術は入口を小さくすることで術後の疼痛（痛み）などが軽減されることはもちろん、頭の中での操作にも高度で繊細な技術が用いられており、脳への過度な圧迫等の負担も軽減されています。細部の剥離なども専用の手術器具で適切に行うことができます。その結果、患者さんに負担の少ないやさしい手術を提供しています。

脳梗塞

脳梗塞急性期の治療

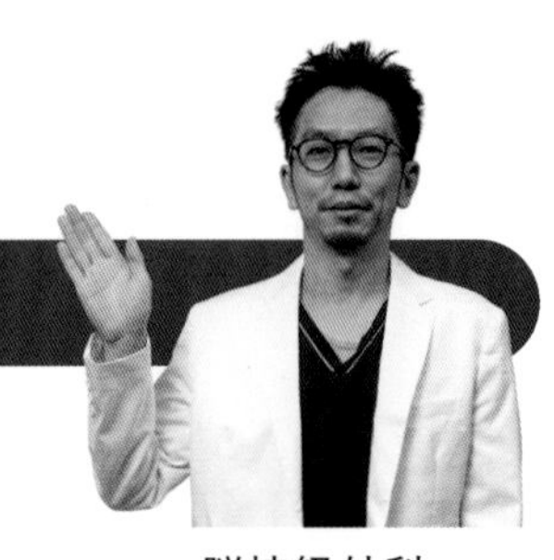

脳神経外科
医長
高平 一樹
たかひら かずき

脳梗塞とは？

脳梗塞（のうこうそく）とは、脳の血管に血栓（けっせん）（血の塊（かたまり））が詰まり、その先にある脳組織が壊死（えし）する病気です。低酸素状態に陥った神経細胞は、その程度と時間に比例してどんどん死滅するため、早期発見・早期治療が重要になります。

脳梗塞の発症から数時間以内で血流を再開させれば、症状が回復する可能性があります。血流を再開させる方法として、t-PA 療法と血栓回収療法があり、患者さんごとに方法を選択して治療を行います。

薬物療法と手術療法

脳梗塞急性期＊において、血流を再開させる方法として t-PA 療法（薬物療法）と血栓回収療法（手術療法）があります。

t-PA 療法とは、脳の血管に詰まった血栓を溶かす薬で血流を再開させる治療法です。発症 4.5 時間以内まで使用可能であり、既往歴や血液検査など条件を満たす場合に受けることができます。従来の治療法に比べて後遺症が軽くすんだり、後遺症なく退院できたりすることがあります。

しかし、t-PA 療法は血流が再開する率（再開通率）が低い（約 30 ～ 40％）ことや適応が限られていることが問題点として挙げられます。t-PA 療法による症状の改善が認められない場合や t-PA 療法の適応外で、脳の太い動脈が詰まっている場合には、血栓回収療法を行うことが推奨されています。

血栓回収療法による治療では、詰まった血管を再開通させる確率は約 80 ～ 90％、治療後に身の回りのことを自分でできるようになる確率は約 50 ～ 60％とされています。当院でも、該当する患者さんに対して積極的に血栓回収療法を行っています。

低酸素状態に陥った神経細胞は、その程度と時間に比例してどんどん死滅するため、いずれの治療も可能な限り早期に行うことが重要になります。しゃべりにくい、手足の動きがおかしいなどの症状があれば、様子をみずに速やかな受診をお勧めします。

＊急性期：病気を発症後、14 日以内（目安）。不安定な状態

チャンスのある手術療法 血栓回収療法

血栓回収療法は、国内では 2010 年 10 月に認可された治療法であり、内頸動脈（ないけいどうみゃく）・中大脳動脈・脳底動脈などの頭の大きい血管に詰まった血栓をさまざまな機器を使い、ひとかたまりに

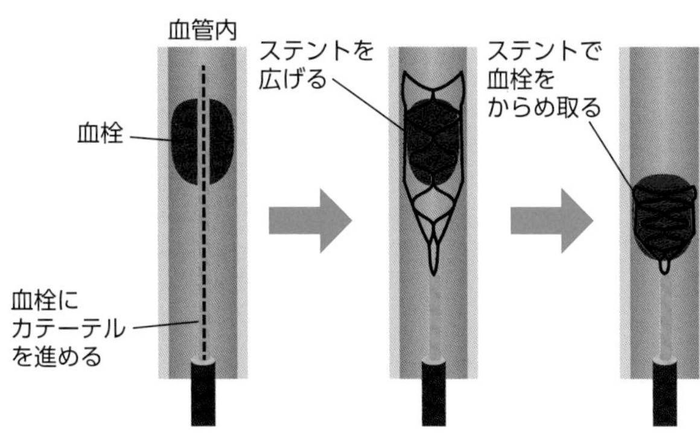

図1　血栓回収療法のイメージ

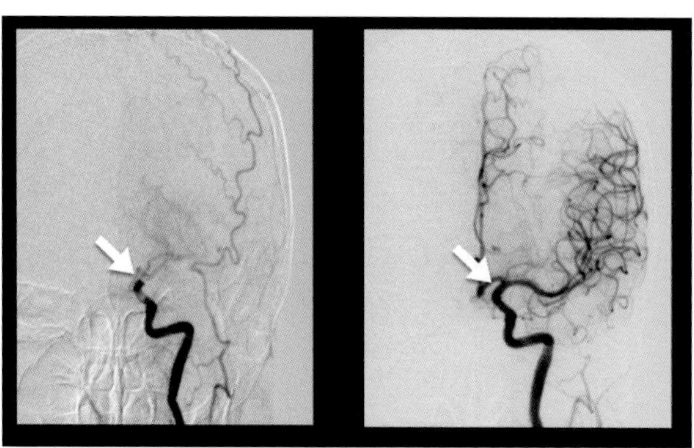
写真1　血栓回収療法の血管撮影像

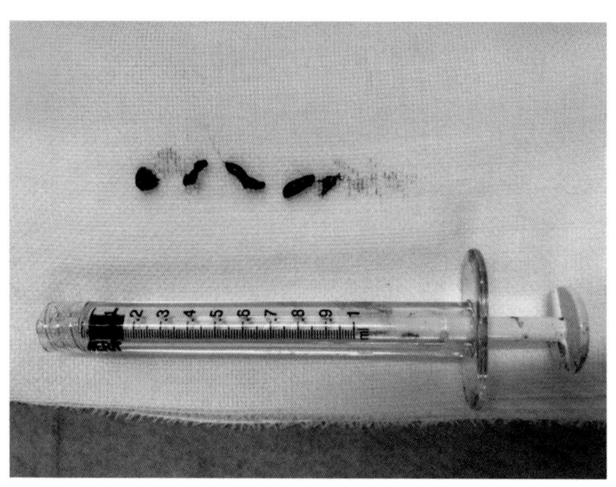
写真2　回収された血栓

して取り除くことを目的としています（図1、写真1、2）。使用する機器には吸引型とステント型があり、部位や血栓など状況に応じて機器を選択して行います。

時間の制約は主に最終健常時刻（最後に元気な姿が確認された時間）から6時間以内となっていますが、臨床症状や画像評価の条件を満たしていれば、最終健常時刻から6時間を過ぎても、24時間以内であれば血栓回収療法が可能といわれています。

ある日、朝起きた際に症状に気づいた場合でも、条件を満たせばチャンスのある治療法、それが血栓回収療法になります。

当院における脳卒中の救急医療に対する取り組みと目標

脳梗塞急性期において、t-PA療法や血栓回収療法による治療で助かる患者さんは増えています。しかし、治療を受けられる患者さんは全体の一部に過ぎず、いまだ大きな課題となっています。しゃべりにくさや手足の動きがおかしいなどの症状を自覚した際には、一刻も早く医療機関を受診することが大切です。

当院では、1年365日24時間体制で脳卒中の救急医療に取り組んでいます。少しでも早く検査して治療を行うことで、1人でも多くの患者さんを助けることを目標としています。治療だけではなく、リハビリテーションを早期から行い、必要に応じて複数の診療科や医療従事者による治療を行うことで、安心して生活できる状態をめざして一緒に病気に立ち向かっていきます。

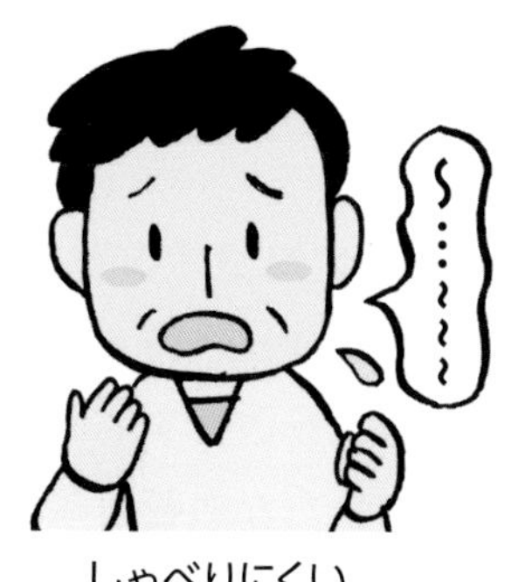
しゃべりにくい

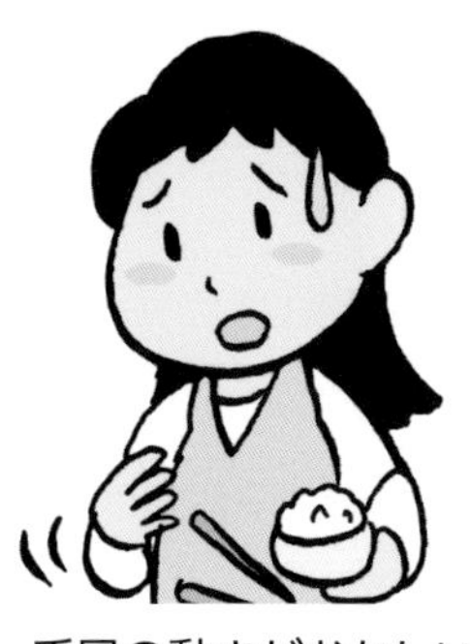
手足の動きがおかしい

図2　脳梗塞の症状

心筋梗塞、不整脈

心筋梗塞？　不整脈？？ いったいどんな病気？

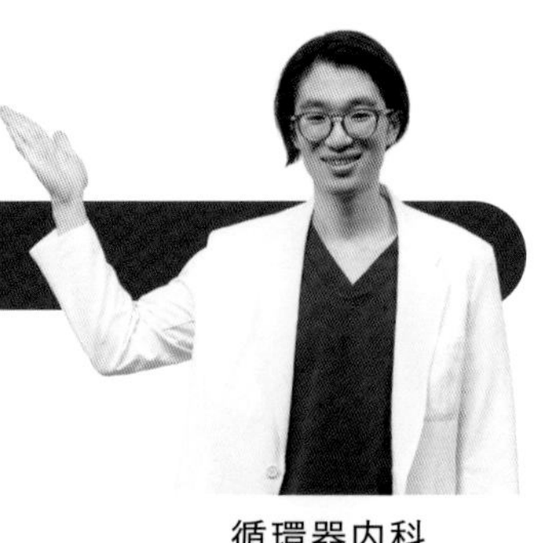

循環器内科
村田 有（むらた ゆう）

心筋梗塞とは？

心筋への血流が詰まっていることによって引き起こされる心臓の病気です。心臓には大量の血を供給する冠動脈（かんどうみゃく）がありますが、動脈の狭窄（きょうさく）（細くなること）や閉塞（へいそく）（詰まること）が起きると、心臓に十分な血液が供給されなくなります。このため、心臓の筋肉に十分な酸素や栄養が届かず、筋肉が死んでしまいます。これが心筋梗塞（しんきんこうそく）です。死んでしまった筋肉は戻りません。

心筋梗塞になりやすい人と症状

心筋梗塞になりやすい人として高血圧、糖尿病、高コレステロール、喫煙、肥満などが挙げられます。

症状としては、突然起こる胸の痛み·不快感、息切れ、冷や汗、人によっては首、顎（あご）、背中に痛みが出るなどがあります。このような症状がある場合は、急いで医師に相談し、適切な検査を受けることが重要です。早期発見と治療が心筋梗塞の死亡率を減らすことができます。

心筋梗塞の治療

心筋梗塞の治療は、手首や足の付け根から、カテーテル（医療用の細い管）により、詰まったり狭くなった動脈を広げて血流を改善するステント治療（図１）や、外科的に新たな血管を橋渡しするバイパス手術になります。そして再発予防のために薬物治療、食事や運動などの生活習慣の変更が大切です。

心筋梗塞は死に至ることもある重篤な疾患です。早期発見による迅速な治療により、多くの人が回復し、健康で活動的な生活を送ることができます。しかし、日頃から禁煙、健康的な食事、定期的な運動を心がけるなど、将来の心臓発作を予防するための生活習慣を継続して行うことが重要です。

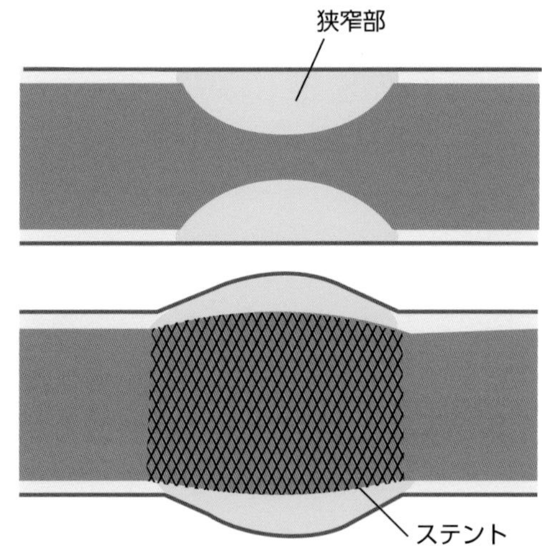

図1　ステント治療

不整脈とは？

心臓のリズムが正常でない状態を指します。心臓は一定のペースで動くことが正常ですが、不整脈ではこのペースが崩れます。ペースが崩れることで脈がゆっくりになったり、速くなったり、または不規則になったりします。
脈が1分間に50回以下の場合を徐脈、100回以上の場合を頻脈といいます。不整脈はさまざまなタイプがあります。

不整脈の症状と治療

不整脈は、症状があってもなくても存在することがありますが、特に症状がある場合は、動悸、息切れ、めまい、胸の痛みなどが挙げられます（図２）。不整脈の原因はさまざまですが、加齢、ストレス、飲酒、喫煙、薬物、遺伝的要因などが考えられます。不整脈は重篤な疾患の前駆症（ある病気に進展する可能性のある病気）となることもありますので、早期発見と適切な治療が重要です。

不整脈の治療は、種類によって異なりますが、一般的には薬物治療、手術（カテーテル治療など）、生活習慣の見直しなどがあります。適切な検査によって原因を特定し、適切な治療を行うことが大切です。

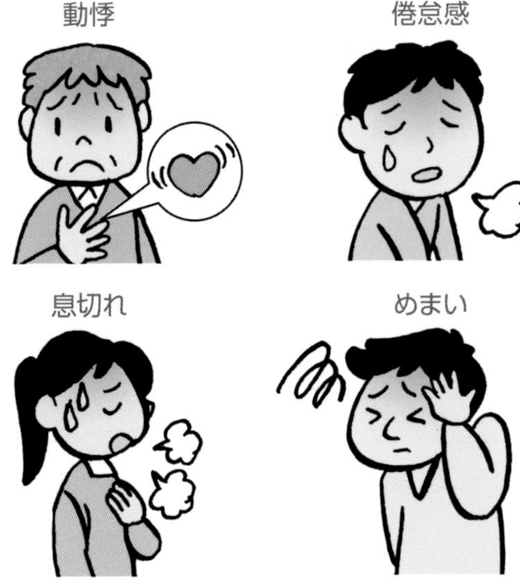

図2　不整脈の症状

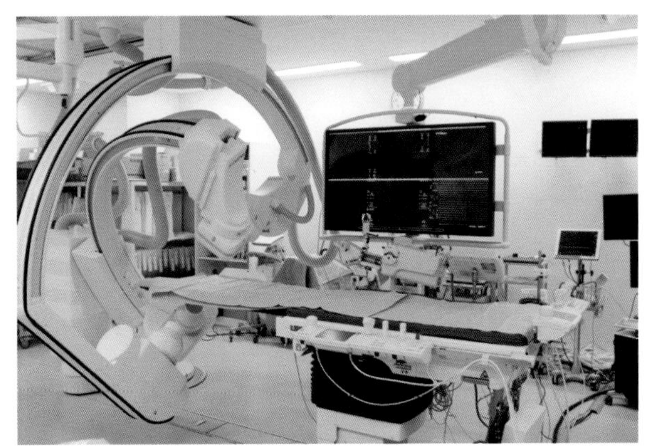
写真　当院カテーテル室

当科の特色　**循環器内科**

副院長 兼 心臓血管センター長
山下 武廣

当科は、心臓血管外科との35年にわたる協働により確立した心血管診療チームを形成しており、急性心筋梗塞や急性大動脈解離、急性心不全などの心血管救急疾患に、24時間体制で対応しています。
また、カテーテルを用いた体にやさしい低侵襲治療を推進しており、TAVI、マイトラクリップ、経皮的左心耳閉鎖術、経皮的心房中隔欠損（ASD）閉鎖術、経皮的卵円孔開存（PFO）閉鎖術など、国内で行える構造的心疾患治療すべての認定を得ている数少ない施設の1つです。

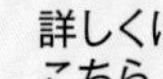
詳しくは
こちら

心不全

心不全患者さんをチーム医療でサポート

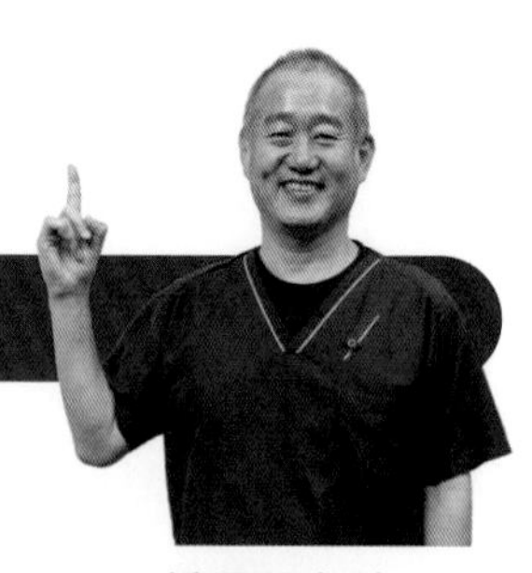

循環器内科
診療部長
大艸 孝則（おおくさ たかのり）

HSTとは？

2018年に発表された日本循環器学会からの最新のガイドラインで、心不全（しんふぜん）とは「心臓が悪いために、息切れやむくみが起こり、だんだん悪くなり、生命を縮める病気」と定義されています（図1）。心不全は、いったん発症すると、何度か急な悪化を繰り返しながら、徐々に病気が進んでいきます（図2）。心不全の治療では、なるべく病気の悪化を抑えて、病気をコントロールしながら上手に付き合っていくことが大切です。

当院では心不全の治療・生活を支援するために2019年から心不全診療サポートチーム（HST）を結成しました。また症状を軽くする緩和ケアや、人生の計画（事前指示）など、それぞれの人生の価値観に寄り添った人生会議（アドバンス・ケア・プランニング）も重要視しています。

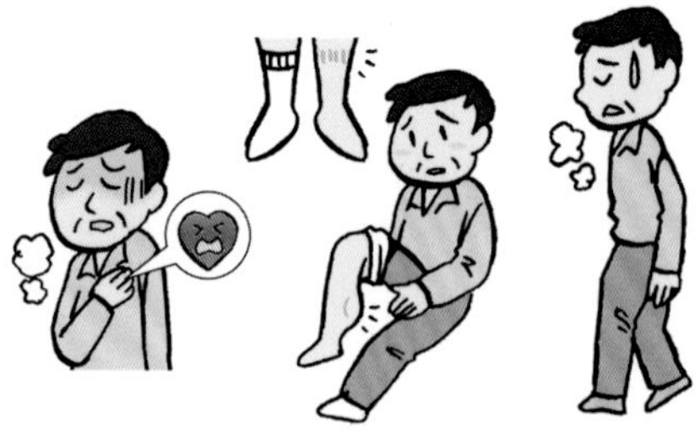

図1　心不全の症状

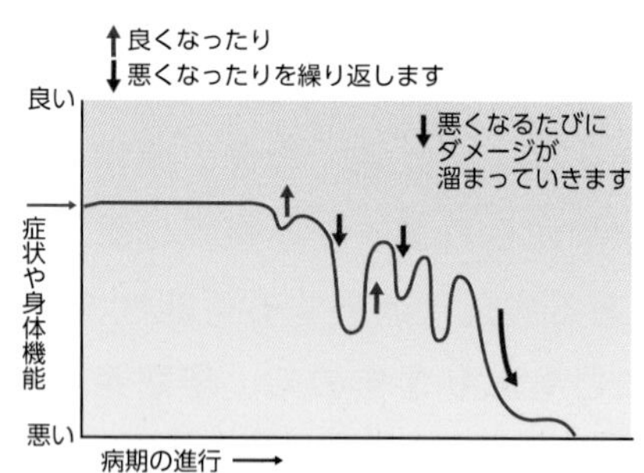

図2　心不全「病みの軌跡」

「チーム医療」の必要性

心不全の症状に対しては薬物療法や手術が行われます。これらの治療を行っても症状が改善しない場合には、両心室ペースメーカー、補助人工心臓、心臓移植などを検討します。

専門的な治療とともに、患者さん自身の日常生活の管理がとても大切です。そのために当院では「心不全診療サポートチーム（HST）」が委員会として活動し、個々の患者さんに合った診療を提供するよう努めています（図3）。心不全の治療で重要な薬物療法、食事療法、運動療法、日々の体調管理、また疾患だけでなく生活や社会的な支援も含め、各専門職がチーム一体となって、“心不全再入院を防ぐ”を合言葉に診療にあたっています（図4）。心不全の悪化を予防するためには、患者さんと家族が協力しながら生活することが大切です。

一歩進んだ心不全治療

日常生活と関係の深い心不全。自己管理が必要です。でも難しい……。そこで、上手に付き合うためのコツがあります。例えば、①薬を飲み忘れない、②塩分を控える（漬物は甘口！）、

札幌孝仁会記念病院
心不全診療
サポートチーム
Sapporo Kojinkei Memorial Hospital
HST
心不全患者さまの
早期回復・再発再入院の予防
生活の質の向上のため、
多職種でサポートしております。
ご質問やご希望の
場合は、担当医師・看護師へ
お申し出ください

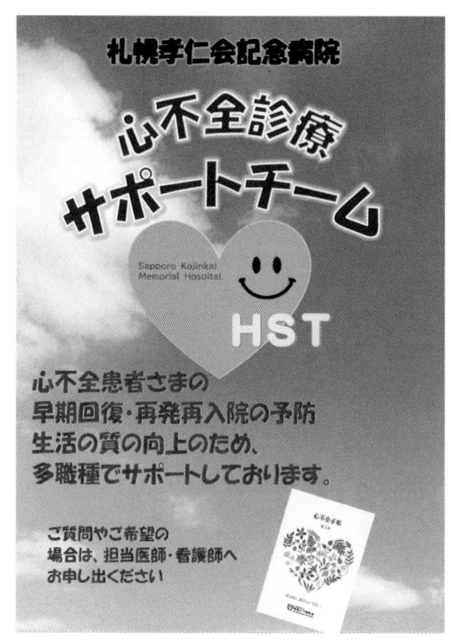

図3　心不全診療サポートチーム

**地域の医療・介護スタッフが
あなたを支えてくれます**

HOSPITAL
病院
かかりつけ医
介護スタッフ
患者さん・家族
看護師
(訪問看護)
理学療法士など
(通院・通所／訪問リハビリテーション)
薬剤師

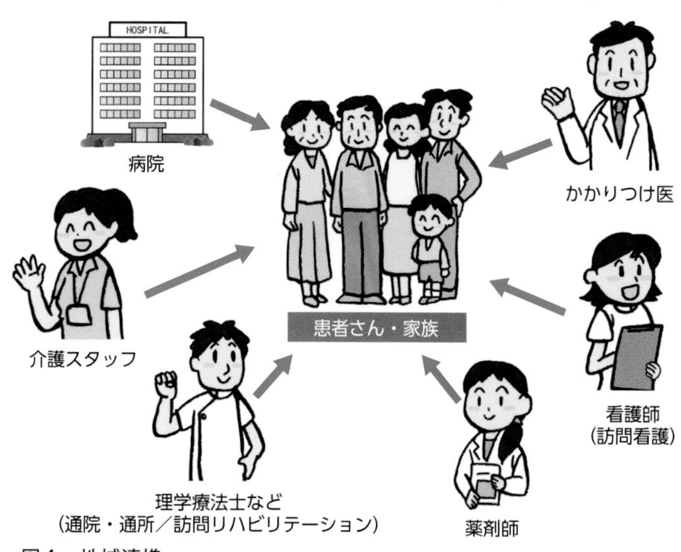

図4　地域連携

③適度な運動（適度ってどのくらい？）、④禁煙・節酒（お酒は飲んでいいの？）、⑤感染予防、⑥悪化の症状を認めたら相談する（症状って？）

それぞれのコツについて、資格を持つ心不全の専門職（療養指導士）が力になります。また病気や治療、日常で気をつけてほしい情報をまとめた『心不全手帳』（日本心不全学会、2022年10月第３版）を患者さん全員に提供し、利用してもらっています。

当院では心臓リハビリテーション学会認定の心臓リハビリ指導士、日本循環器学会認定の心不全療養指導士を毎年複数受験・合格・輩出しており、そのためのサポートをHST委員会が中心となってになっています。

こんな人生にしたいという希望

心不全を発症しても、適切な治療によっていったん症状は良くなりますが、心不全そのものが完全に治ることはなく、だんだんと進行することで悪化します。重症化してしまった患者さんでは、適切な治療を受けなければ、２年以内に50％が亡くなるといわれています。

QOL（生活の質）を向上するアプローチである緩和ケアの要素も取り入れながら、心不全チームで力を合わせて、より良い心不全診療に努めていきたいと考えています。

アドバンス・ケア・プランニングとは、意思決定能力が低下する前に、患者さんや家族が望む治療と生き方を医療者が共有し、事前に対話しながら計画するプロセス全体を指します（図5）。心不全は良くなったり悪くなったりを繰り返すため、あとどれくらい生きられるかの予測が困難です。それゆえ、あらかじめ今後のことを話し合うプロセスであるアドバンス・ケア・プランニングが重要といわれています。

当院では、心不全チームで包括的な評価を行い、適切な心不全治療を継続しながら、アドバンス・ケア・プランニングや症状の緩和に努めています。

痛いことや苦しいことは避けたいなぁ
家族と家で過ごす時間を大切にしたい
孫のために長生きしたいから、できる治療は頑張りたい
調子が悪いときは病院にいるのが安心する

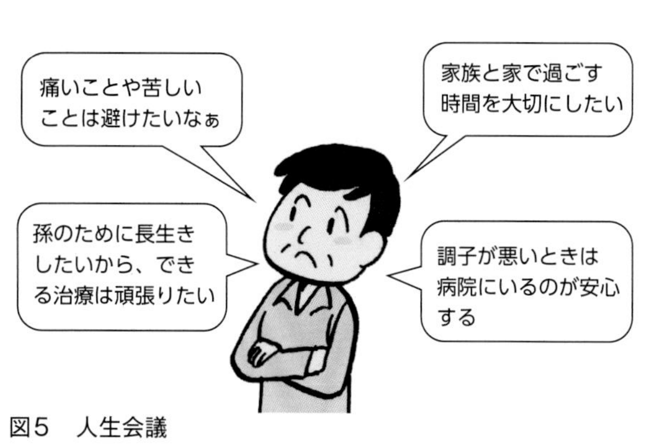

図5　人生会議
アドバンス・ケア・プランニング

心房細動

心房細動の脳梗塞予防（経皮的左心耳閉鎖術）

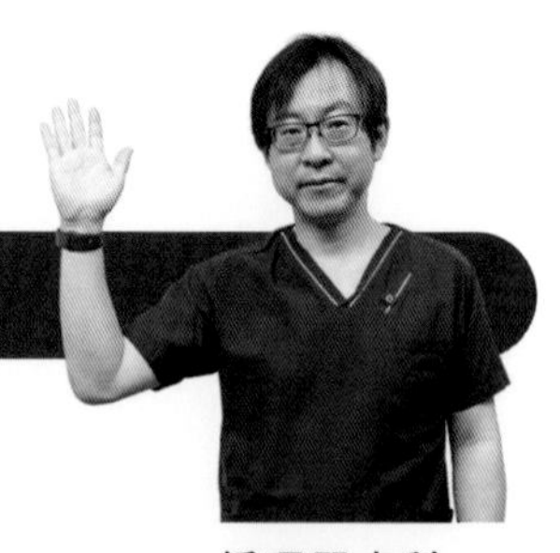

循環器内科
主任医長
三山 博史
みつやま ひろふみ

心房細動とは？

心臓は規則正しく収縮することで全身に血液を循環させています。心房細動（しんぼうさいどう）とは、心臓の上側にある心房という部屋がけいれんしたように小刻みに震えることで、心臓が規則正しく収縮できなくなる病気です（図１）。

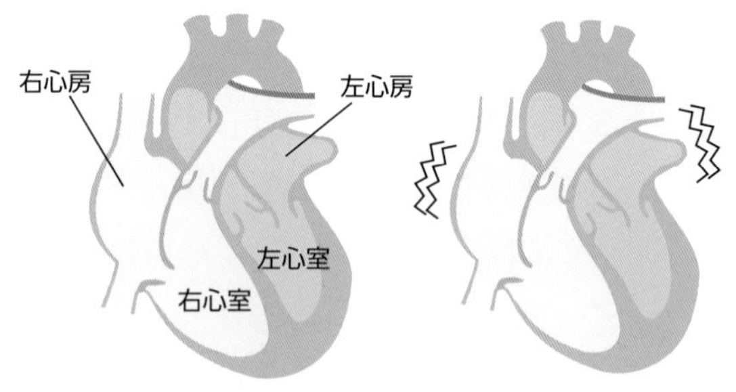

図１　心臓の４つの部屋と心房細動
心房細動は心房がけいれんする不整脈です

心房細動は脳梗塞の原因に

心房細動が起こると、心房の中の血液の流れが悪くなり血液が停滞するために血栓（けっせん）（血の塊（かたまり））ができやすくなります。この血栓が血液の流れに流されて、脳の血管が詰まってしまうと脳梗塞（のうこうそく）という病気になります。

心房細動による脳梗塞は、そのほかの原因による脳梗塞より重症になることが多く、重い障害が残ったり、時には命にかかわったりする場合があります。

体の負担が少ない経皮的左心耳閉鎖術

心房細動では、心房の部屋の中にある左心耳（さしんじ）と呼ばれる場所に血栓が多く発生します。左心耳閉鎖術は、この左心耳を塞（ふさ）ぐことで血栓ができないようにして、脳梗塞を予防する治療方法です。左心耳を塞ぐ機器を、足の付け根の血管から入れて（経皮的といいます）、左心耳の入口まで運び、そこに機器を埋め込むことで左心耳を塞ぎます（図２）。これを、経皮的左心耳閉鎖術といいます。大きな手術ではなく、患者さんの体の負担が少ない治療です。

また、この治療により脳梗塞の予防の薬（抗凝固薬（こうぎょうこやく）：血液をサラサラにする薬）を中止することができます。脳梗塞の予防の薬を内服していると血が止まりづらくなりますが、この経皮的左心耳閉鎖術を受けることで、抗凝固薬を長期に内服することによる出血の危険性を減らすことができます。

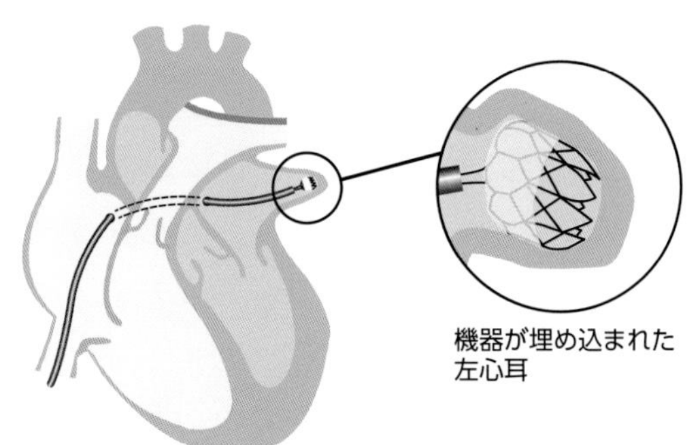

図２　経皮的左心耳閉鎖術

卵円孔開存（PFO）

卵円孔開存（PFO）閉鎖術

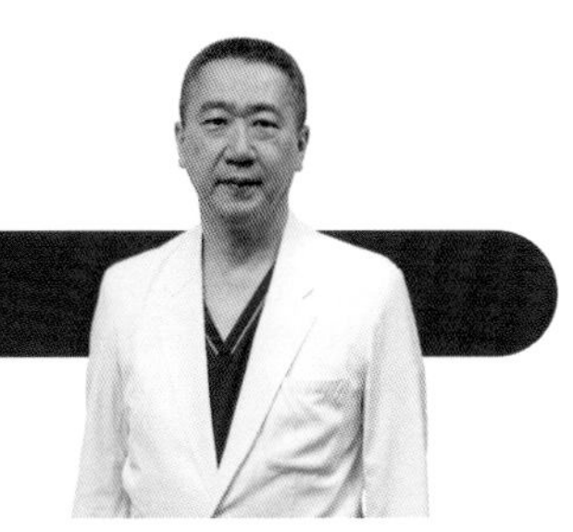

循環器内科
副院長 兼 心臓血管センター長
山下 武廣

原因不明の脳梗塞をカテーテル治療で再発予防

卵円孔は、赤ちゃんがお腹の中にいる間、胎盤からの血液を右心房から左心房に送り込むためのトンネルです（図－A）。生まれると自然に閉じますが、４～５人に１人では「押すと開く隙間」の状態で残っています。これが卵円孔開存（PFO）です。

足の静脈に血の塊（血栓）ができ、それが血流にのって心臓まで達すると、PFOを通って血栓が大動脈から脳まで到達して脳梗塞を起こすことがあります。これが卵円孔開存関連性脳梗塞です（図－B）。比較的若い人に起こり、原因不明の脳梗塞（潜因性脳梗塞）と診断されることが多く、薬では再発が予防しきれないという問題がありました。

カテーテル（医療用の細い管）によるPFO閉鎖治療では、形状記憶合金のワイヤーを編み込んでつくった２枚のディスクからなる閉鎖栓で挟み込むことによって隙間を塞ぎます（図－C）。これによって脳梗塞の再発を抑えられることが明らかとなったため、一気に注目されました。

ブレインハートチーム

手術手技は全身麻酔もしくは局所麻酔で行われ、たいてい１時間で終わります（参考動画）。この治療が適合するかどうかは、術前に検査をして吟味します。当院では、循環器内科と脳神経外科がタッグを組んだ「ブレインハートチーム」で対応しています。

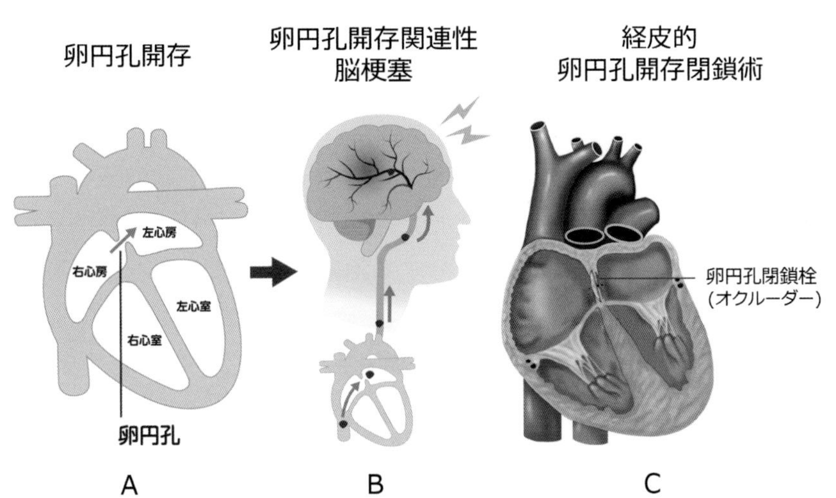

図　卵円孔開存について
（画像提供：アボットジャパン合同会社）

▶参考動画
（アボットジャパン合同会社）

▶「PFO 閉鎖術」
情報ウェブサイト
（アボットジャパン合同会社）

大動脈弁狭窄症

大動脈弁狭窄症に対しての開胸を必要としないカテーテル手術（TAVI）

循環器内科
呉林 英悟
くればやし えいご

大動脈弁狭窄症とは？

心臓は血液を全身に送るポンプの役割をしています。心臓には４つの部屋があり、送り出した血液が逆流しないように、それぞれの出口に逆流防止弁が備わっています。そのうちの心臓から大動脈につながる部分にある大動脈弁が動脈硬化などによって徐々に硬くなり、血液をうまく送り出すことができなくなる病気を大動脈弁狭窄症と呼びます（図1）。

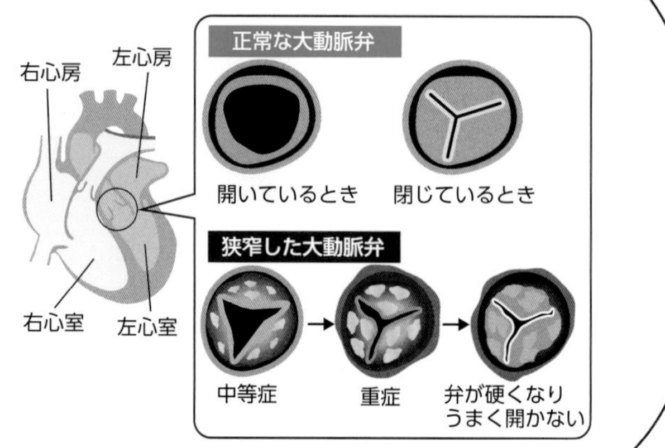

図1　心臓の弁と大動脈弁の硬化

大動脈弁狭窄症の進行、検査と診断

大動脈弁狭窄症はゆっくり進行する病気のため、長期間無症状で経過することが知られています。出現する症状も「息切れ・疲労感・動悸」など特別なものではなく、また高齢者に多い病気であるため“歳のせい”と捉えられている場合が少なくありません。ゆっくり進行する病気ですが、いったん症状が出現するとその後の経過が悪くなるため、適切なタイミングで治療につなげることが重要になります。

この病気は、まず聴診で心臓の雑音を確認することで疑われます。心雑音があり大動脈弁狭窄症が疑われる場合は、超音波検査を追加で行います。心臓超音波検査では、病気の有無だけではなく病気の重症度についても評価することができます。

軽症・中等症と診断された患者さんは、定期的な検診で進行の状態を確認します。患者さんによっては薬物治療で症状を抑えることがあります。重症と診断された患者さんは手術治療を検討します。

大動脈弁狭窄症の治療

まず尿を出やすくする利尿薬や、血圧を下げる降圧薬などで症状を和らげたり、心臓の負担を減らしたりする治療を行います。ただし動脈硬化によって弁が硬くなってしまう病気のため、残念ながら薬のみで治すことはできません。

これまでは、悪くなった弁を取り除き、新しい弁に置き換える「外科的弁置換術」が主に行われてきました。胸を切ったり一度心臓を止めたりして手術を行う必要があるなど、負担の少な

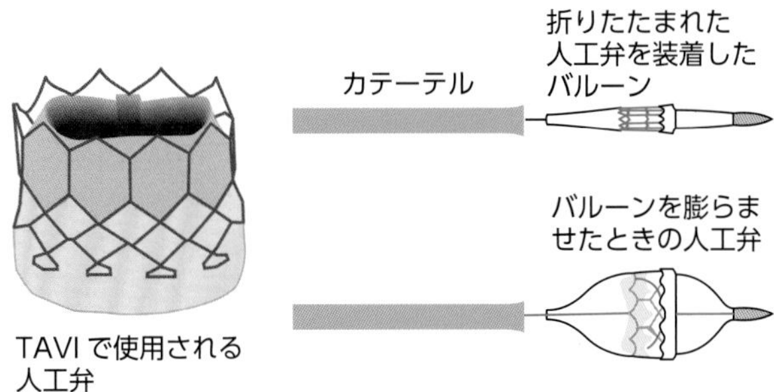

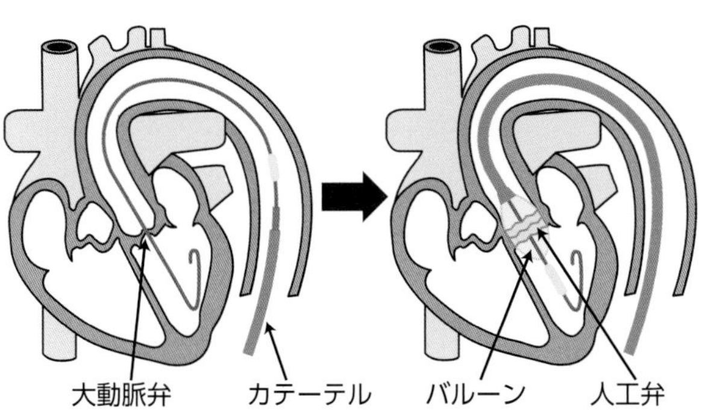

図2　バルーン拡張型人工弁

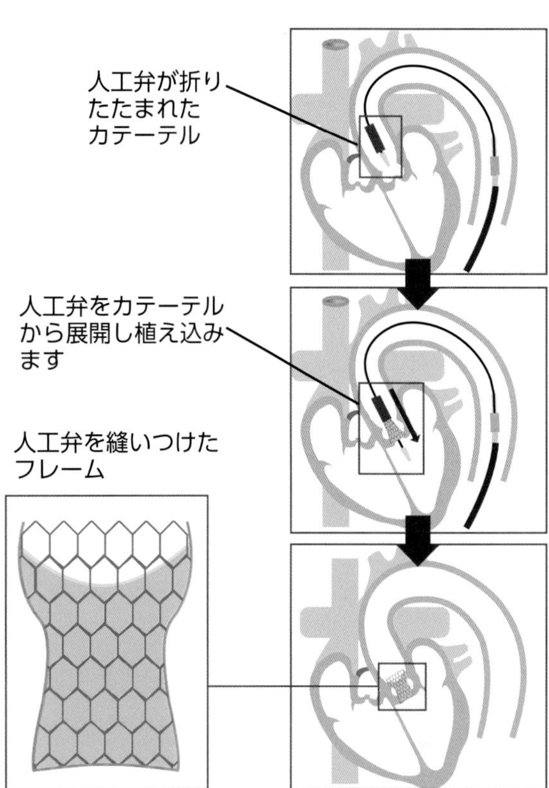

図3　自己拡張型人工弁

くない治療のため、高齢者やほかの病気を持っている患者さんなどでは、手術が困難となる場合もあります。

2013 年 10 月から、そういった外科手術が困難な患者さんでも、胸を切ることなくカテーテル手術ができるようになりました（カテーテルとは医療に用いられる細いチューブ状のものを指します）。

大動脈弁狭窄症に対してのカテーテル手術（TAVI）

カテーテル手術（TAVI）は、足の付け根にある血管（大腿動脈）に針を刺しカテーテルを挿入します。人工弁を５～６mm 程度の太さに折り畳んだ状態でカテーテルを経由し血管内を進め、もともとある大動脈弁の内側から拡張することで植え込みを行います。TAVI では風船を広げることで圧着させるバルーン拡張型の人工弁（図２）と、形状記憶性の金属を用いた自己拡張型の人工弁（図３）があり、患者さんの弁や血管の形態・病状に応じて使い分けます。手術時間は１～２時間程度で、数時間後から食事を、翌日からリハビリテーションを開始します。

明確な基準はありませんが大まかな目安として 80 歳以上は TAVI、75 歳未満は外科的弁置換術を優先的に考慮するとされています。循環器内科医・心臓血管外科医・麻酔科医・看護師・診療放射線技師・臨床検査技師・臨床工学技士など、複数の分野から専門知識を持ったメンバーが集まって「弁膜症チーム（ハートチーム）」を構成しており、患者さんの希望や病状などを総合的に判断し治療方針を決定しています。

当院では、これまでに高齢もしくは外科的手術の危険性が高いと判断される患者さんに、300 件を超えるカテーテルでの手術を行ってきました（2016 年３月～ 2023 年３月）。息切れが目立つ方や、弁膜症を指摘されているけれど年齢などから手術をためらっている方などは、かかりつけ医とも相談し、専門医受診を検討してみてください。

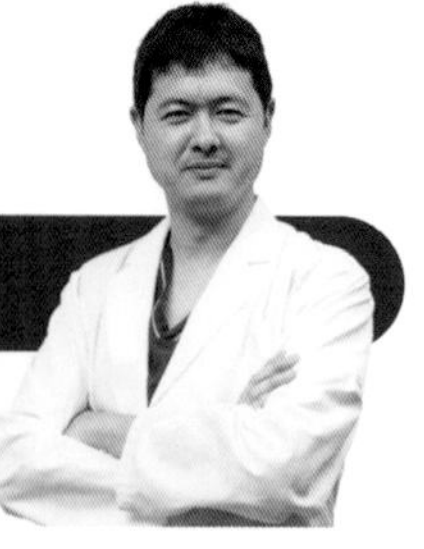

僧帽弁閉鎖不全症

外科的手術が困難な僧帽弁閉鎖不全症に立ち向かう

循環器内科
医長
三浦 史郎
みうら しろう

僧帽弁閉鎖不全症とは？

心臓には4つの弁があり、心臓の左側に僧帽弁(そうぼうべん)と大動脈弁、右側には三尖弁(さんせんべん)と肺動脈弁があります（図1）。心臓は体に栄養や酸素を送るために、収縮運動をしながらポンプのように血液を送り出しています。

このなかで、僧帽弁は、左心房から左心室に血液を送り出し、その送り出した血液が左心房へ戻らないよう心臓の動きに合わせて開いたり閉じたりしています。

僧帽弁閉鎖不全症(そうぼうべんへいさふぜんしょう)とは、その僧帽弁がうまく閉じなくなり、血液が左心室から左心房に逆流してしまう症状のことをいいます（図2）。

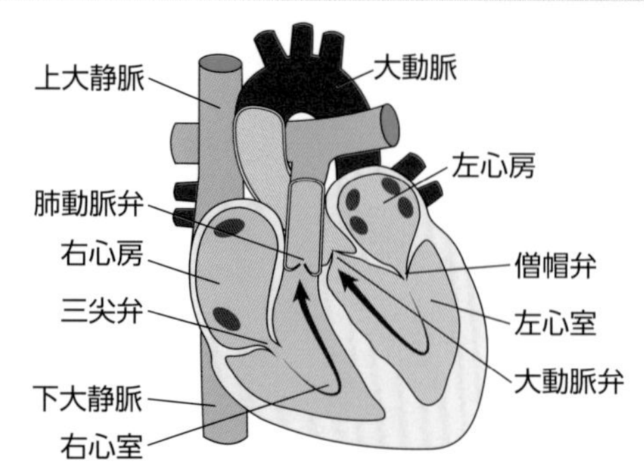

図1　心臓の解剖

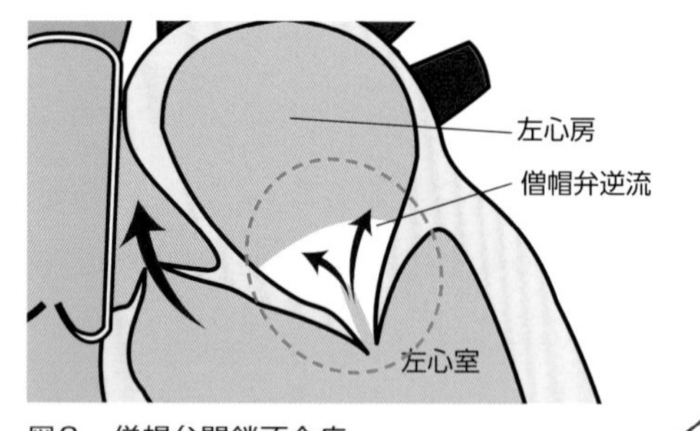

図2　僧帽弁閉鎖不全症

僧帽弁閉鎖不全症の症状

僧帽弁閉鎖不全症は、心不全を引き起こし、死に至る可能性のある病気です。代表的な症状には、息切れ、動悸(どうき)、疲労、めまい、咳(せき)、足首の腫(は)れ、尿量低下などがあります（図３）。

僧帽弁閉鎖不全症の検査と診断

僧帽弁閉鎖不全症の重症度や心不全の程度を診断するうえで、症状の評価とともに、血液検査、胸部Ｘ線検査、心電図検査、心エコー（超音波）検査、心臓カテーテル検査、経食道心エコー検査などを行います。

僧帽弁閉鎖不全症の重症度は、心エコー検査で判定します。定性評価法(ていせいひょうかほう)（数値では表現できない対象を評価する方法）と定量評価法(ていりょうひょうかほう)（数値化されたデータをもとに客観的に評価する方法）があり、それぞれ軽度、中等度、重度の３段階で評価します。

●経胸壁心エコー検査

胸の表面（胸壁）から人間の耳に聞こえない超音波（エコー）を当てて心臓の内部を探る検査で、体に負担がなく、ベッドサイドで簡便に行うことができます。

息切れ
動悸
疲労
めまい
咳
足首の腫れ
尿量低下

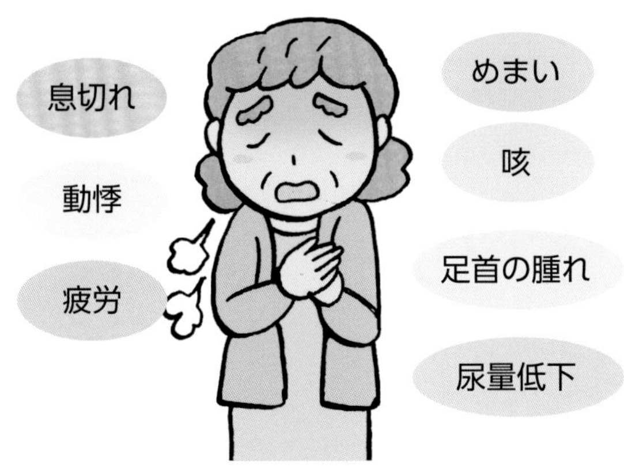

図3　僧帽弁閉鎖不全症の症状

僧帽弁閉鎖不全症の治療

軽度から中等度の僧帽弁閉鎖不全症で自覚症状もない場合は、特に治療をせずに経過だけを見ます。経過を見なければいけないのは、何年か後に進行してくる例があるからです。

心不全を合併する場合は、利尿薬や血管拡張薬などの薬による内科的治療を行い、①心臓の負担を減らす、②不整脈を予防する、③血栓(血の塊)ができるのを予防するなどの治療を行います。ただし内科的治療は、あくまで進行を抑える対症療法*であり、僧帽弁そのものを修復することはできません。

中等度～重度の場合、一般に呼吸困難などの症状が出ていたり、心臓の負担が増加（左心室の収縮力の低下、左心室の拡大、心不全が出現）していたり、心房細動などの不整脈が生じていたりする場合は、根治(完全に治すこと。治癒)に向けた治療が必要で、その基本は手術となります。超音波検査で重度の逆流を確認できれば手術を検討します。

●外科手術

僧帽弁形成術、置換術が主な術式で、僧帽弁の逆流をなくすことが目的です。心臓を止めて行う必要があるため、人工心肺を使用して行います。外科手術には長い歴史もあり、安定した成績が出ています。外科手術を受けることができる患者さんは、この治療法が第一選択になります。

●経皮的僧帽弁接合不全修復術（マイトラクリップ）

外科手術が必要でなんらかの理由で手術を受けられない、もしくは手術のリスクが高い患者さんに向けた新しい治療法で、「マイトラクリップ」と呼ばれています。僧帽弁の逆流を軽減することが目的であり、胸を切開する従来の外科手術(開胸手術)よりも体にかかる負担が少ないため、年齢や持病のために、これまで手術を受けることが難しかった患者さんに対しても治療が可能となります。

治療は全身麻酔下に行われ、心臓超音波専門医による経食道心エコー検査を参照しながら手術を進めていきます。足の付け根からカテーテル(医療用の細い管)を挿入し、右心房から心房中隔を通って左心房に進めていきます。ガイドカテーテルからクリップのついたクリップデリバリーシステムを僧帽弁の適切な位置まで持っていき、クリップを留置します。

逆流が残存している場合は、クリップを置き直すことが可能で、追加のクリップを留置することもできます。クリップを留置し終えたら、足の付け根の止血を行い治療が終了します。通常は術後数日で退院することができます(図4)。

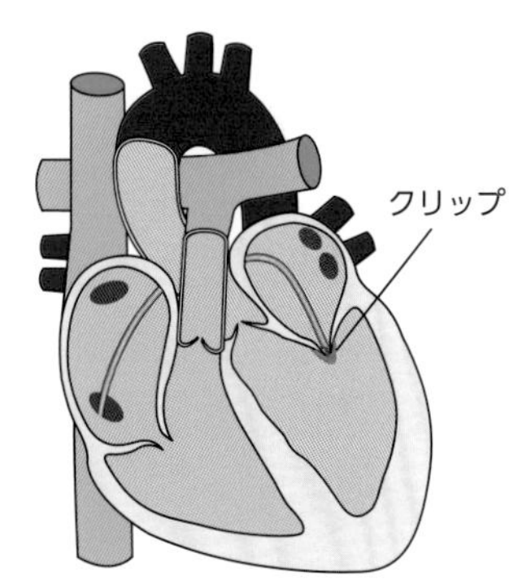

図4　マイトラクリップ治療

当院では2022年3月より僧帽弁閉鎖不全症に対するマイトラクリップを用いた加療を開始しました。医師（循環器内科専門医、心臓血管外科専門医、麻酔科専門医）・看護師・臨床検査技師・放射線技師・薬剤師・栄養士・心臓リハビリテーション指導士など、当院全体の力を合わせて、僧帽弁逆流をただ単に減らすだけではなく、心不全の再発予防に重点を置いて、全人的なアプローチで治療に取り組んでいきます。

＊対症療法：病気の原因を取り除くのではなく、病気によって起きている症状を和らげたり、なくしたりする治療法

大動脈疾患

あの手この手で破裂を防ぐ！大動脈瘤の最新治療

心臓血管外科
主任診療部長 兼
心臓血管センター長
伊藤 寿朗（いとう としろう）

大動脈瘤とは？

心臓から送り出されるすべての血液は、体のなかで一番太い血管「大動脈」に流れ込みます。直径が2～3cm、1分間に何リットルもの血液が流れているこの大動脈の壁が何らかの原因で弱くなり、部分的に膨らんでしまったものを大動脈瘤（だいどうみゃくりゅう）といいます。動脈硬化（どうみゃくこうか）が一番多い原因であるため、寿命が長くなった現代において年々増加している病気です。

大動脈瘤の病気の特徴

大動脈瘤は、“さっきまで元気だった人が突然死する”非常に怖い病気です。一度できてしまった大動脈瘤は時間とともに大きくなり、決して小さくなることはありません。そして破裂するまで症状がほとんどないのが特徴です。ひとたび破裂すると、大動脈瘤のある場所に激痛が走り、出血による血圧低下でほとんどの人がそのまま死亡します。

すでに大動脈瘤ができていたとしても、血液検査はもちろんのこと、X線写真でも見つかることは少ないです。そのため、一般の健康診断で発見されることがほとんどないのが、この病気のもう1つの怖いところです。それゆえ別名「サイレントキラー（静かな殺人者）」ともいわれています。

病気の原因と見つけ方

大動脈瘤の原因で最も多いのは動脈硬化であるため、高血圧の方、喫煙の習慣のある方、血のつながった家族に大動脈瘤の人がいる方も発症する危険が高いといわれています。まれに感染症や外傷が原因となる場合もあります。70歳以上の高齢者に発症しやすい病気ですが、遺伝的素因（生まれつきの性質）で大動脈が弱い方は、若年者でも発症します。

大動脈瘤はほとんどがほかの病気の検査などで偶然発見されるため、大動脈瘤の素因（病気になりやすい素質）のある方はCT検査を含む高度健康診断を行い、偶然見つかる機会を増やすことが重要です。

治療法

飲み薬や注射で治療することはできません。手術だけが破裂を予防する唯一の治療法です。手術には、人工血管置換術（じんこうけっかんちかんじゅつ）とステントグラフト内挿術（ないそうじゅつ）の２通りの方法があります。

●人工血管置換術（図1）

大動脈瘤のある胸やお腹（なか）を切開し、大動脈瘤を露出して人工血管に交換する手術です。破裂

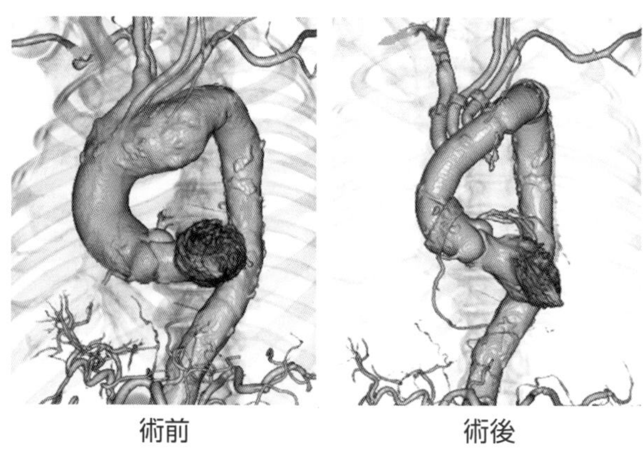

図1　人工血管置換術
胸にできた大動脈瘤（左）を切除し人工血管に置換した（右）症例

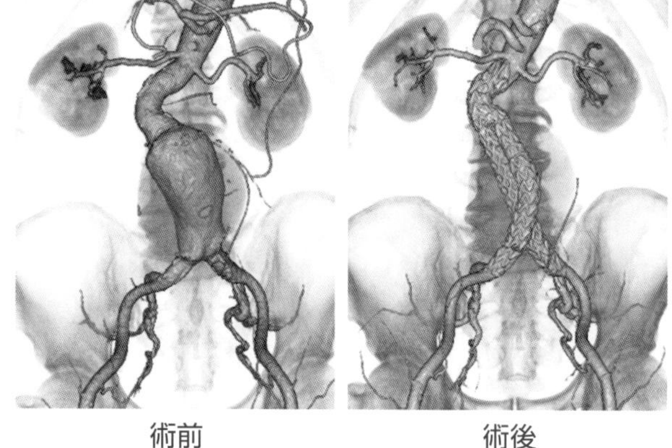

図2　ステントグラフト内挿術
お腹にできた大動脈瘤（左）にステントグラフトを挿入した（右）症例

を予防する最も確実な方法ですが、外科医には高い技術が要求されるほか、患者さんにとっても体の負担の大きな治療です。

●ステントグラフト内挿術（図2）

ステントグラフトとは、形状記憶合金でできた骨組み「ステント」に、人工血管「グラフト」を縫いつけた筒状のものです。

ステントグラフトを血管内に留置することで、ステントグラフトがバネの力で血管内に張りついて、大動脈瘤に直接血流が当たらなくなり破裂を予防します。いくつかの条件を満たす大動脈瘤にしか行えませんが、人工血管置換術に比べ、患者さんへの負担の少ない手術です。

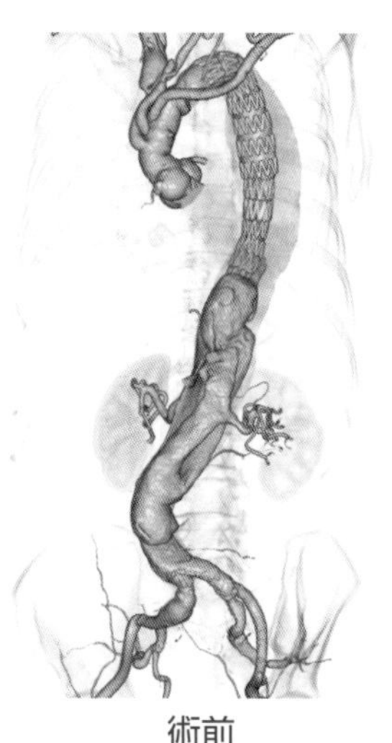

図3　ハイブリッド手術
人工血管置換術とステントグラフト内挿術を併用して大動脈を全長にわたり治療した症例

大動脈瘤治療は、できた場所や病気の範囲、患者さんの耐術能（たいじゅつのう）（手術の負担に耐える力）など患者さんごとに千差万別です。同じ患者さんでも、大動脈瘤によって負担の少ないステントグラフト内挿術と、確実性を重視した人工血管置換術を使い分けることもあります。

また大動脈瘤が広い範囲にある場合は、ハイブリッド手術（図３）を行います。ハイブリッド手術とは、人工血管置換術とステントグラフト内挿術を組み合わせることで置換する範囲を少なくし、手術の質を下げることなく患者さんへの負担を減らす治療です。

当科の特色　心臓血管外科

当院では大動脈瘤の手術を手がける３人の医師（伊藤、鈴木、渡邊）が、いずれもステントグラフトの指導医資格を持っています。患者さんごとにさまざまな大動脈瘤の手術を、患者さんに合わせて、あの手（人工血管置換術）この手（ステントグラフト内挿術）で、あるいは両方の手を惜しむことなく使い、負担の少ない手術を行うことができるのが特徴です。大動脈瘤といわれた方、大動脈瘤のリスクが高いのではと心配している方は、心臓血管外科の専門医にご相談ください。

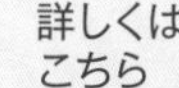

冠動脈疾患

古くて新しい冠動脈バイパス手術の実際

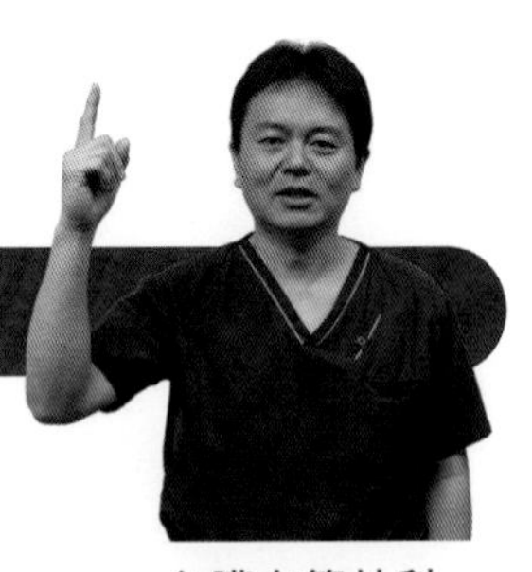

心臓血管外科
診療部長
鈴木 正人（すずき まさと）

冠動脈疾患とは？

心臓は、全身に血液を送る筋肉でできたポンプで、動き続けるためには酸素が必要です。冠動脈疾患とは、心臓の表面を走行し心筋（しんきん）に酸素を届ける血管（冠動脈（かんどうみゃく））が、動脈硬化（どうみゃくこうか）で狭窄（きょうさく）（細くなること）し、血流が減少することにより、心筋が酸素不足に陥る病気です。大きく狭心症（きょうしんしょう）と心筋梗塞（しんきんこうそく）の2つに分けられます。心筋梗塞は、血液や酸素がいきわたらない状態から回復せず心筋が死んでしまう状態で、より重症です。

症状

典型的な症状は、胸に激しい痛みを感じる、強く圧迫される感じ、悪心（おしん）（むかむかする）・嘔吐（おうと）、冷汗、失神などです。これらの症状は、左前の胸部（きょうぶ）や胸部中央に最も多く認められますが、みぞおちや背中に出ることもあります。また、顎（あご）の痛み、左肩の痛みやしびれなど、胸から少し離れた場所に症状が出る場合もあります。

心筋梗塞の症状は、通常は狭心症よりも強い症状が出ます。また症状の持続時間が長く、30分以上続きます。

検査・診断

冠動脈疾患の検査・診断は、血液検査、心電図、心エコー、CT検査、核医学検査などで進めますが、最終的な診断と治療法の決定には、冠動脈カテーテル検査が必要になります。

冠動脈カテーテル検査では、カテーテル（医療用の細い管）を血管内に通して、心臓の動きや冠動脈の状態を調べます。これらの検査は循環器内科で行われます。

治療

薬物治療、カテーテル治療、冠動脈バイパス手術の3つが挙げられます。薬物療法が基本ですが、薬物でも症状が改善しない場合は、カテーテル治療または冠動脈バイパス手術を検討します。この治療選択では、病気のある冠動脈の場所、数、形態、さらに全身の状態を含めて、循環器内科医師と心臓血管外科医師とで検討し、患者さんに説明して決定します。

●カテーテル治療か冠動脈バイパス手術か

冠動脈は、心臓と接する大動脈の根元から右と左に1本ずつ分かれた後、左はすぐに2本に分かれ、一般的には3本と表現されます。また2本に分かれる前の部位は左主幹部（ひだりしゅかんぶ）と呼ばれ、命に最もかかわる部位です。

病変が限られ、左主幹部に病変がない場合は、カテーテル治療が勧められています。病変が多発していたり、左主幹部に認められたりする場合は、冠動脈バイパスが勧められます。

・カテーテル治療

カテーテル治療は、病変を直接血管内から治療する方法です。単純な病変だと、カテーテル治療でも冠動脈バイパス手術に劣らない効果がみられ、社会復帰や手術創の点から選ばれる治療です。

・冠動脈バイパス手術

一方で、冠動脈バイパス手術は、病変には触らず、病変の先の冠動脈に新たな血管をつなぐ方法です。病変が複雑な場合や持病（糖尿病、透析が必要な疾患、心臓の機能低下など）があると、再治療の頻度が少ないことや長期生存の点から選ばれる治療です。

患者さん一人ひとり条件が異なるため、循環器内科医師と心臓血管外科医師でよく検討し、最終的には患者さんと相談して最善と思われる治療方法を決定します。

●冠動脈バイパス手術をより詳しく

冠動脈バイパス手術にはさらに、心臓を止めて行う方法と、心臓を動かしたまま行う方法（心拍動下冠動脈バイパス術、図１）があります。持病を多く持つ患者さんには心拍動下バイパス術が選択されることが多く、当院では、大半の患者さんに心拍動下バイパス術を行っています。

ただし、患者さんの病状によっては、心臓を止めて行ったほうがむしろよいと考えられる場合もあり、その場合は心臓を止めて行うこともあります。

バイパス（血液の流れをよくするために作った新しい血管）を移植するのは平均３～４か所（最大７か所程度）です。心臓を止めて行う方法と心臓を動かしたまま行う方法とで違いはなく、どちらの方法でも同等の質で冠動脈につなぐことが可能です。

冠動脈バイパス手術による術後死亡率は、当施設では0.4%（2015年１月～2022年12月）であり、安全性の高い手術を行うよう努めています。

バイパスに用いる血管は、長期にバイパスが流れ続けることを最優先し、左右の内胸動脈（胸の壁の裏側を縦に流れる動脈）と胃大網動脈（胃の周囲の動脈の１つ）をなるべく使用しています（図２）。足りない分は、手や足の血管を使用します。内胸動脈は、特に動脈硬化になりづらい血管のため、左右の内胸動脈は、患者さんの冠動脈のうち最も大切と考えられる部位（寿命を左右する部位）に吻合（縫ってつなぐ）します。通常、術後２～３週間程度で退院可能です。

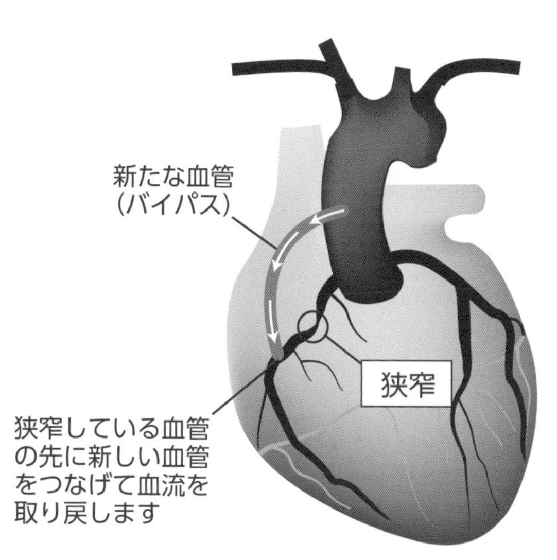

図1　心拍動下冠動脈バイパス術

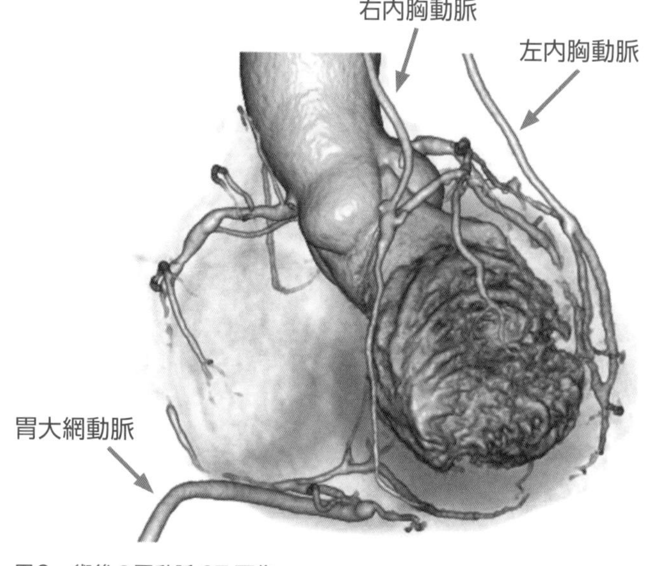

図2　術後の冠動脈CT画像

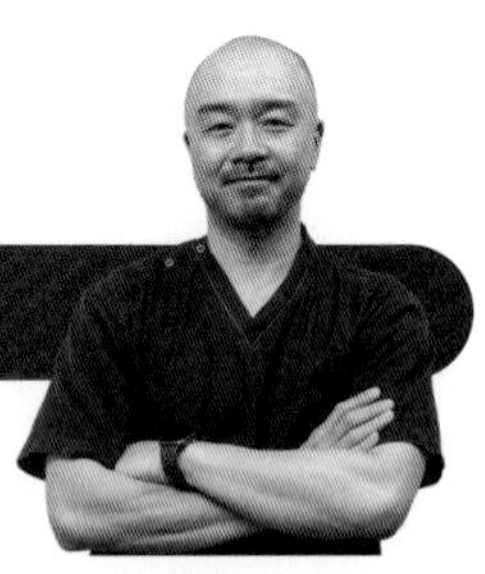

心臓弁膜症・狭心症・心房細動

小さな創で心臓を治す！MICSのすすめ

心臓血管外科
医長
渡邊 隼（わたなべ しゅん）

代表的な心臓手術とは？

心臓手術の代表的なものには、①心臓の中にある、逆流防止弁の修復手術、②心臓の筋肉に酸素を運搬する血管（冠動脈）が細くなる病気（狭心症）に対する手術（バイパス手術）、③心臓不整脈を引き起こす電気回路異常を修復する不整脈手術（MAZE の手術）、④心臓内に血栓（血の塊）ができやすい人のための、血栓予防の手術（左心耳切除術）などがあります。

それらの手術は従来、胸の真ん中を 20 ～ 30cm ほど切開し、その下にある胸骨という船型の骨を真ん中で割って手術をする必要がありました。最近になり、3D の内視鏡や長尺ですが精度の高い手術機械などが発達し、要件を満たす患者さんでは、同様の手術が 10cm 未満の創で胸骨を割らずに施行することが可能になっています。

MICS ってなに？

MICS とは Minimally（小さな）Invasive（侵襲〈体への負担〉の）Cardiac（心臓）Surgery（手術）という英語の頭文字をとった略語でミックスと読みます。具体的には従来の心臓手術を 3D の内視鏡カメラなどの最新の手術機械を用いて、より小さな創で施行する方法です（写真）。

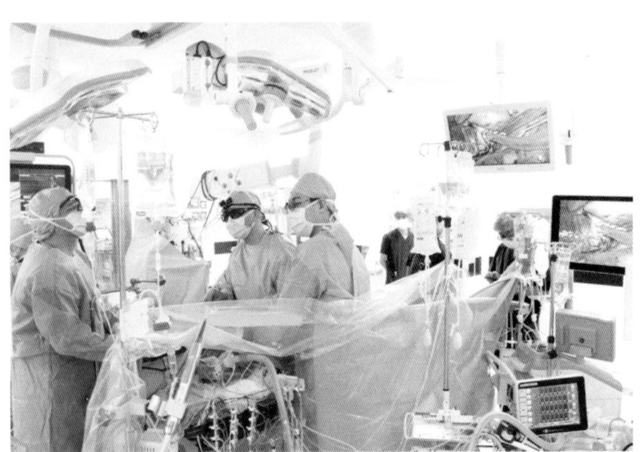

写真　当院での MICS 手術の様子

MICS の特徴

MICS は小さな創で手術を行います。そのため、①従来の方法に比べて入院期間が短いこと、②手術後の運動制限がないこと、③出血量が少ないこと、④美容面に優れていることなどが、利点として今までの研究で報告されています。

内視鏡カメラを使用することで見やすくなるものもありますが、逆に欠点としては、症例によっては術野（手術を行う、目で見える部分）が遠くなり、手術操作が難しくなるため、①手術時間が延長すること、②従来の方法では使用しない特殊な機械などを使用することによる副作用などがあります（図 1）。

私はよく MICS 手術を患者さんに説明する際に“ボトルシップ”に例えて話します。“ボトルシップ” というのは瓶の口から長いピンセットなどを使って、瓶の中で船の模型を作るものです。「図 2」のように、瓶の口が大きな瓶の中で、シンプ

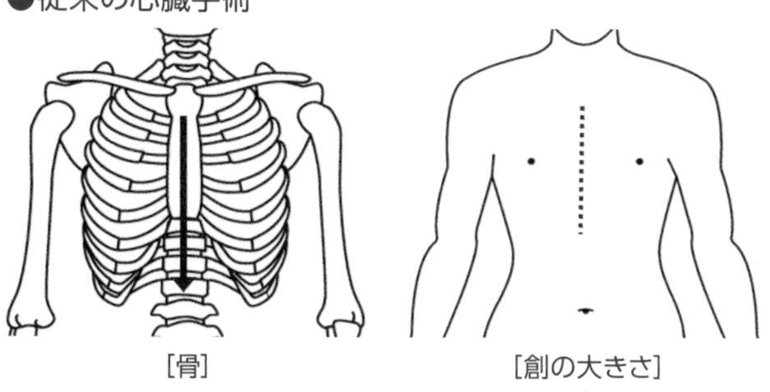

図1　従来の手術とMICS手術の創の違い

ルな小舟を作るのは簡単そうですよね。逆に瓶の口が小さく、瓶自体も小さい中で複雑な豪華客船を作るのはとても難しそうです（図3）。

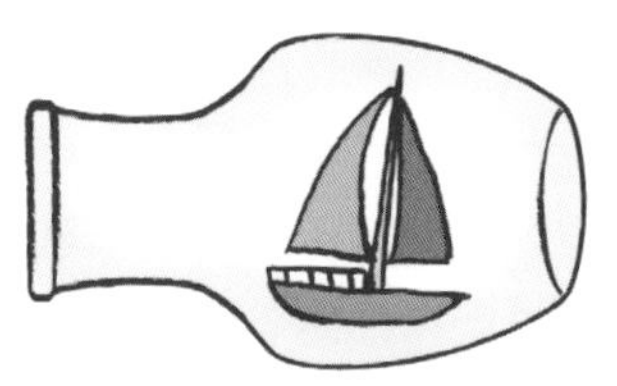

図2　簡単なボトルシップ（難易度の低いMICSのイメージ）

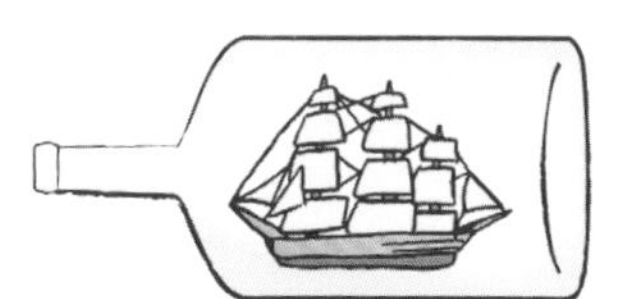

図3　難しいボトルシップ（難易度の高いMICSのイメージ）

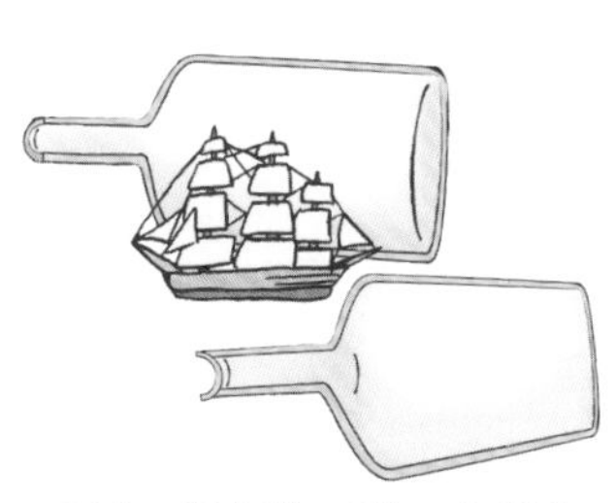

図4　瓶を割って作った場合（従来の手術のイメージ）

MICS手術も同様で、瓶が患者さん一人ひとりの体、作らなければいけない船が、心臓弁の手術や冠動脈バイパス手術の内容（難しさ）に相当します。瓶の口というのはあくまで例えで、MICSの場合カメラを使用するので、創が大きいからやりやすいというわけではないです。特に当院では3D内視鏡を用いているため、手術によっては、むしろ視野良好となることも多いです。そのため、僧帽弁（そうぼうべん）や三尖弁（さんせんべん）などの手術は基本的にカメラのみの視野で行う完全内視鏡法で施行しています。あくまで患者さんごとに手術の難易度や適性は異なるということがポイントです。

従来の方法は、瓶を真っ二つに割って船を作り、最後に瓶を接着剤で止めて船を中に入れる感じです（図4）。船を作ることは簡単になりますが、接着剤が固まるまでは力が加わると瓶が割れてしまいますね。これは手術も同様で、従来の方法の場合、手術後３か月程度、主に腕や上半身を使った運動に多少の制限があります。ただ３か月ほどすればしっかりと治り、胸骨を割った場合も割らなかった場合も強度は同様になります。

最終的な違いは残る創跡にあります。簡単なボトルシップなのであれば瓶を割らずに作ったほうが得かもしれませんし、難しいボトルシップの場合は、瓶を割って船を作り、接着剤が固まるのを待ったほうが成功率は高いかもしれません。

患者さんに合わせた「オーダーメイド治療」が大事

先述のようにMICSは良い部分もあれば悪い部分もあります。また小さな創での手術に適した患者さんとそうでない患者さん、術後の仕事などの都合で可能なら早い社会復帰が必要な方、そうでない方など、患者さんの背景はそれぞれ違います。

当科のMICSチームは「オーダーメイド治療」をモットーに、体の特徴、患者さんの社会的な状況を細かくチェックして治療方法を検討しています。そのうえで複数の選択肢が考えられる場合は、患者さん本人や家族とともにたくさん話し合って決めることを心がけています。

私たちの手術前説明は大体30～60分かかることが多く、また場合によって２、３度に分けて話をします。治療方法の利点欠点を包み隠さず話し、私たち外科医も患者さんも納得して手術という一大イベントに向かうようにしています。心臓手術は人生の大きなイベントです。心臓だけでなく「心」も一緒に治せる、そんな手術治療になるように！　私たちと一緒に病気と闘いましょう！

TOPIC 当院の救急医療体制

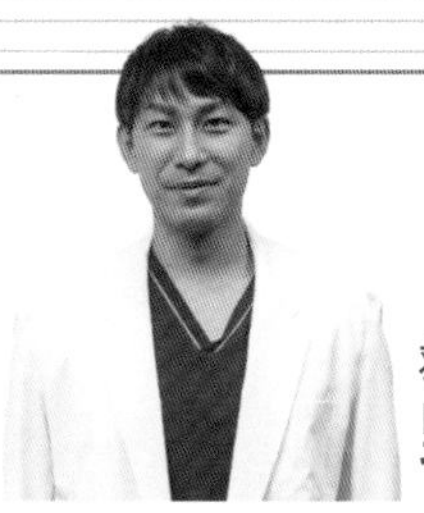

救急診療部
野呂 昇平
のろ しょうへい

札幌市における当院の救急医療

当院の前身は、札幌市西区にあった北海道大野病院です。循環器内科、心臓血管外科の治療経験が豊富で、最新の治療を行っていました。

2014年に母体が「社会医療法人 孝仁会」へ変わり、救急分野では、あらゆる脳神経外科救急疾患を治療することができます。重症頭部外傷については形成外科との連携が可能であるため、高度な救急診療を提供できる体制が整っています。

西区・手稲区だけではなく、札幌市内外からも多くの患者さんが搬送され、2016年10月の開院以来、救急搬送数は年々上昇しています。札幌市の救急医療はひっ迫しているため、当院に寄せられる期待はますます高まり、大きな責任を担っています。

1秒でも早く治療を！心臓が原因で起こる脳梗塞

脳神経外科分野では、心疾患や不整脈が原因で起こる心原性脳塞栓症に対して、緊急血栓回収術を行うことができる医師が３人在籍する、北海道でも数少ない病院です。

緊急血栓回収術とは、足の付け根の血管から、脳動脈にある血栓（血の塊）を強い吸引力で吸い込むことができるカテーテル（医療用の細い管）や、金属製のステントレトリーバーという機器を用いて、頭の血管内にある血栓を地引網の要領で回収する手術です。

本来なら寝たきりになってしまう患者さんも、早期診断・治療により社会復帰できる可能性が格段に上昇するため、スタッフ一同、１秒でも早く治療ができるよう日々精進し、断らない医療を実践しています。

なんでも診られる救急診療をめざして

都市部の救急医療は専門化が進み、胸痛なら循環器病院、腹痛なら消化器病院、頭痛なら脳神経外科病院のように、救急隊の中でもその分野が得意な病院に振り分けられます。しかし、実際の患者さんは「胸痛と腹痛がある」「めまいと腰痛がある」など複数の訴えを抱え救急要請します。１つの専門分野しか診療できない医療機関は、断ってしまう現状があるようです。

当院は心臓・脳・整形・脊髄疾患をすべて診ることができる地域に根差した病院であり、少しでも多くの患者さんを受け入れられるよう努力しています。

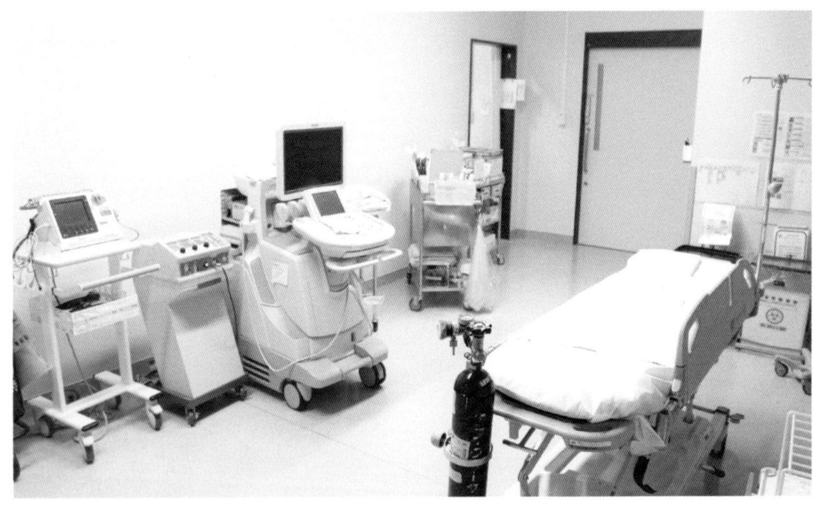

写真1　救急初療室

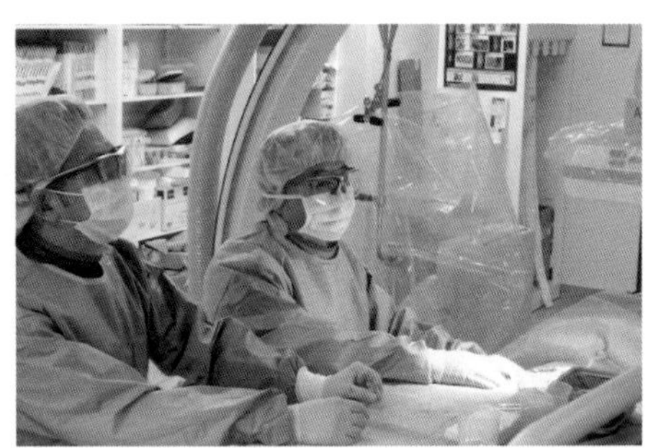

写真2　血管内治療の様子

病気と闘う当院の強み

Part 2

がんが治る
時代をめざして

●先進医療　●がん診療

先進医療

1

陽子線治療による最新医療
――患者さんの体の負担を減らす――

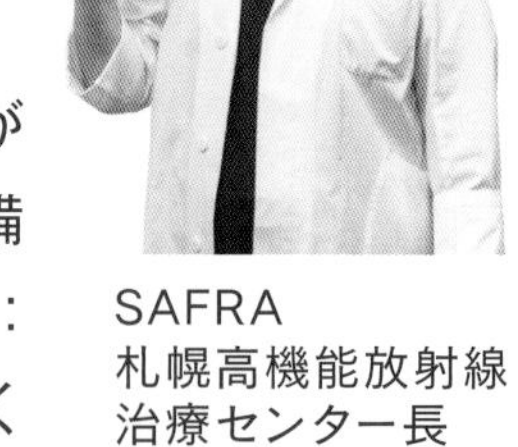

SAFRA
札幌高機能放射線
治療センター長
溝江 純悦
みぞえ じゅんえつ

■ 当院の陽子線治療

放射線治療においてＸ線を使用するのが一般的ですが、近年陽子線治療が発展しています。陽子線治療を行うためには、大型加速器など専用の設備や機器が必要です。当院の札幌高機能放射線治療センター（通称SAFRA：SAPPORO High Functioning Radiotherapy Center）では世界で広く使われているベルギーIBA社製の最新型陽子線治療装置を国内で最も早く2017年に導入しています。陽子線治療のメリットを生かし、患者さんの体の負担が少ない治療を提供し続けています。

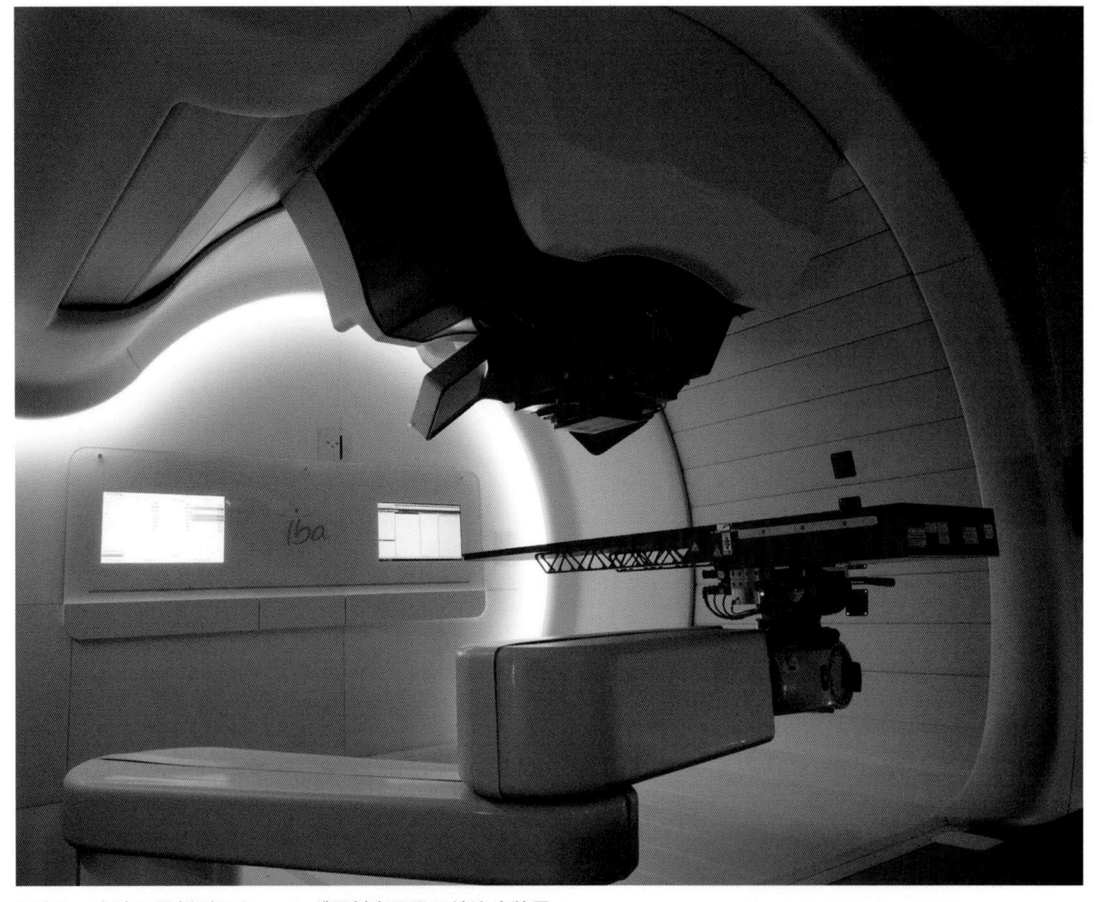

写真1　当院の最新型スキャニング照射専用陽子線治療装置

陽子線治療とは

がん治療の３本柱は手術・放射線治療・薬物療法です。この中でがんを治しきること（＝根治）ができるのは手術と放射線治療です。放射線治療は、がんを切らずに治す治療方法として重要な役割を果たしています。放射線治療では、Ｘ線、電子線、陽子線などが用いられており、現在、Ｘ線による治療が最も多く行われています。

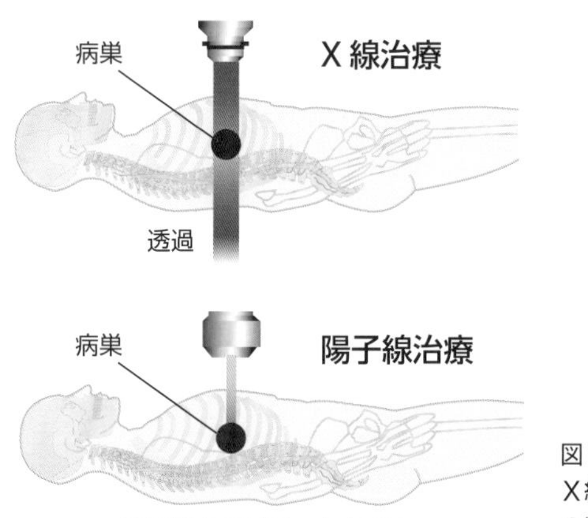

図1
X線と陽子線の違い

X線は物質を透過する（突き抜けて進んでいく）ため、標的となるがん以外の周囲の正常臓器にもX線が照射されてしまい、これが副作用を引き起こします。近年、副作用を減らすためのさまざまな工夫が行われていますが、正常臓器にまったく放射線を当てないことが根本的な解決方法です。

陽子線はある一定の深さでピタッと止まるというX線にはない性質をもっています（図1）。正常臓器への線量を抑えるために理想的であり、患者さんの体の負担を軽減した治療が可能です。

当院の陽子線治療装置の特徴

陽子線治療を行うためには、水素の原子核である陽子を、光の速さの7割程度まで加速する必要があります。このためには大型の加速器が必要であり、古くは限られた研究施設にしか設置されていませんでした。

近年の技術の進歩により、この加速器が小型化してコンパクトになり、一般病院にも設置が可能となりました。陽子線治療の導入が全国的に進み、陽子線治療が日常臨床で行われるようになりつつあります。

当院のベルギー IBA 社製の陽子線治療装置は、最新の陽子線照射法であるスキャニング照射専用機です。スキャニング照射とは、小さな陽子のビームを、電磁石の力で1mm以下の精度で自由に操り、がんの形に合わせて精密に照射する最新の陽子線照射方法です。これにより、さまざまな体の部位にある、複雑な形をしたがんに対して、正確に陽子線を照射することが可能となっています。

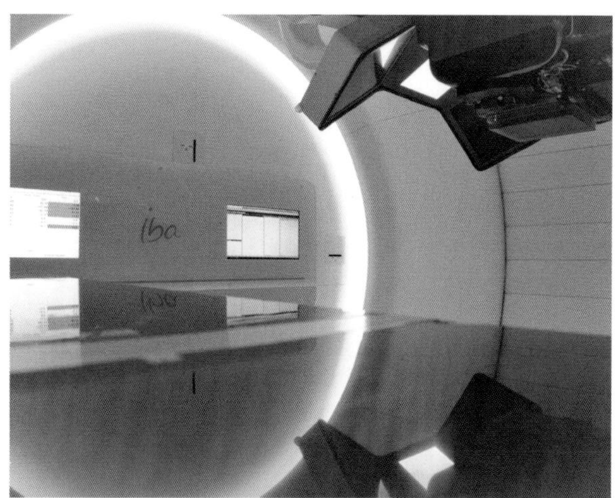

写真2　患者さんが寝る台と治療情報表示画面

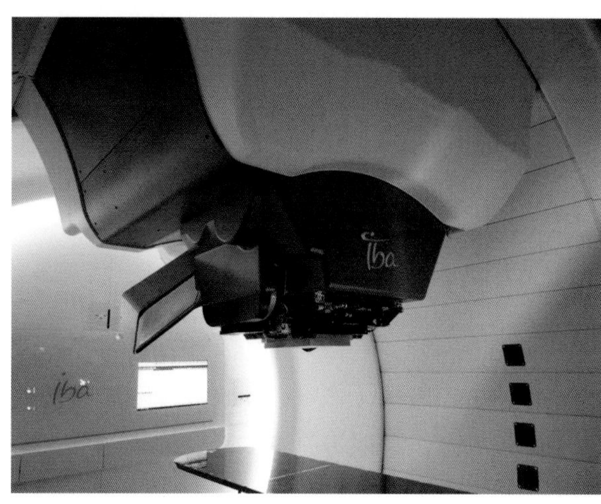

写真3　実際に陽子線が照射されるノズル

陽子線治療の実施体制

個々の患者さんに最も適した陽子線治療を毎日正確に照射するためには、高度な技術を持った人材が必要不可欠です。私たちは放射線治療専門医、医学物理士、放射線治療専門技師、放射線治療専属看護師のチーム医療により、高度で安全な陽子線治療の提供に努めています。

前立腺がんに対する陽子線治療

前立腺（ぜんりつせん）がんは、陽子線治療が最も行われているがんの1つです。近年、低侵襲（ていしんしゅう）な（体に負担の少ない）手術も行われていますが、陽子線治療は手術と同じ治療効果が期待できます。

前立腺のすぐ後ろ側には直腸があり、通常の放射線治療では高い線量が投与されてしまいます。これにより直腸から出血する副作用が生じえます。当院では、あらかじめ前立腺と直腸の間にスペーサー（スペースを確保するために入れるジェル状の物質）を挿入しています。これにより、前立腺と直腸の間に距離ができて直腸の線量を大幅に下げることができ、直腸の出血が起こりにくくなります。

「図２」は前立腺がんの陽子線治療の例です。前立腺がん（ピンク矢印）と直腸（黄色矢印）の間にスペーサー（水色矢印）が挿入されており、前立腺がんと直腸の間にスペースができています。前立腺がんに高線量を投与しつつ、直腸の線量が限りなく低くなっています。

頭頸部がんに対する陽子線治療

主に首や顔の周囲に発生するがんを頭頸部がんと呼びます。例えば喉のがん（中咽頭がんなど）は、手術だと飲み込みや発声が難しくなる可能性があるため、機能を温存してがんの根治治療が可能な放射線治療の役割は大きいです。

頭頸部にはさまざまな重要な正常臓器が存在しています。これらを極力避けて複雑ながんの部分を照射する必要があり、全身のがんの中でも最も放射線治療が難しい部位です。このような複雑な放射線治療を行うにあたり、当院の最新のスポットスキャニング陽子線照射装置は威力を発揮します。例えば、口への照射を避けることで味覚の障害を低減し、唾液を作る唾液腺への照射を避けることで、口の渇きの障害を低減することが可能です。

「図３」は頭頸部がんの陽子線治療の例です。頭頸部がんとリンパ節転移の部分（ピンク矢印）の形は複雑ですが、これの形に合わせて高線量が投与されています。一方で、周囲にある正常な口（水色矢印）や唾液腺（黄色矢印）の線量が限りなく低くなっています。

陽子線治療の対象疾患

陽子線治療は 2023 年４月の時点で、小児の悪性腫瘍、骨軟部腫瘍、頭頸部悪性腫瘍、肝細胞がん、肝内胆管がん、膵がん、大腸がん、前立腺がんが保険適用となりますが、それぞれに対して細かい条件があります。

脳脊髄腫瘍、一部の頭頸部がん、肺がん、縦隔腫瘍、食道がん、一部の肝細胞がん、胆道がん、膀胱がん、腎がん、肺転移、肝転移、リンパ節転移について、先進医療として実施可能な場合がありますが、これもそれぞれに細かい条件があります。

保険診療や先進医療の適応外で、陽子線治療の実施に医学的意義がある症例については、いずれも当院のキャンサーボード（陽子線治療適応判定会議）の検証・承認が必要で、自由診療による陽子線治療を行う場合があります。まずは主治医にご相談いただき、外来受診、もしくはセカンドオピニオンを検討してください。

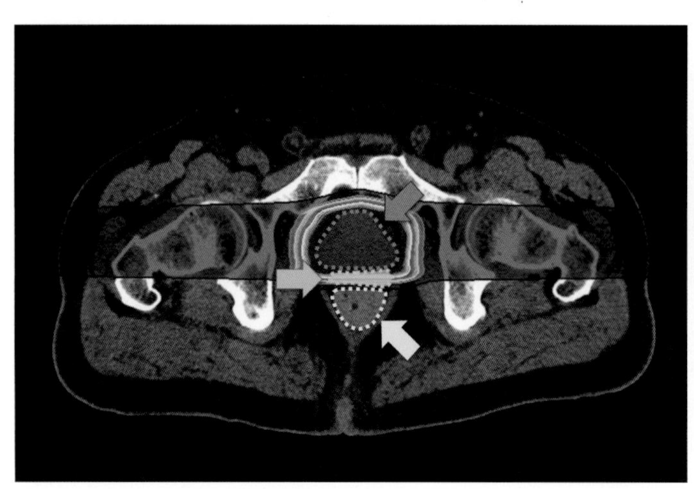

図2　前立腺がん陽子線治療の線量分布図

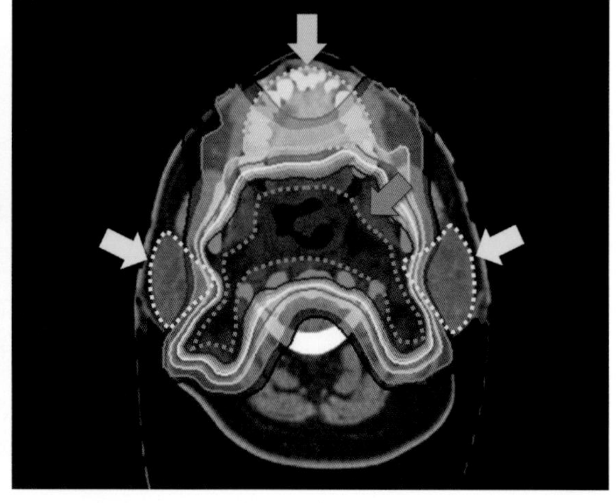

図3　頭頸部がん陽子線治療の線量分布図

Column 高精度放射線治療装置を3種類持つのは国内唯一！

SAFRA
札幌高機能放射線治療センター長
溝江 純悦（みぞえ じゅんえつ）

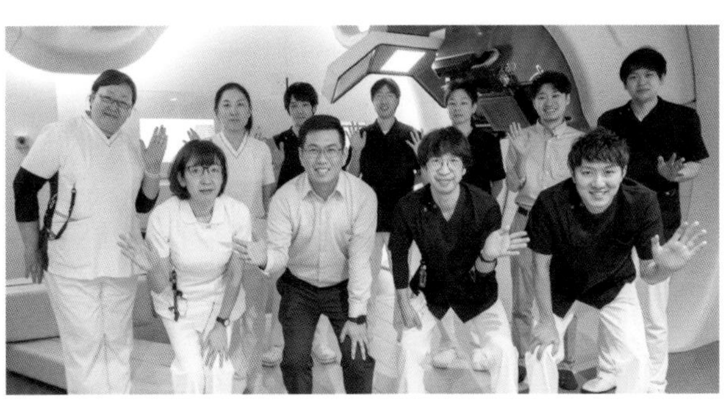

写真　SAFRA メンバー

３種類の使い分け

当院には最新の陽子線治療装置がありますが、そのほかにもＸ線の高精度照射機器であるサイバーナイフとトモセラピーを保有しています。サイバーナイフはピンポイント照射を、トモセラピーは広い範囲の IMRT（強度変調放射線治療）を得意としています。これらの高精度放射線治療機器は、それぞれに特徴を持っています。当院は、がんの病態によりこれら３種類の最新機器を使い分け、患者さんにベストな放射線治療の提供をめざす、国内唯一の施設となっています（2023 年９月現在）。

「図」は、違った時期において、３か所にがんが発症した例です。その時々において最適な放射線治療機器を検討した結果、陽子線治療（赤枠）、サイバーナイフ（水色枠）、およびトモセラピー（黄色枠）にてそれぞれのがんを治療しています。胸部（きょうぶ）においては、正常な肺や心臓の線量を極力低減させるために、ピタッと止まる性質を持つ陽子線治療が行われました。上腹部においては、がんとその周囲の領域を面で治療する必要があり、トモセラピーが選択されました。下腹部においては、小さながんの病変であり、サイバーナイフによるピンポイント照射が行われました。

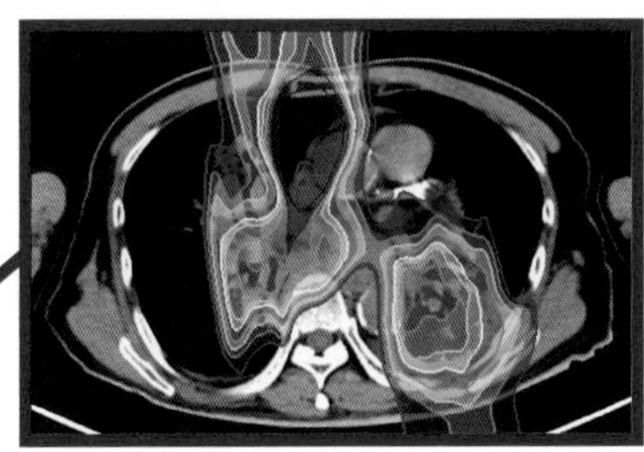

胸部への陽子線治療の線量分布図

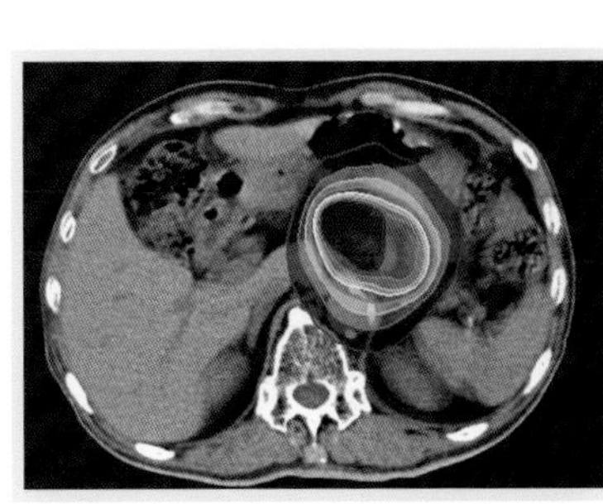

上腹部へのトモセラピーの線量分布図

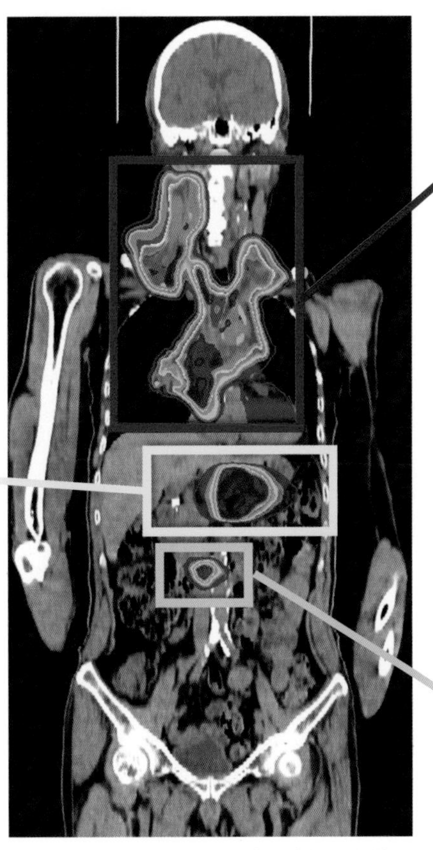

図　３種類の高精度放射線治療装置を使い分けて行った例

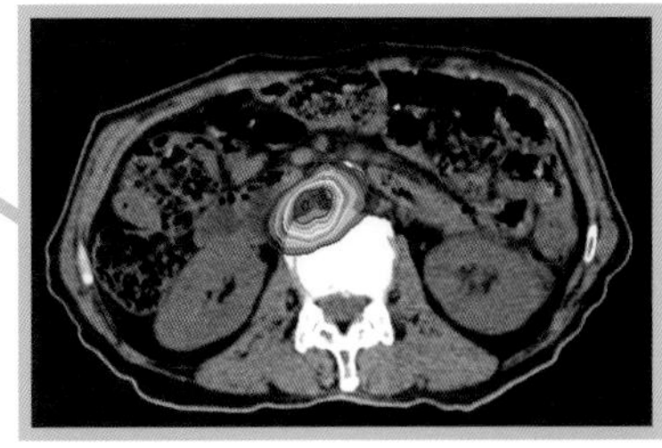

下腹部へのサイバーナイフの線量分布図

先進医療

2

サイバーナイフ
——がんをピンポイントで狙い撃つ——

SAFRA
札幌高機能放射線治療センター長
溝江（みぞえ） 純悦（じゅんえつ）

■ サイバーナイフとは？

長いＸ線治療の歴史においてさまざまな技術の進歩がありますが、工業用ロボットの技術を応用した革新的な装置がサイバーナイフです。Ｘ線照射装置が取り付けられたロボットアームによって、患者さんのあらゆる方向から多数のビームを照射します。

従来よりも極めて線量集中性が高く、まるでメスで手術するかのように切れ味の鋭い放射線治療が可能となっています。2023年９月現在、北海道で唯一当院に設置されています。

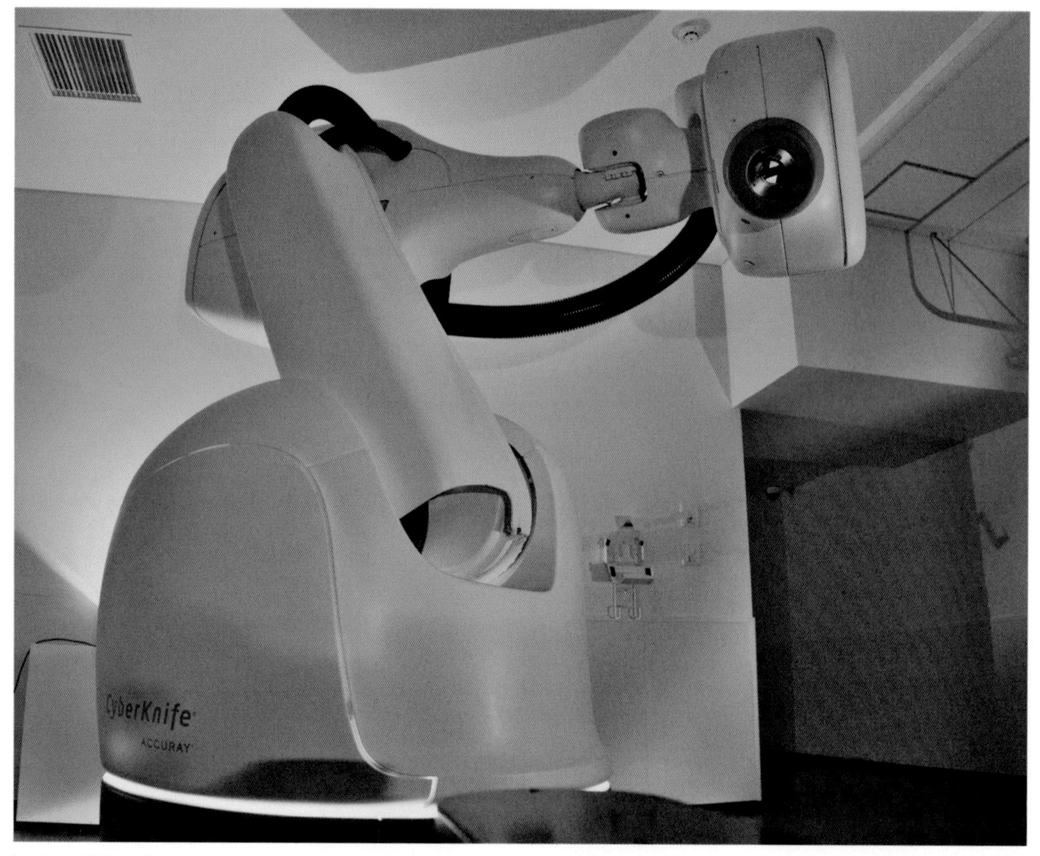

写真　当院のサイバーナイフ

肝がんに対するサイバーナイフ

小型の肝（かん）がんはサイバーナイフのよい適応です。肝がんは放射線治療がよく効くことが知られています。しかし、周囲の正常な肝臓組織が放射線で障害を出しやすく、普通の放射線治療装置では治療が困難でした。サイバーナイフは線量集中性が高く、周囲の正常な肝臓組織に極力照射せずに、がんに高線量を投与することが可能です。

「図１」はサイバーナイフによる肝がんの治療

の例です。サイバーナイフは360度自由な方向から照射することが可能であり、最適な方向をコンピューターが自動で選択します。肝がんに対して多数の方向から照射することで、正常な肝臓の障害を極力抑えて、肝がんに対してピンポイントで高線量を投与しています。周囲にある胃や腸、腎臓などにはほとんど照射されておらず、これらに副作用が出ることはほぼありません。

肺がんに対するサイバーナイフ

小型の肺がんも、同様にサイバーナイフのよい適応です。周囲の正常な肺組織を極力照射せずに、がんにピンポイントで照射することが可能となっています。

サイバーナイフには、照射位置自動修正システムが備わっています。サイバーナイフの治療中には高解像度のX線画像でその時々に照射している位置を確認できます。体のずれや呼吸などによる病巣の動きに対応した照射が可能です。

「図2」はサイバーナイフによる早期肺がんの治療の例です。肝がんと同様、肺がんに対して適切な方向から多数のX線ビームを用いて、サイバーナイフ治療を行っています。正常な肺の障害を極力抑えて、肺がんに対してピンポイントで高線量を投与することができます。周囲にある心臓や食道、肝臓などにはほとんど照射されておらず、これらに副作用が出ることはほぼありません。

サイバーナイフの対象疾患

サイバーナイフは機器の特性上、小型のがんしか治療することができません。一方、陽子線治療は大型のがんを得意としています。先述の肝がん、肺がんにおいて、腫瘍のサイズによっては、陽子線治療を勧められる場合があります。個々の患者さんのがんの状態により、ベストな高精度放射線治療を検討し、提案します。

サイバーナイフの保険適用となる疾患は、脳腫瘍（脳転移を含む）、頭頸部腫瘍、肺がん、肝がん、腎がん、肺転移、肝転移、前立腺がん、膵がん、脊椎転移などですが、個数や大きさなどに制限があります。まずは主治医にご相談いただき、当院の外来受診、もしくはセカンドオピニオンを検討してください。

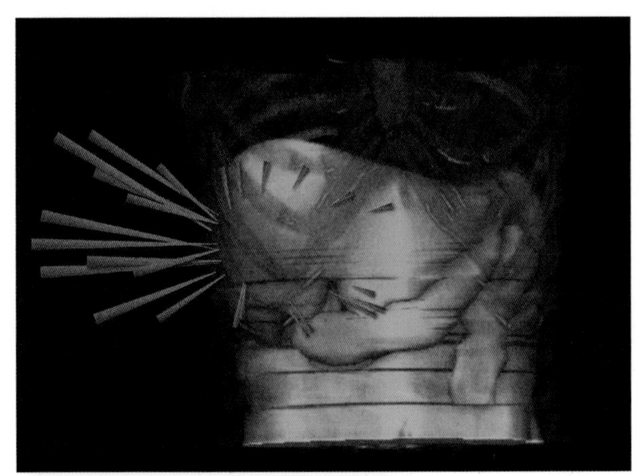

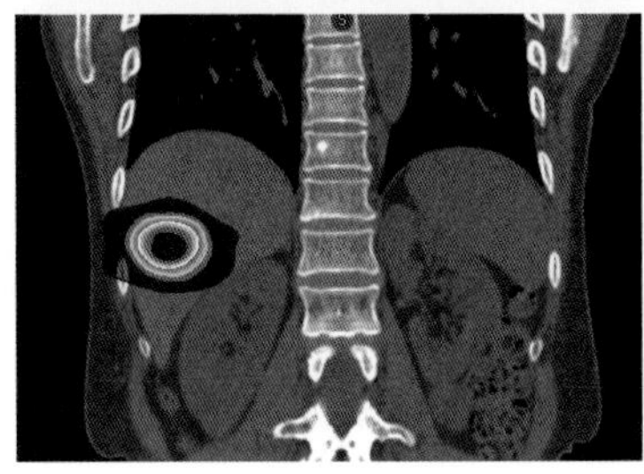

図1　肝がんに対するサイバーナイフの治療計画（上）と線量分布図（下）

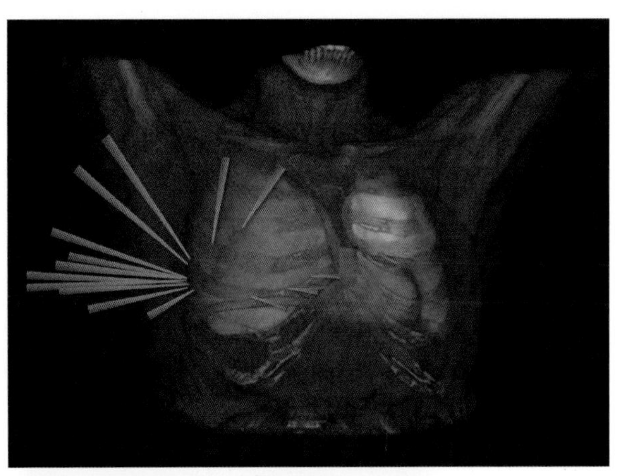

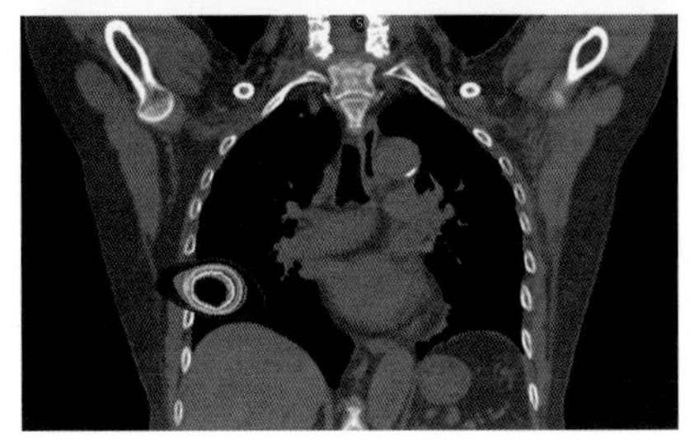

図2　肺がんに対するサイバーナイフの治療計画（上）と線量分布図（下）

先進医療
3

トモセラピー
――広範囲のがんを高精度照射で一度に治療――

SAFRA
札幌高機能放射線
治療センター長
溝江 純悦
みぞえ じゅんえつ

■ トモセラピーの強み

多数の方向から放射線の強さを調整して照射することで、体の中で線量の強弱をつけることが可能ですが、これをIMRT（intensity-modulated radiation therapy：強度変調放射線治療）といいます。通常40cmほどの限られた範囲でしかIMRTを行うことができませんでした。
このトモセラピーはCTのような構造を採用しており、全身CTを撮像するかのように、全身のIMRTが容易にできます。がんはしばしば広範囲に広がりますが、これを一度にIMRTで治療することが可能です。

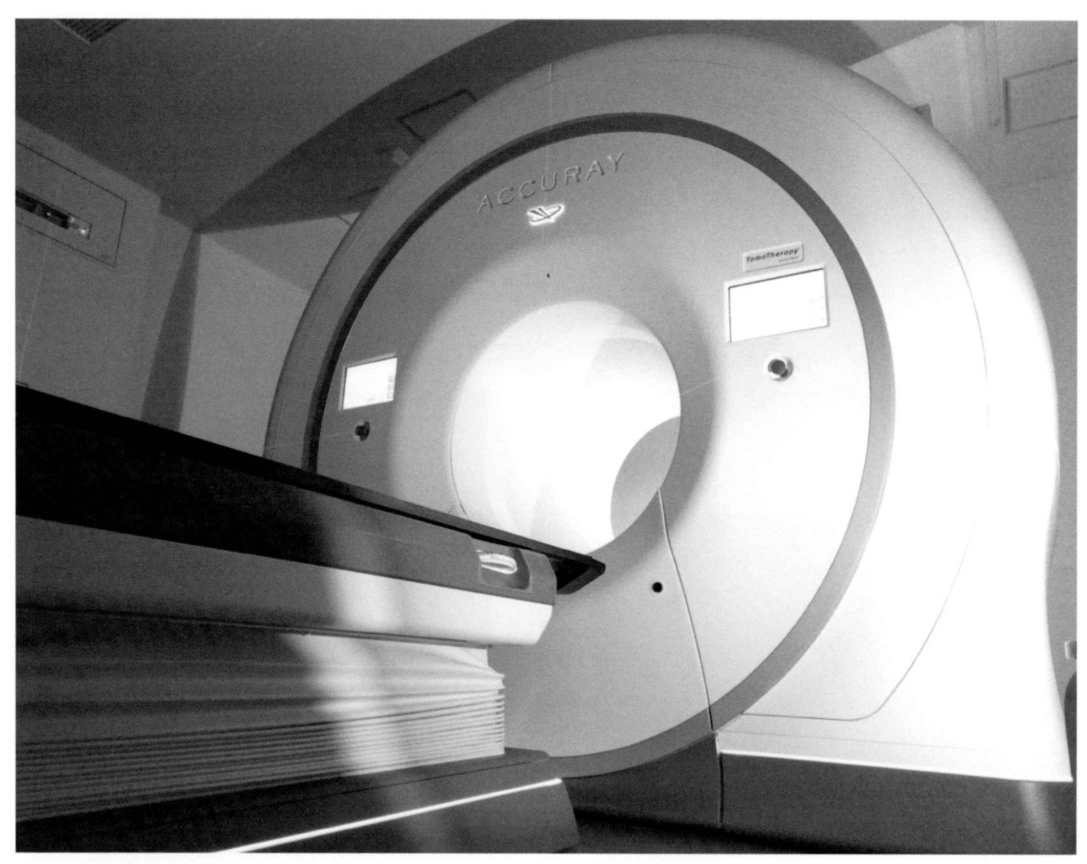

写真 当院のトモセラピー

複数の脳転移に対するトモセラピー

現代の画像診断では、1mm以下の小さながん細胞をCTやMRIなどで捉えることができません。脳に転移が出現した場合、それ以外の部分にもがん細胞が存在していることが多く、脳全体に放射線治療が必要な場合があります。このようにピンポイント（点）ではなく領域（面）で放射線治療が必要な場合にトモセラピーが威力を発揮します。線量の強弱をつけたIMRTで、必要な照射範囲を一度に治療できます。

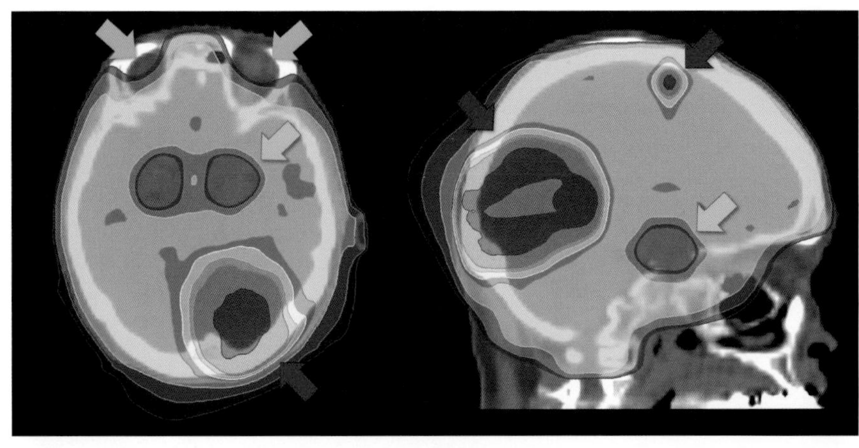

図1　複数の脳転移に対するトモセラピーの線量分布図

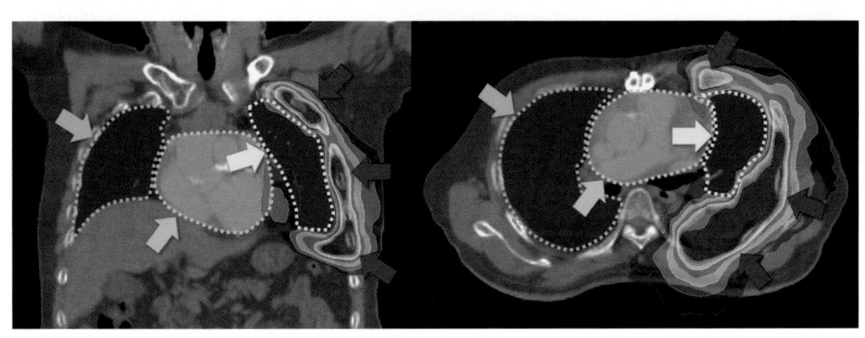

図2　悪性胸膜中皮腫に対するトモセラピーの線量分布図

「図1」はトモセラピーによる複数の脳転移に対する治療の例です。脳全体に存在する微小な転移に対しては、脳全体を中等度の線量で均一に照射する一方で、一定の大きさを持つ複数の脳転移（赤色矢印）に対しては高線量を照射しています。それと同時に、正常な眼球（緑色矢印）や、脳の中でも特に線量を下げたい記憶障害にかかわる部分（水色矢印）の線量を下げることが可能となっています。

悪性胸膜中皮腫に対するトモセラピー

肺の周りに多数のがんが出現する悪性胸膜中皮腫（あくせいきょうまくちゅうひしゅ）も、トモセラピーが得意とする疾患です。肺や心臓などを極力照射せずに、がんが広く存在する範囲を「面」で治療することが可能です。

「図2」はトモセラピーによる悪性胸膜中皮腫に対する治療の例です。肺の表面を覆（おお）う胸膜のいたるところにがんが発生しています（赤色矢印）。このすべてに高線量が投与されています。一方、正常な心臓（水色矢印）や正常な対側の肺（緑色矢印）にはほとんど照射されていません。さらに、病気のあるほうの肺（黄色矢印）に関しても、極力放射線を当てないようにしており、放射線治療による肺障害のリスクをできる限り低減させています。

トモセラピーの対象疾患

がんが広い範囲に存在する場合、陽子線治療やサイバーナイフでは治療が難しいことがあります。一方でトモセラピーはそのような病態の患者さんに対する治療を得意としています。個々の患者さんのがんの状態により、ベストな高精度放射線治療を検討し、提案します。

トモセラピーの保険適用となる疾患は幅広く、脳腫瘍（のうしゅよう）（脳転移を含む）、頭頸部腫瘍（とうけいぶしゅよう）、肺がん、食道がん、縦隔腫瘍（じゅうかくしゅよう）、肝（かん）がん、膵（すい）がん、腎（じん）がん、膀胱（ぼうこう）がん、子宮頸（しきゅうけい）がん、肺転移、肝転移、骨転移（こつてんい）、リンパ節転移など多岐にわたりますが、個数などに制限があります。まずは主治医にご相談いただき、当院の外来受診、もしくはセカンドオピニオンを検討してください。

大腸がん

右側と左側で症状の違う大腸がん

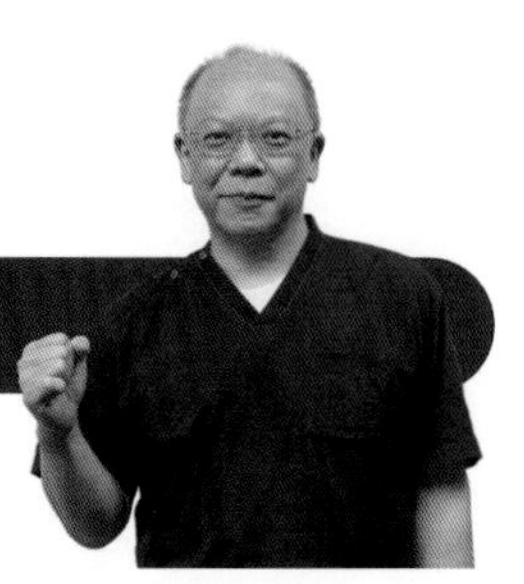

消化器外科
主任診療部長
小林 裕明

大腸がんとは？

大腸がんは 50 ～ 70 歳代に多く、60 歳代にピークがあります。
早期がんは症状に乏しく、進行していくにつれ、便秘・下痢・血便・貧血・腹部腫瘤などの症状が出てきます。早期のうちにがんを発見すべく、一定の年齢になったら、定期的に健診を受けることが望ましいです。

右側大腸がんと左側大腸がんの症状

右側大腸がん（盲腸から横行結腸まで）は、便が液状なので、通過障害になりにくく症状が出にくいです。そのため、がんが大きくなってから腫瘤として触知されたり、じわじわと出血が続き、貧血を指摘されて発見されることが多いです。

左側大腸がん（下行結腸から直腸まで）は、肛門に近く便が有形になるため、比較的早い時期から、便の性状変化（血便・細い便・下痢と便秘を繰り返す）や、通過障害（便秘・腸閉塞）で発見されることが多いです。

診断までの流れ

無症状の方は、健診で便潜血検査（便の中の出血の有無を調べる検査）を行います。症状がある方・便潜血検査が陽性の方は、消化器科を受診いただき、下部消化管内視鏡検査（大腸カメラ）をして、大腸がんの存在と質的診断（良性か悪性かの確認）を行います。

大腸がんと言われた方には、粘膜内にとどまる早期のがん以外は、進行度の確定（リンパ節転移や遠隔転移の有無）のために、超音波（エコー）検査や、胸腹部造影 CT、MRI、PET-CT などの画像診断検査を行い、治療方針を決定します。

治療と予後

1. 内視鏡的治療

リンパ節に転移の可能性がない早期がんに行います。

2. 手術治療

a　大腸がんの手術治療

大腸がんの手術は、がんを取り除くだけでなく、がんの周辺にあるリンパ節を切除すること（リンパ節郭清）が基本となります（図１）。大腸の切除範囲は、がんの存在する部位によって決定されます（図２）。

最近は、ほとんどの手術が、術創が小さく低侵襲（体に負担の少ない）である腹腔鏡下で行われるようになっています。術後の疼痛（痛み）が軽減され、離床や食事開始が早められるという利点があります。

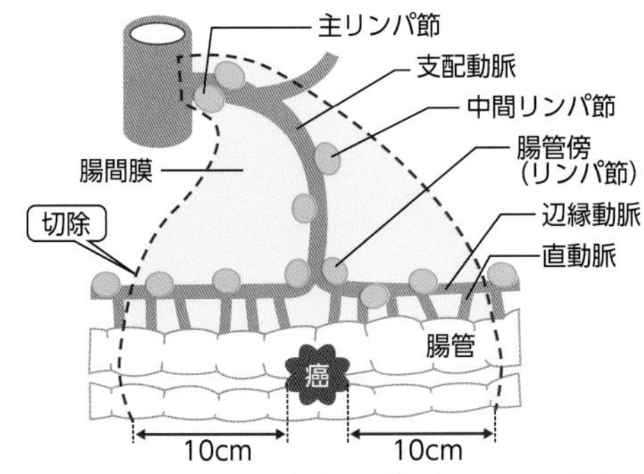

●癌から10cm 程度離れた部位で腸管を切り、リンパ節を含めた腸間膜を扇状に切除する。切除後に腸管を吻合する。

図1　腸管の切除とリンパ節郭清範囲

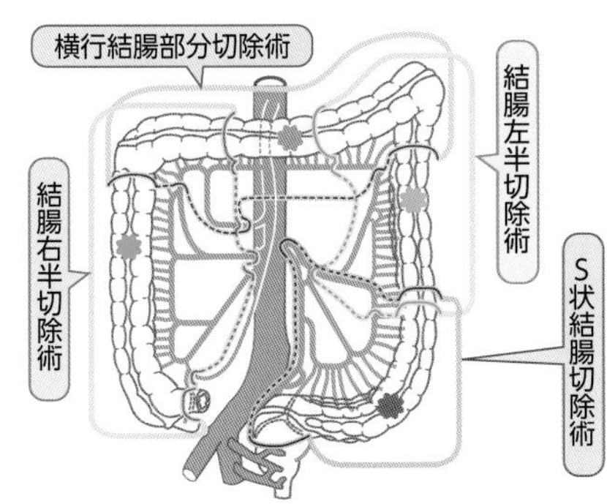

●腸管は、腫瘍縁や腫瘍への支配動脈から十分な距離を確保して切除される。

図2　大腸がんの切除範囲

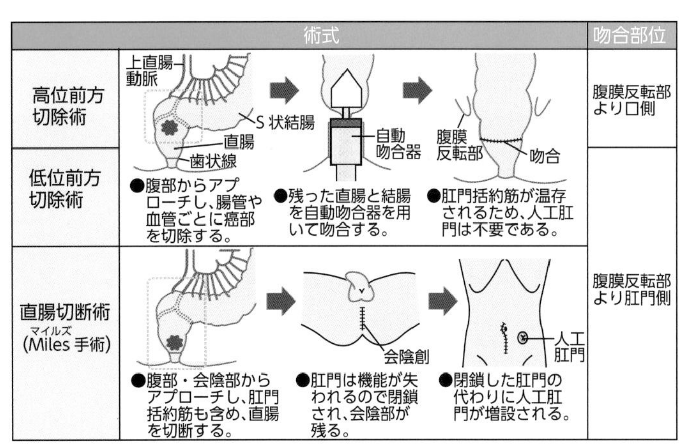

図3　直腸がんの位置と術式

(図1～3は、医療情報科学研究所 編集『病気がみえる vol.1 消化器』、メディックメディア、2020 年より引用)

b　直腸がんの手術治療

直腸がんの術式は、がんの位置によって選択されますが、肛門に近い場合は、人工肛門（ストーマ）の造設が必要となります。主な切除法には、高位前方切除術・低位前方切除術・直腸切断術があります。いずれも最近は腹腔鏡下で行うことが多いです(図3)。

3．薬物療法

大腸がんの薬物療法は、術後の再発を予防するために行う術後補助化学療法と、切除が不能な進行・再発している大腸がんに対して行う化学療法の２つがあります。

大腸がんに適応が認められている薬剤は大きく分けて、①抗がん剤、②分子標的治療薬、③免疫チェックポイント阻害薬の３つです。実際の治療は、それらの薬剤を何種類か組み合わせてレジメン（抗がん剤を実際に投与する際の計画書)を作り、行われます。

切除不能な進行大腸がんに対して薬物療法が効果を現した場合、原発巣（最初にがんが発生した病変)の切除が可能となることがあります。

4．放射線療法

肝転移や肺転移、遠隔リンパ節転移などに対して、陽子線治療やサイバーナイフ（詳しくは56、60 ページ)が行われます。

大腸がんは、ステージ(病期、進行度)Ⅲ期までのものは、手術療法で治癒が可能です。大腸がん全体の５年生存率は、ステージⅠ期では91.6％、Ⅱ期では 84.8％、Ⅲ期では 72.0％となっています。直腸がんは、結腸がんよりそれぞれ各ステージで５～10％程度悪い傾向です。

当科の特色　消化器外科

当科では、2022 年に約 60 件の大腸がん・直腸がんの手術を行いました。そのうち、約８割が腹腔鏡下手術です。
当院の強みは、がんに対して健診・精査・手術・化学療法・放射線治療のすべてを提供できることです。
また、当院は脳外科・循環器科に力を入れているため、心疾患を持つ方や抗血小板薬を中止できない方の手術を数多く手がけていることも特徴です。

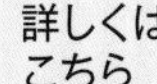

胃がんの予防・治療とピロリ菌

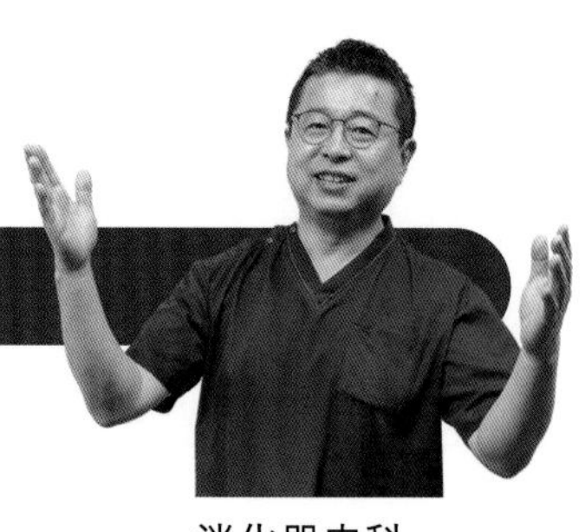

消化器内科
主任診療部長
後藤 学

ピロリ菌とは？

ヘリコバクター・ピロリ（ピロリ菌）は胃酸に強い細菌で、胃粘膜に感染すると萎縮性胃炎（慢性胃炎）や胃潰瘍の原因となることがあります。また、胃粘膜の炎症が長く続くことで萎縮性胃炎から胃がんが発生しやすくなることも知られています。したがって、ピロリ菌感染を調べて除菌をすることは、胃がんを予防することにつながります。

ピロリ菌の検査法と内視鏡健診

ピロリ菌は、他国に比べて日本人に感染率が高いことが知られており、日本人に胃がんが多いのはそのことに起因すると考えられます。

戦前の生まれでは、ピロリ菌陽性率は80％近く、戦後生まれからは徐々に陽性率は低下し、1970年代生まれ以降では陽性率は20％以下となっています。今後はさらに陽性率は低下していくと考えられますが、健診でピロリ菌陽性となる人は珍しくありません。

内視鏡で胃粘膜組織を採取する検査法	
①迅速ウレアーゼ検査	ピロリ菌が作り出すウレアーゼという酵素の反応を見ます
②組織検鏡法	胃粘膜を顕微鏡で観察してピロリ菌がいないか調べます
③組織培養法	胃粘膜を培養してピロリ菌の増殖を調べます
内視鏡を使用しない検査法	
④尿素呼気試験	試薬を飲んで呼気を採取します。除菌の判定に用います
⑤血中・尿中抗体	血液や尿を採取しピロリ菌の抗体を調べます
⑥便中抗原	便を採取しピロリ菌の抗原を調べます

表　ピロリ菌の検査法

ピロリ菌の検査法はいくつかあります（表）。検査法にはそれぞれ利点・欠点があり、これらのうち１つまたは複数の検査法を組み合わせて診断します。

当院の健診で内視鏡検査を行った患者さんにピロリ菌感染を疑った場合は、迅速ウレアーゼ検査（胃の粘膜組織を採取してピロリ菌の有無を調べる検査）を行います。短時間で判定できるという利点があり、その場でピロリ菌が陽性と判定された場合は、健診に引き続いて消化器内科を受診し、除菌治療を行うこともできます。

ピロリ菌の除菌治療と胃がんの予防

ピロリ菌を除菌することにより、胃がんの発生を半分程度予防できると考えられています。そこで当院では、健診の内視鏡検査で萎縮性胃炎や胃潰瘍（写真１）があって、ピロリ菌陽性と診断された場合には、除菌治療をお勧めしています。

除菌治療は、３剤の内服薬（胃薬と抗菌薬２種類）を１週間投与します。除菌治療を行うと

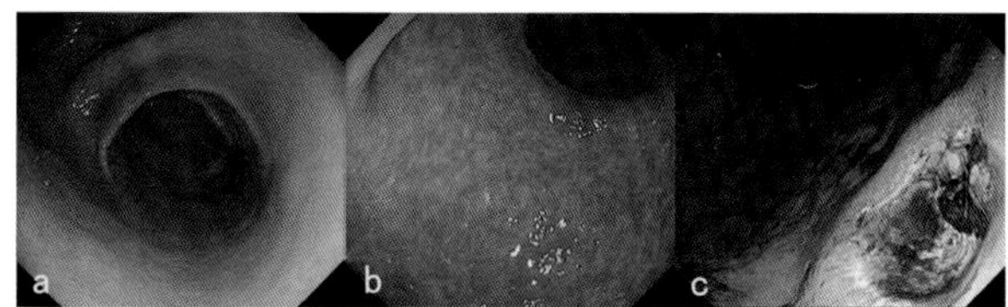

写真1　内視鏡写真
a 正常胃粘膜　b 萎縮性胃炎　c 胃潰瘍

80%ぐらいの患者さんでピロリ菌は除菌されます。除菌治療の２～３か月後に判定を行い、除菌成功と判定されたら治療は終了です。

万が一、除菌失敗と判定された場合には抗菌薬を一部変更し、２回目の治療（二次治療）を行います。二次治療まで行うことで90%以上の患者さんでピロリ菌は除菌されます。

除菌が成功すると萎縮性胃炎はある程度改善し胃がんの予防となりますが、もともと胃炎が強かった場合は、除菌が成功したとしても、まれに胃がんの発生があるため、１～２年に１回ぐらいの内視鏡検査を受けて、経過観察をすることをお勧めします。

早期胃がんの内視鏡治療

がんの病変が浅い胃がんを早期胃がんといいます。早期胃がんは、内視鏡で切除することが可能な場合があります。内視鏡でがんの部分を含んで粘膜を剥がし切除する治療を内視鏡的粘膜剥離術（ESD）といいます（写真２）。当院でも早期胃がんに対しては主にESDを行います（大きさやがんの性質によっては内視鏡治療ができない場合もあります）。

胃がんの発見が遅れ、内視鏡で切除できない病変の場合には、外科的に胃の切除術を行います。腹腔鏡を用いるとお腹に数か所小さく切開するだけで切除が可能なこともあります。手術の創が小さいと回復が早く、入院期間も短くてすむようになります。

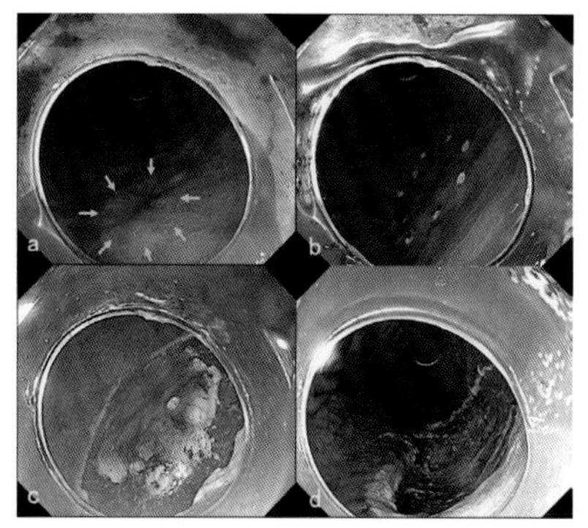

写真２　内視鏡的胃粘膜剥離術（ESD）
a がんは矢印の内側
b がんの周囲に印をつける
c 周囲から切開・剥離　d 剥離後

肝臓や肺などに遠隔転移があるなど、がんが広がっている場合には、化学療法（抗がん剤の投与）を行うことがあります。胃がんの化学療法は近年進歩が著しく、薬の種類も増えましたが、それだけで完治することはごくまれです。胃がんの完治をめざすためには、やはり以前からいわれているように早期発見・早期治療が大原則で、そのための内視鏡健診は今後も重要な役割を担います。

胃がんの早期診断には内視鏡検査が最も有用です。早期胃がんを見つけるためには、内視鏡検査の数を増やすだけではなく、診断の精度を向上させる必要があります。近年研究が進んでいるAIによる内視鏡診断の併用が将来的に普及するようになると、内視鏡の診断能力はさらに向上することが期待されます。

当科の特色　消化器内科

当院では、年間約4,200件の胃内視鏡検査を施行しています。そのうち4分の3以上は健診で、その割合が高いのが特徴です。
直径が細い内視鏡を使用しており、口からだけでなく鼻から挿入することもできるので患者さんにとっては、体に負担の少ない検査となっています。
ピロリ菌の感染が確認されたら除菌治療を行います。また、胃がんが見つかった場合、内視鏡治療可能な早期胃がんはESDを行い、手術が必要であれば当院消化器外科で手術を行うこともできます。

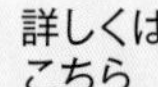

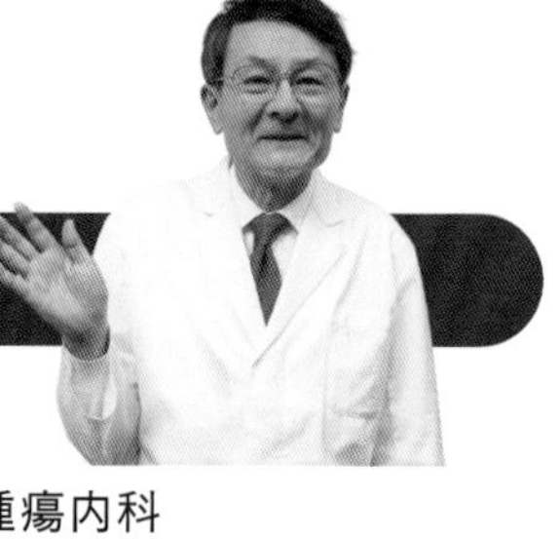

転移で発見される「がん」

「がん」が転移で発見されたら

腫瘍内科
北海道大学病院・特任教授
北海道大学・名誉教授
秋田 弘俊(あきた ひろとし)

「がん」の診断

健診や人間ドック、患者さんの自覚症状、皮膚のしこりやリンパ節など、さまざまなきっかけで「がん」が見つかります。「がん」が原発巣（最初にがんが発生した病変）ではなく、転移巣で見つかることもあります。
転移巣で見つかった場合、いろいろな検査を組み合わせて、原発巣を探します。原発巣が特定できれば、原発臓器がんに応じた治療を行います。しかし、原発巣がわからない場合は「原発不明がん」という診断になり治療します。

原発巣を探す検査法

さまざまな検査を組み合わせて、原発巣を探します（図1）。具体的には以下の検査を行います。

①身体所見（耳鼻科・乳腺外科・婦人科・泌尿器科の診察を含む）
②全血球計算（血算）・生化学検査・腫瘍(しゅよう)マーカーの血液検査や尿検査、胸部写真
③頭頸部(とうけいぶ)・胸腹部・骨盤を含む造影CT検査など
④FDG-PET(ペット)検査
⑤上部消化管内視鏡検査や下部消化管内視鏡検査など

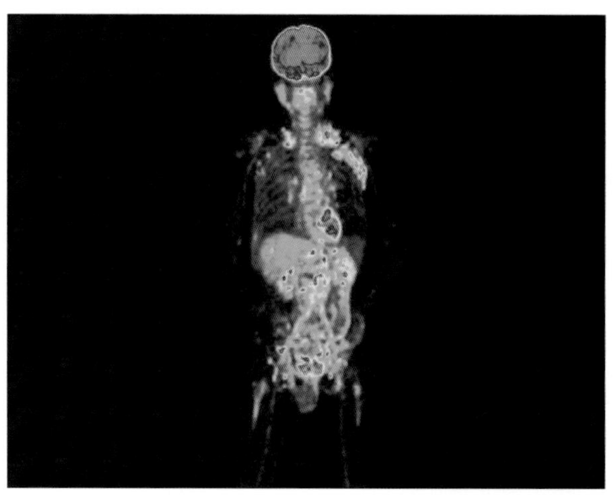

図1　症例のPET-CT画像（前額断）
全身のリンパ節（頸部、腋窩(えきか)〈わきの下〉、縦隔、腹部、鼠径部(そけいぶ)など）にPETの異常集積を認めます。リンパ節生検の病理検査の結果、リンパ腫と診断されました

診断の決め手は生検組織を用いた病理検査

①から⑤までの検査を踏まえて、病理検査（顕微鏡で細胞を詳細に見る検査）を行います。病理検査のために、患者さんの体への負担が小さい、アプローチしやすい転移巣から腫瘍組織を採取します（「生検」といいます）。

得られた腫瘍組織を用いた病理検査によって、がんかどうかの診断、原発臓器の推定などを行います。そのため、病理検査では通常の顕微鏡検査に加えて、免疫組織化学染色という、がんに特別に発現しているタンパク質を調べる

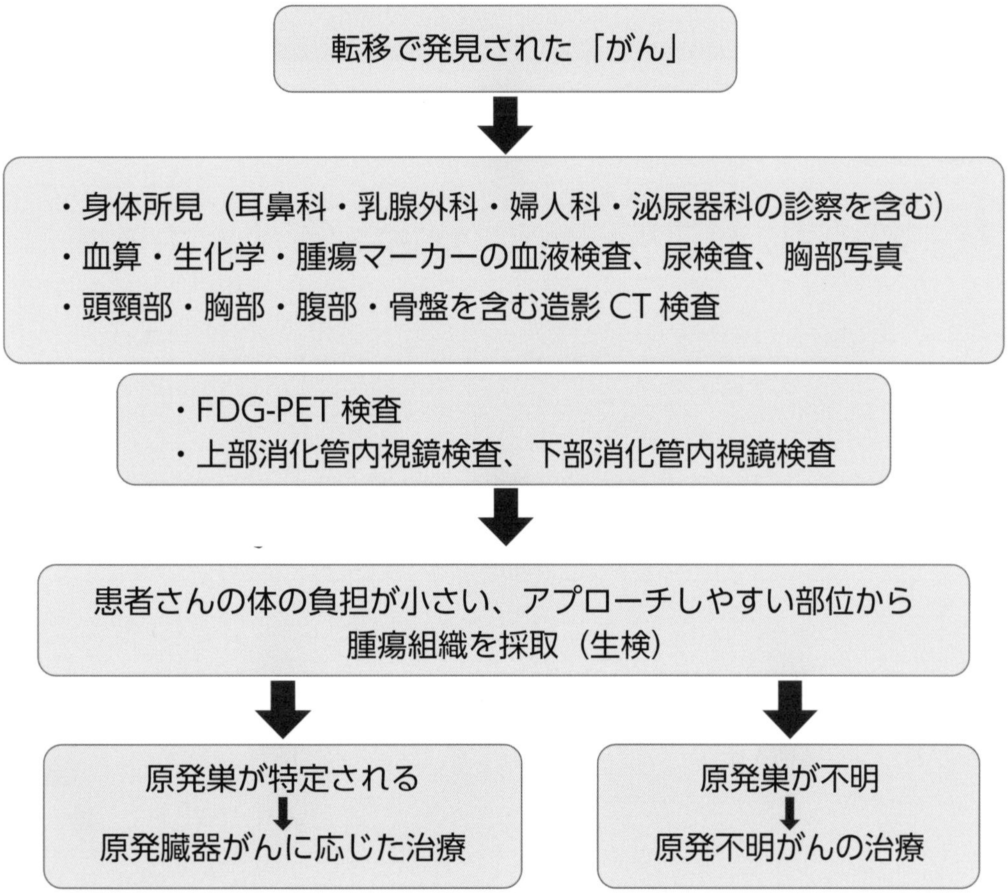

転移で発見された「がん」

・身体所見（耳鼻科・乳腺外科・婦人科・泌尿器科の診察を含む）
・血算・生化学・腫瘍マーカーの血液検査、尿検査、胸部写真
・頭頸部・胸部・腹部・骨盤を含む造影 CT 検査

・FDG-PET 検査
・上部消化管内視鏡検査、下部消化管内視鏡検査

患者さんの体の負担が小さい、アプローチしやすい部位から
腫瘍組織を採取（生検）

原発巣が特定される
↓
原発臓器がんに応じた治療

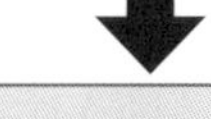

原発巣が不明
↓
原発不明がんの治療

図2　転移で発見された「がん」の診断・治療の流れ

検査も実施します。がんの遺伝子検査を併用することもあります。

原発不明がんの治療

種々の検査の結果、原発巣が特定できれば、原発臓器がんに応じた治療を行います。しかし、原発巣がわからない場合は「原発不明がん」という診断になります。原発巣がわからなくとも、臨床的に特定のがん種の転移が疑われれば、そのがん種に応じた治療を行います。

また、「原発不明がん」の中で「予後（今後の病状についての医学的な見通し）良好なグループ」に入れば、それぞれのグループに応じた治療を行います。一方、「予後良好なグループ」に入らない場合は、プラチナ製剤と呼ばれる抗がん薬を含む化学療法が実施されることが多いです。

当科の特色　腫瘍内科

当科では、健診や人間ドック、患者さんの自覚症状、皮膚のしこりやリンパ節など、さまざまなきっかけで発見された「がん」の診断を行っています。患者さんの基礎疾患や合併症、全身状態（体力）や年齢などを考慮して、患者さん一人ひとりに合った治療方針を関係各診療科や患者さん・家族と相談して決めています（手術療法、放射線療法、薬物療法など）。当科では、薬物療法、診療科を越えたチーム医療や集学的治療のコーディネーションなどを担っています。

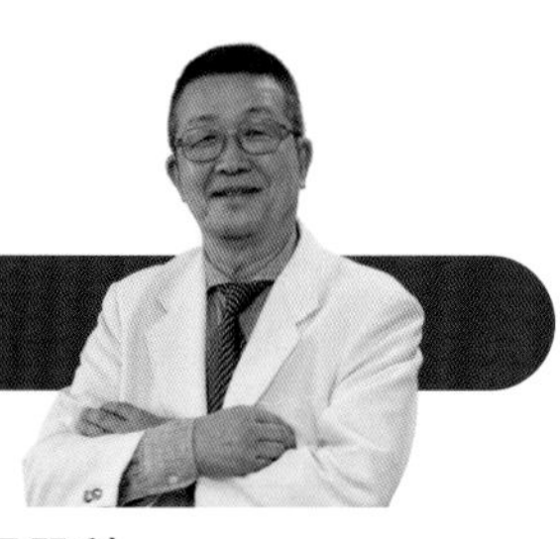

膀胱がん

膀胱を残すために血尿に気づいたらすぐ受診を！

泌尿器科
顧問（医療法人社団 康仁会 中田泌尿器科病院 名誉院長）
中田 康信（なかた やすのぶ）

膀胱がんとは？

膀胱（ぼうこう）は骨盤の中にある袋状の臓器で、尿を溜（た）め、ある程度の量になると体の外に出す働きがあります。膀胱の内側は尿路上皮という粘膜（ねんまく）で覆（おお）われており、膀胱がんはこの粘膜から発生します。初期症状のほとんどは痛みを伴わない血尿です。

膀胱がんの診断

血尿の患者さんが受診した場合、まず検尿を行います。純粋に血尿だけなのか、膿尿（のうにょう）（尿の白濁）、異形細胞は伴っていないのかを調べます。膀胱がんのなかには炎症を伴っているものがあり、最初に投与する抗生剤では改善せず、症状が繰り返される難治性濃尿と呼ばれるものもあります。

がんまたはポリープがある程度の大きさになると超音波（エコー）検査やCT検査でわかることもありますが、血の塊（かたまり）との区別が難しいこともあります。疑わしいときは膀胱内視鏡で確認し、小さいものは内視鏡で初めてわかることもあります。なかには尿中にがん細胞が確認されるのに、ポリープ状のものができない特殊なタイプもあり、組織検査で初めて確定されるケースもあります。

内科的治療と外科的治療

膀胱の壁は、内側から粘膜（尿路上皮）、粘膜下層（結合組織）、筋層、漿膜（しょうまく）からなっています。がんは内側の粘膜から発生しますが、どんなに大きくても根が浅ければ早期がんとなり（筋層非（きんそうひ）浸潤（しんじゅん）がん）、進行がんとなる筋層にまで及んでいるか（筋層浸潤がん）が最も重要になります。

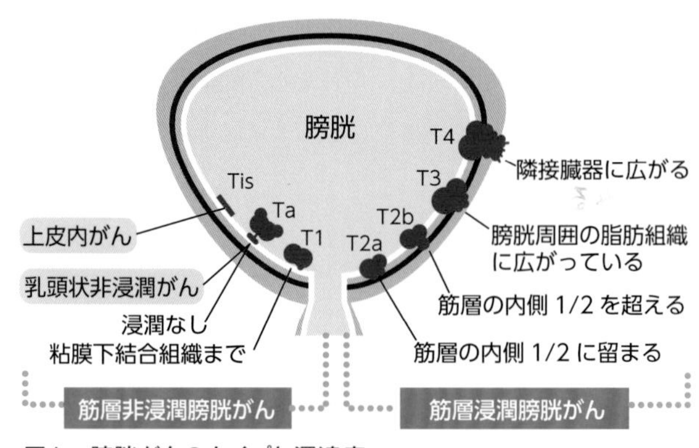

図1　膀胱がんのタイプと深達度

●診断と治療法

がんが筋層のどこまで及んでいるのか画像で明らかなときもありますが、基本的にはまず治療と診断を兼ねて、尿道から内視鏡を膀胱内に入れ、電気メスで腫瘍（しゅよう）を切除します（経尿道的膀胱腫瘍切除術（けいにょうどうてきぼうこうしゅようせつじょじゅつ））。悪性なのか、尿路上皮由来なのか、悪性度や深さ（深達度：Tis ～ T4、図１）、また切除のときに削り残しはないかを確認することもあります。膀胱を取ってしまえば完治することが多い病気ですが（膀胱全摘出術）、取ると尿を溜（た）める所がなくなるわけで、腸管で袋を作ったり、カテーテル（医療用の細い管）が入っ

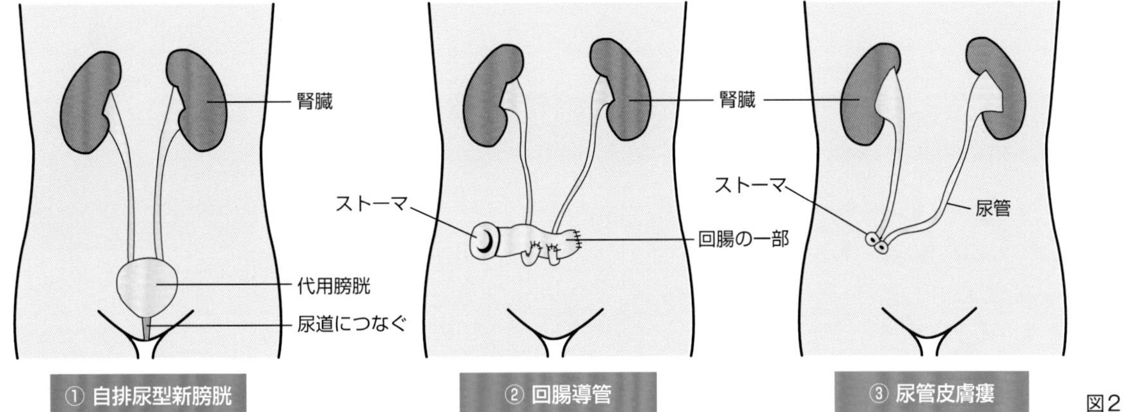

図2　尿路変更

たり、集尿袋（ウロバック）が必要になったりして、大きな手術による体の負担、生活の質の低下は避けられません。いかに膀胱を取らないで治療するか、取らないで自排尿（自分の体の力で排尿すること）の期間を長くするかがポイントになります。

早期がんでは、初発かつ単発（腫瘍が１つだけであり、初めての発症）で悪性度が低く浅い場合は再発率が低いため、内視鏡手術だけで経過をみることもあります。早期がん以外では膀胱内注入療法（膀胱内に抗がん剤を注入）を行い､再発予防治療を追加して再発率を下げます。中田泌尿器科病院では、２週間ごと計 12 回外来で行っています。一方、再発時や悪性度の強い場合、また上皮内（じょうひない）がんの場合には、BCG 注入療法（病原性のない生きた結核菌を膀胱内に注入）を行うと、抗がん剤以上に効果があるといわれています。特に上皮内がんでは隆起性のポリープ状のものがないため、通常の切除手術では治すことができず、BCG 注入が唯一の治療法となります｡中田泌尿器科病院では週１回、計８回で行っています。

●筋層浸潤がんの治療

深く筋層まで病変が及んでいる場合（筋層浸潤がん）は、内視鏡手術では治療しきれず、放置すると転移を起こしやすく、命にかかわる状態になります。高齢や余病などで膀胱全摘をできるだけ避けたい場合で、悪性度が強く再発率が高いときや、筋層に削り残しのある可能性が否定できないときは、再度同じところを切除して腫瘍の残存を確認し、治癒率を上げることもあります。

内視鏡で切除しきれないときは膀胱全摘出術が必要になり、畜尿･排尿ができなくなるため、新しい尿の通り道をつくる必要があります（尿路変更)。尿路変更には、以下の方法などがあります（図２)。

①腸管を縫い合わせ袋状にする人工膀胱（尿道を残し尿道につなげる自排尿型新膀胱、皮膚に出す場合〈ストーマ〉)

②1本の腸管だけの回腸導管に尿管をつなぐ方法

③尿管を直接皮膚に出す尿管皮膚瘻（にょうかんひふろう）

現在は腹腔鏡（ふくくうきょう）やロボット支援下での手術技術も進み､合併症も少なくなっています。ただし、カテーテルや集尿袋、導尿が必要なため、高齢者では皮膚のケア（ストーマケア）が難しく、介助が必要なケースもあります。

かなり進行している、手術後の再発、転移がある場合は、化学療法（抗がん剤）や免疫チェックポイント阻害薬（免疫細胞によるがん細胞攻撃力を助ける薬）で治療します。しかし、高齢や余病のある患者さんでは難しいことも多いため、放射線治療を選択することがあります。合併症が少なくなるように治療法が改善され、高齢者でも安心して治療ができるようになってきています。また､全摘出術を希望しない場合は、放射線治療と抗がん剤の動脈内注入法を併用する温存療法により､膀胱を残すことが可能です。

早期発見には、症状が出る前に定期的に膀胱内視鏡を行うことが必要で、血尿で久しぶりに受診したときには進行がんでしたということもあります｡一度でも血尿が出たときは躊躇せず、受診することをお勧めします。

肺がん（外科的治療）

肺がんとともに心の不安を取り除きます

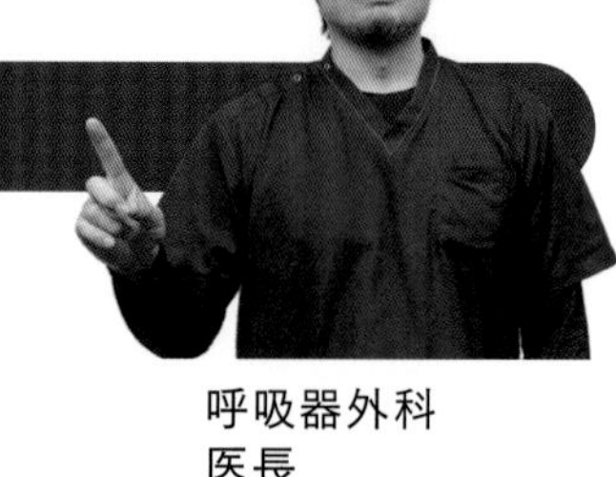

呼吸器外科
医長
三品 泰二郎（みしな たいじろう）

早期段階の肺がん

２人に1人ががんにかかるといわれる時代ですが、やはりがんと診断されると心に重くのしかかるものがあります。肺がんは、国内でがん死亡者数が最も多い病気です。しかし、早期の段階では手術によって完全に取り除くことが可能な場合があります。手術後に追加治療が不要となる場合もあります。早期発見・早期治療が肺がんでは特に重要です。

肺がんを疑ったら早めの手術をお勧めしています

当院には高度健診センターがあります。こちらで早期発見された肺がんに対して、外来でさらに詳しく調べます。肺がんの診断には通常、気管支鏡検査を行いますが、2023年９月現在常勤の呼吸器内科専門医が不在のため、当院ではCTガイド下肺生検を行っています。

PET（ペット）-CT検査で肺がんが強く疑われる患者さんには、術前検査を省略して手術を行うことがあります。その場合には迅速病理診断を行います。手術中に15分ほどで肺がんかどうかが判明します。肺がんの診断の場合には続けて肺切除を行います。

低侵襲内視鏡手術を行っています

早期に退院して、術前と同じ生活に復帰してもらいたいと考えています。そのために低侵襲（ていしんしゅう）な（体に負担の少ない）手術を行っています。実際には脇の下に５cm程度の小さな創（きず）で、なるべく１か所で手術を行っています。手術翌日から、立って歩くことが可能です。術後合併症がなければ１週間程度で自宅退院となります。

CT検査の進歩に伴い、小さな肺がんが見つかる頻度（ひんど）が増えています。肺がんの外科手術は肺を切り取ることです。必ず肺は小さくなります。ただし、がんが小さい場合はなるべく小さく切除します。これを区域切除といいます。そうしてできるだけ健康な肺を残すことで、手術後に運動しても、息切れしづらい状態を保ちます。もともとの肺活量が少ない患者さんや、術前から軽い運動で息切れする患者さんに対して

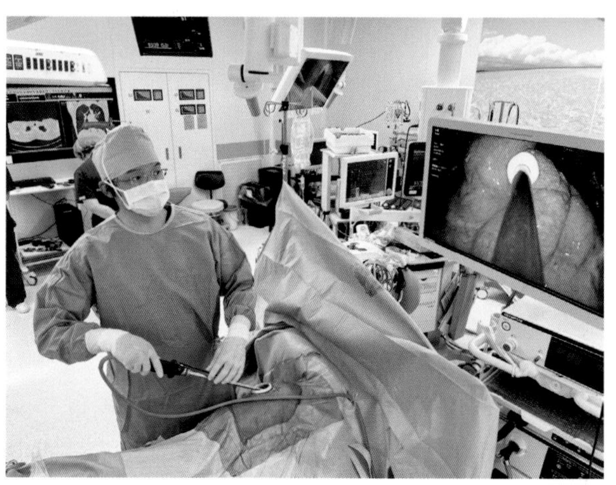

写真1　内視鏡手術

は、より小さい範囲の切除である部分切除を選択する場合もあります。さらに体力に心配のある患者さんには肺切除ではなく陽子線治療をお勧めする場合もあります。大切なのは健康寿命です。手術では残念ながらがんの一部が残ってしまうことがあっても、放射線治療や薬物療法を併用することで、がんが悪さをしない状態を維持して、家族と一緒に過ごす時間を可能な限り長くできるように努めています。

ロボット支援手術という選択肢

肺がんの手術には開胸手術（かいきょうしゅじゅつ）、内視鏡手術、ロボット支援手術といった選択肢があります。ロボット支援手術のメリットはなんといっても立体視できることで、細かい操作も得意です。メリットについては多くの情報があるので、誰も書かないであろうデメリットをあえて記載します。

１つ目は、広範囲に癒着がある症例では使用できないことです。結核や肺炎を患ったことがある患者さんでは使用できない可能性があります。２つ目は、内視鏡手術だと最小で１か所の皮膚切開で手術可能ですが、ロボット支援手術はロボットの手を入れる穴を複数（通常は５か所）開ける必要があります。３つ目のデメリットとして、出血が起こった場合、ロボット支援手術の続行が困難な場合があります。

どの手術方法にも一長一短があります。ロボットは手術道具の１つであり、それで完結することが優れているわけではありません。患者さんの状態に応じて開胸、内視鏡、ロボットを使い分けています。

当科の特色　呼吸器外科

肺がんの治療を通してがんに対する不安を取り除くことに努めています。肺機能温存と低侵襲手術を行うことで、日常生活への復帰を前提とした手術をめざしています。

詳しくはこちら

Column 左右の両側気胸を同時に手術

当気胸センターでは１か所の創で左右同時気胸手術を行っています。気胸とは、肺から空気が漏れ、肺がタイヤのパンクのように潰れてしまう病気です。

これまでの気胸手術 317 件（2010 年１月～ 2020 年 12 月）を検討したところ、患者さんは気胸を平均 2.2 回発症していました。気胸は繰り返します。肺は左右２つありますので、同じ側の気胸を繰り返すとは限りません。左右両方とも気胸となった患者さんが約 23％もいました。実に約４人に１人の割合で、治療した側とは反対の気胸を発症しています。気胸患者さんはその度に胸腔ドレーン（胸壁を切開し、胸腔に入れるチューブ）を挿入され、さらに手術を受け、これら痛みを伴う治療は１人平均 3.0 回でした。

気胸は若い男性に多い病気です。なんとか痛みを伴う治療の回数を減らせないかと考え、最近では左右の両側気胸を同時に手術しています。左右の気胸を過去に経験したことがある患者さんはもちろん、25 歳以下の患者さんで、術前 CT で両側肺尖に明らかなブラ（肺の表面にできた薄い袋状の病変）を認める場合、患者さんの同意があれば両側同時手術を行っています。

患側だけの手術でも創は１か所、両側同時手術でも創は１か所で行っているため、ほとんどの方が両側同時手術を選択しています（写真 2）。ブラを切除しない術式を第一に選択しており、可能な限り術前胸腔ドレーンを挿入しません。そのため、痛みを伴う治療１回で、気胸の治療を完了させることが可能となっています。

これらの治療を希望する患者さんには、当院臨床試験に同意していただく必要があります。痛いのが苦手、両側気胸を繰り返している、胸腔ドレーン挿入を回避したい患者さんは、お気軽にご相談ください。

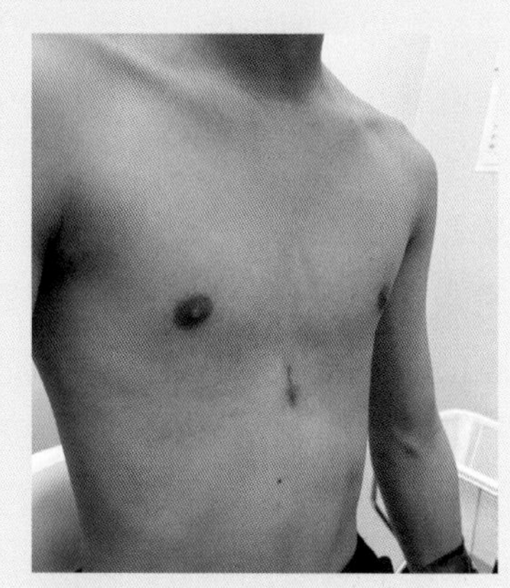

写真２　単孔左右気胸同時手術（術後）

肺がん（内科的治療）

早期発見が重要
陽子線治療も選択可能です

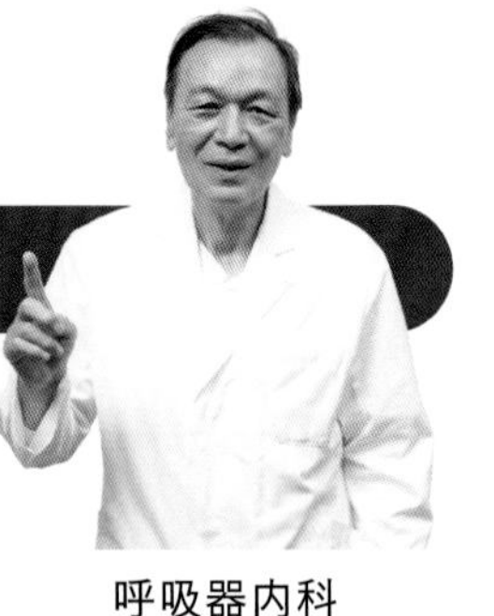

呼吸器内科
三品 壽雄（みしな ひさお）

検診で早期発見を

肺がんは肺の気管支や肺胞の細胞が何らかの原因でがん化したものです。国内のがん死亡者数が最も多い病気です。全国で１年間に12万5000人が診断されています。定期的な検診で早期発見することが重要です。

肺がん予防は、まずは禁煙です。喫煙により男性で4.4倍、女性で2.8倍も肺がんになりやすくなります。当院高度健診センターでは、肺がんが疑われる場合には、肺のX線写真やCT検査で、病変の有無を調べます。異常が見つかると、気管支カメラやCTガイド下肺生検を用いて肺がんが疑われる部位の一部を採取し、顕微鏡で詳細に調べることで確定診断となります。

肺がんの治療

肺がんの治療には、手術、放射線治療、抗がん剤治療などがあります。肺がんのタイプやがんがどのくらい広がっているか、患者さんごとに最も適切な治療を選びます。薬物療法には、従来からの抗がん剤治療（細胞障害性抗がん剤）に加えて、分子標的治療薬（ぶんしひょうてきちりょうやく）や免疫チェックポイント阻害薬など複数の治療薬があります。2023年９月時点で当院には常勤呼吸器内科専門医がおりませんので、薬物治療が必要な患者さんには自宅近くで薬物療法が可能な病院を紹介しています。肺がんの手術治療・放射線治療

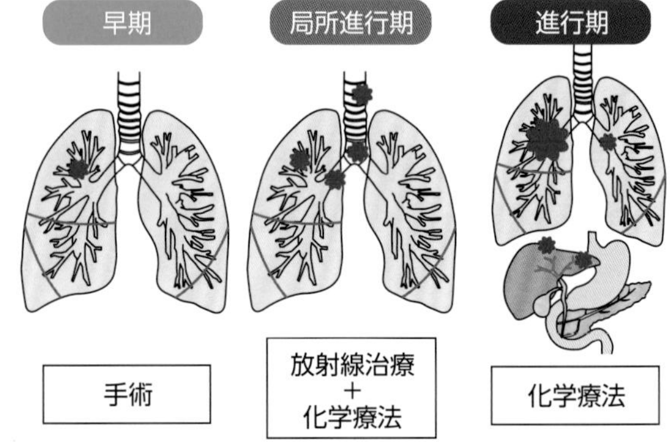

図　肺がん治療

は当院で行っています。

高齢で体力に心配のある患者さんには、初期の肺がんであっても陽子線治療を選択することができるのが当院の利点です。陽子線治療は標準治療である外科手術よりも体力を温存して社会生活維持との両立が可能です。日本放射線治療学会では2024年以降、肺がんに対する保険適用をめざしていますが、2023年９月時点で保険適用ではありません。しかし、先進医療保険に加入している患者さんは保険を利用した陽子線治療が可能です。ご希望の方はぜひご相談ください。

高度健診センターで肺がんの早期発見に努めています。まずは手術可能な肺がんかどうかを調べます。手術が可能な場合は肺がんの発見から手術まで１か月以内の治療をめざしています。「治る肺がんは早く見つけて早く治す」、そのお手伝いをさせてもらいます。

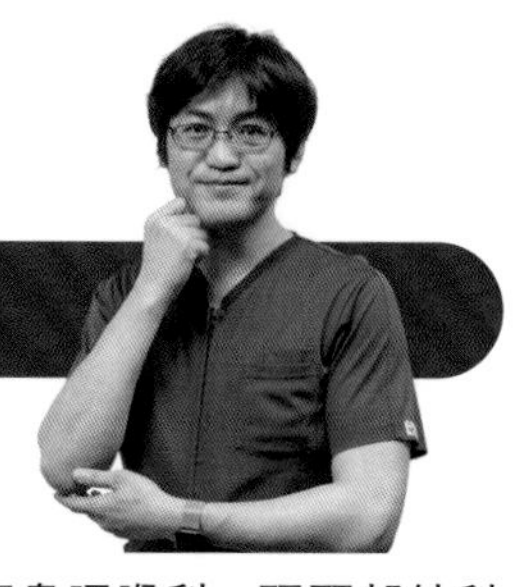

生活に重要な機能がある耳、鼻、喉にできるがん

耳鼻咽喉科・頭頸部外科
主任医長
今野 信宏

頭頸部とはどこなの?

頭頸部とは、脳と脊髄、眼球を除いた顔面から頸部(首)までの領域の総称です。この領域には、咽頭、喉頭、口腔、鼻・副鼻腔、唾液腺、甲状腺などが含まれます。

また、聴く(聴覚)、嗅ぐ(嗅覚)、味わう(味覚)、呼吸する、噛む(咀嚼)、飲み込む(嚥下)、発声するなど、日常生活を送るうえで必要不可欠な機能がいくつも存在しているところです。また顔貌も大事な要因です。

予防や健康診断、治療

頭頸部がんは全部のがんのなかでも5%以下と比較的少ないがんです。またその発生因子として、飲酒、喫煙、ウイルス感染が知られていますので、禁煙や禁酒による予防や早期発見が大事になります。

早期がんでは無症状のことも多く、首が腫れているけど痛くない場合は、がんによる腫れの可能性もあるため、健康診断による早期発見の重要性も高まっています。早く見つかればその分早く治療ができるので、機能低下も少ない場合が多いです。

早期がんであれば咽頭・喉頭に関しては内視鏡などを併用した低侵襲(体に負担の少ない)手術を行っています(写真)。また、当院には陽子線、サイバーナイフ、IMRTを備えた札幌高機能放射線治療センター(詳しくは56ページ)があり、放射線治療科と連携して治療を行っています。

進行したがんに対しては手術療法、抗がん剤治療、放射線治療を組み合わせた集学的治療が必要になってきます。どのような治療でも、機能回復・生活の質(QOL)の充実をめざすリハビリテーションが必要となってきます。そのため、チームによる診療が重要です。

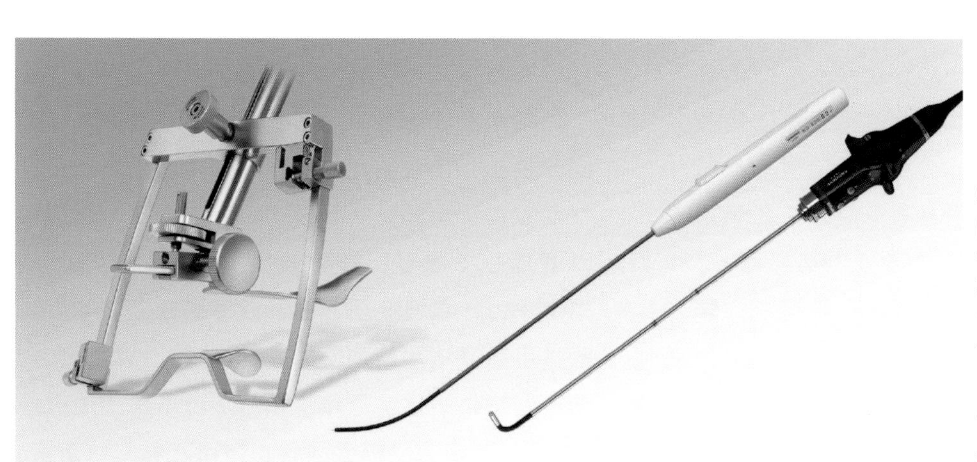

写真　手術機器
開口器(左):口を広げて腫瘍の位置を見やすくする装置
専用の電気メス(中):先端が曲がるようになっていて、咽頭の位置に応じて切除
内視鏡(右):先端が動いていろんな角度で観察できる
(画像提供:オリンパスマーケティング株式会社)

子宮頸がん・子宮体がん・卵巣がん

患者数が増えている婦人科がん

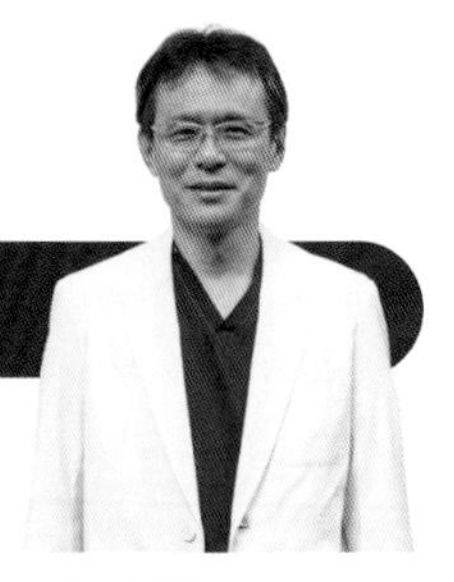

婦人科
診療部長
芥川 典之
あくたがわ のりゆき

子宮と卵巣のしくみ

女性の子宮は、女性の下腹部にあり洋梨を逆さまにしたような袋状の形の器官です。上部３分の２を子宮体部、下部３分の１を子宮頸部といいます。子宮体部の両側に卵管が伸び、その先に卵巣があります。また卵巣からは卵胞ホルモン（エストロゲン）や黄体ホルモン（プロゲステロン）という女性ホルモンを分泌します。これによって排卵が起こり月経周期は整います。

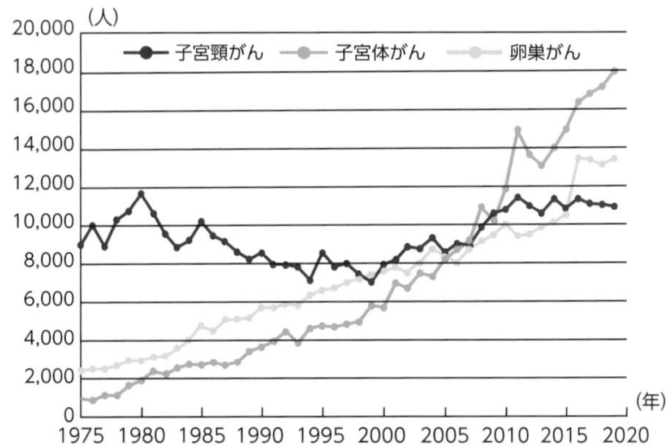

図1　婦人科がんの全国罹患数（年次推移）
（国立がん研究センターがん情報サービス「がん統計」（全国がん罹患モニタリング集計〈MCIJ〉、全国がん登録）をもとに作図）

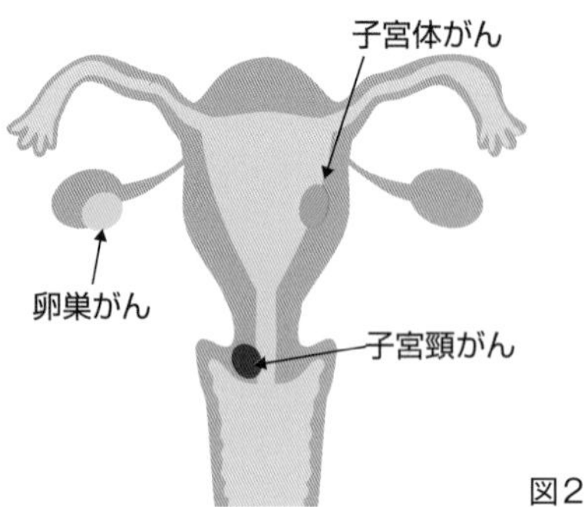

図2　子宮とがん

婦人科がんの最近の動向

最近、日本では「図１」に示すように子宮頸がん、子宮体がん、卵巣がんはいずれも増加傾向です。子宮頸がんは30～50歳代に多く発生し、多くは性行為で感染するHPV（ヒトパピローマウイルス）に関与しています。

ウイルスの感染を予防するHPVワクチンは12～16歳の女性を対象に国の定期接種となっていますが、現在ワクチン摂取率が低下しているため、がんの発生に歯止めがかかっていません。子宮頸がんは前がん病変（今後がんに変わる可能性がある部分など）の状態で治療することで、子宮を温存し将来子どもを産むことができます。そのためにはHPVワクチンの接種と、20歳を過ぎてからの定期的ながん検診で、早期発見、早期治療することが大事になります。

子宮体がんの発生は10年の間に２倍以上に増加しています。子宮体がんの好発（高い頻度で発生）年齢は、子宮頸がんに比べてやや高齢で、50～60歳代とされています。

子宮体がんの発生には、卵胞ホルモン（エストロゲン）という女性ホルモンが深くかかわっています。出産したことがない、肥満、月経不順のある方に多く発生するといわれています。

卵巣がんは小さいうちは無症状で経過し、お腹が張って苦しくなり、下腹部痛が出てから見つかることが多い病気です。卵巣がんも最近では増加しており、超音波検査やMRI検査、腫瘍マーカーなどを組み合わせて診断します。治療は手術療法が原則です。その多くは術後に抗がん剤による化学療法や新しい分子標的治療薬を使用し、治療成績の改善が期待されています。

乳がんの検診から治療、術後までトータルでサポート

乳腺外科
診療部長
小宮 裕文
こみや ひろふみ

乳がんになる人数（罹患数）と年齢分布の推移

日本人女性の乳がん罹患数は2022年予測で94,300人となっており、がんの中で最も多くなっています。今や、9人に1人が乳がんになる時代です。中高年、特に40歳代後半～60歳代後半で罹患率が大きく増加しています。70、80歳代の乳がんも増加していますので、何歳になっても検診を受けることをお勧めします。

当院の検査・診断・治療

当院には、大きく3つの特徴があります。

（1）健診センターでの乳がん検診

乳がん検診を健診センターで月～金曜まで行っています。マンモグラフィー（乳房X線検査）および乳房超音波検査を実施しています。

（2）乳腺外来

以下の項目が当てはまる方に対して、外来で診療しています。

①乳房に違和感、しこり、痛みなど症状がある方
②検診で精密検査が必要となった方
③乳がんの術後で定期検査が必要な方
④再発乳がんで加療が必要な方
⑤乳房再建でインプラント（人工物）を挿入されている方で定期検査が必要な方
⑥乳がんの術後または乳がんの再発で抗がん剤治療が必要な方

病理検査（写真）が必要な方は、乳腺外来受診日に行うことができます。最終的に手術が必要と診断された場合でも当院ですべて治療が可能です。

（3）手術、放射線治療、化学療法

乳がんと診断され、乳房温存手術を受けた場合は、術後に温存乳房に対して放射線治療が必要です。当院は、手術に引き続き放射線治療も受けられます。また、術後に抗がん剤治療が必要になる方もいますが、当院には外来化学療法センター（抗がん剤治療用の点滴ベッドを併設した外来）を設けており、専門看護師と薬剤師を配置しています。患者さんの不安の解消、副作用に対する対応をチーム医療で行っています。手術後の上肢（肩から手・指を含む部分）のリハビリも、リハビリスタッフが術前から参加し、術前と同じ状態になるように早期から行っています。

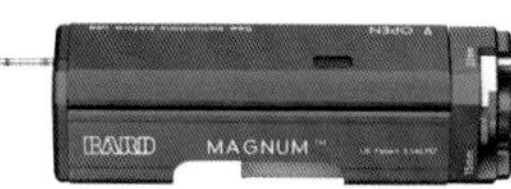

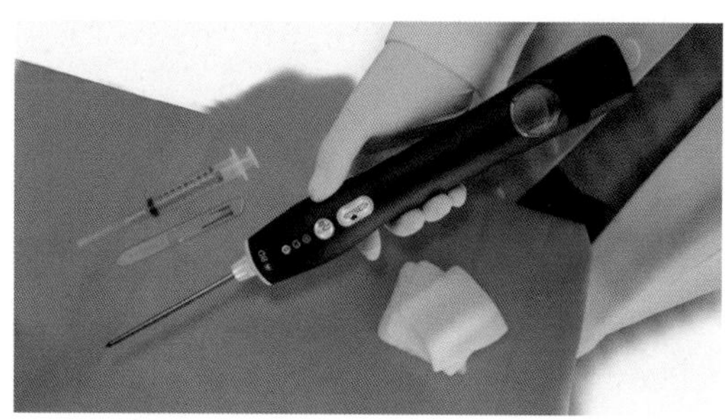

写真　病理検査
顕微鏡で細胞を詳細に見る検査で、なかでも組織診（病変の一部の組織を採取して調べる検査：針生検または吸引組織生検）を行います
（上）生検用穿刺器具（針生検）
（下）吸引式組織生検用針キット（吸引組織生検）
（画像提供：2点とも株式会社メディコン）

皮膚悪性腫瘍

切り取るだけじゃない！見た目も大切にした再建手術

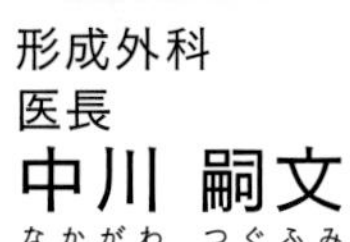

形成外科
医長
中川 嗣文
なかがわ つぐふみ

皮膚がんについて

皮膚がんは長期間にわたる日光への暴露（さらされること）との強い関連が知られており、主に高齢者の顔面に発生します。診断は主に視診で行いますが、必要に応じて一部小さく組織を採取して病理組織検査にて診断します。

治療としては主に手術による切除が必要で、抗がん剤や放射線治療など手術以外の方法のみでの治療はほとんど行われていません。手術に関しては、体表面の操作が主であり体への負担も少ないので、小さなものであれば局所麻酔での日帰り手術も可能です。

皮膚がんのなかでも頻度の高い基底細胞がんや有棘細胞がんであれば、多くの場合適切な切除が行われれば根治（完全に治すこと。治癒）可能です。悪性黒色腫など化学療法の併用が必要な腫瘍が疑われる場合には、専門的加療が可能な皮膚科併設の施設へ紹介します。

皮膚がんは皮膚科じゃないの？

診断という分野に関しては皮膚科の先生のほうが得意かもしれませんが、形成外科の強みは手術にあります。小さなものであれば切除後に直接縫い合わせて創を閉じることが可能ですが、顔面ではまぶたや唇、鼻など単純に縫い合わせることができない、あるいは縫い合わせることで不都合の起きる部位も多いです。

顔面は特に人目につきやすい部分であり、社会生活を送るうえでその見た目が非常に重要になります。「命は助かったけれど、こんな顔では人前に出られません」といった事態になりかねません。形成外科では、単純に創を縫い合わせるだけでなく、切除によって欠損した部分に隣接した部位、時には離れた部位から、血の通ったまま組織を移動させて、できるだけもとの状態に近いかたちにパズルのように組み立て直す（再建）ことができます。単純な縫合に関しても、より目立たない細い瘢痕（きずあと）で済ませることが可能です。

皮膚がんだけじゃないよ

皮膚がんに限らず、その他のがんやけがで生じた欠損を再建するのも形成外科の大事な役割です。わかりやすい例では、乳がん切除後の乳房再建があります。進行したがんで、切除範囲が大きくなるために手術が困難であった症例でも、形成外科が再建を担当することで手術が可能となる場合があります。

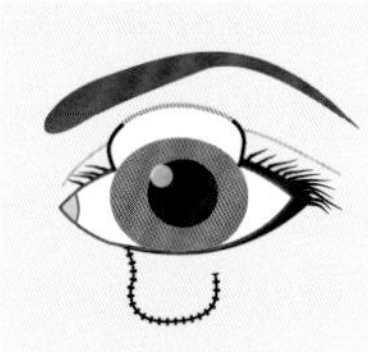
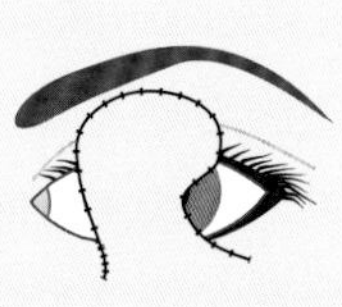
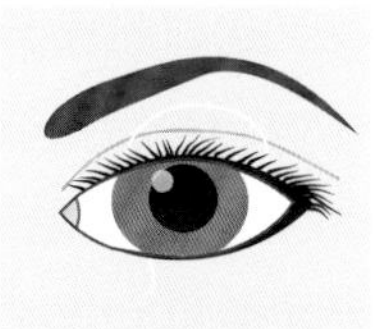

図　眼瞼再建
皮膚がんにより上眼瞼（上まぶた）を切除した症例。下眼瞼（下まぶた）を一部つながったまま上眼瞼に移植し、後日切り離すことできちんと目が閉じられるようになりました

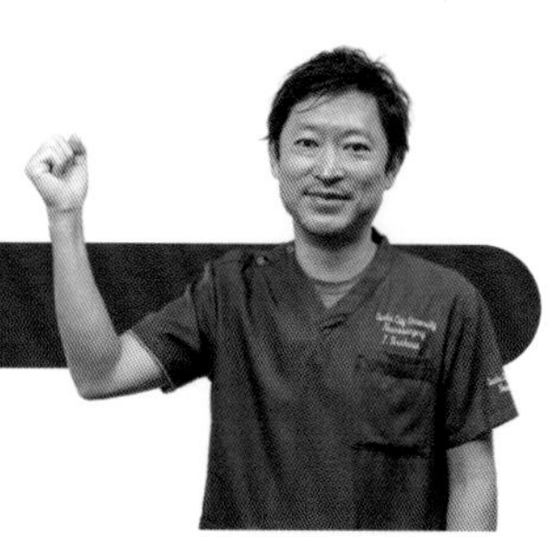

転移性脳腫瘍

切らずに治す転移性脳腫瘍

脳神経外科
主任医長
寺川 雄三（てらかわ ゆうぞう）

増加傾向にある転移性脳腫瘍

転移性脳腫瘍（てんいせいのうしゅよう）とは、脳以外の臓器にできたがんが脳に転移して起こる病態です。がんの治療中に転移性脳腫瘍が判明することもありますが、脳転移による症状で発症して初めて体のがんが発見されるケースもあります。原因となっている体のがんは、頻度（ひんど）としては肺がん、乳がん、大腸がんが多いといわれていますが、それ以外のがんでも脳転移を起こすことはあります。

がんが高い頻度で発生する高齢者人口の増加や、がん治療自体の進歩の結果、がんにかかっている患者さんが長生きするようになり、それに伴ってこの転移性脳腫瘍も増加傾向にあります。最近は、がん自体の治療のみならず転移性脳腫瘍の治療も進歩してきているため、転移性脳腫瘍が見つかっても長期に生存される例は珍しくありません。

脳転移の状態に応じた治療

診断は通常、造影剤を使ったMRI検査を行います。脳の転移病変が1つだけのこともありますが、一度に数十個の脳転移が発見されることもあります。

治療は、患者さんの年齢、病変の大きさや部位、脳転移病変の数、全身の状態、原因となっているがんの治療の状態など、さまざまな要因を加味して適切な治療法を提案しています。一般的には放射線治療が中心となりますが、病変によっては手術、化学療法を組み合わせることもあります。

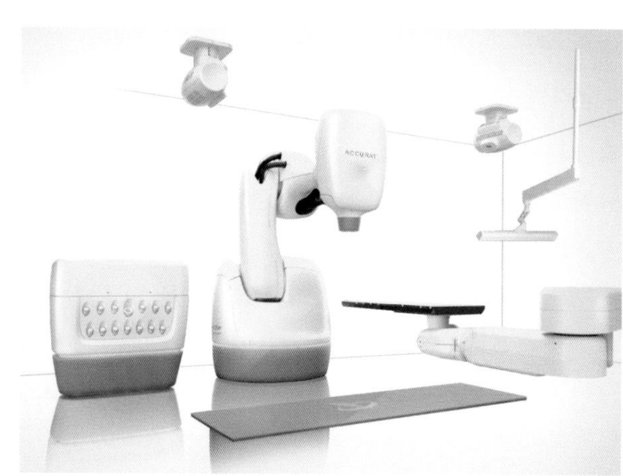

写真　当院のサイバーナイフ

放射線治療には、脳全体に照射する全脳照射のほかに、当院では病態に応じて、サイバーナイフ（写真）を用いて脳転移病変だけにピンポイントに放射線を照射する定位放射線治療や、認知機能に配慮して海馬照射を回避するトモセラピーを使った強度変調放射線治療（IMRT）も行っています。

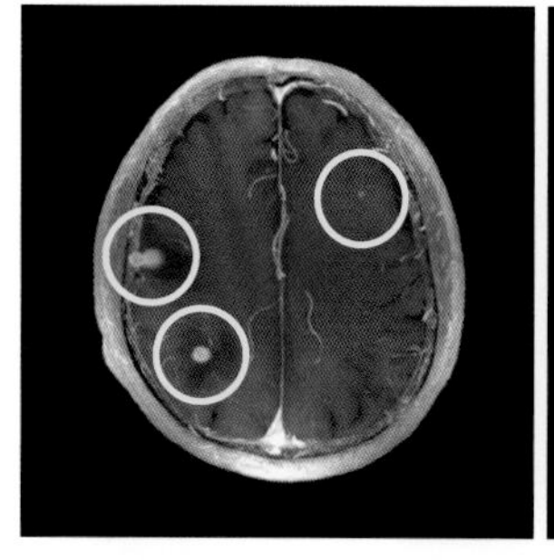

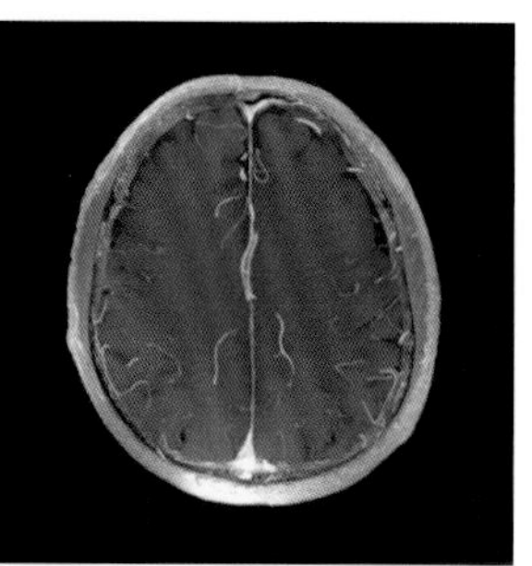

図　放射線治療を行った転移性脳腫瘍の一例
左：治療前（○部分はがん）、右：治療後

ロボット支援手術（ダビンチ）正確で安全な「患者さんにやさしい手術」をめざす

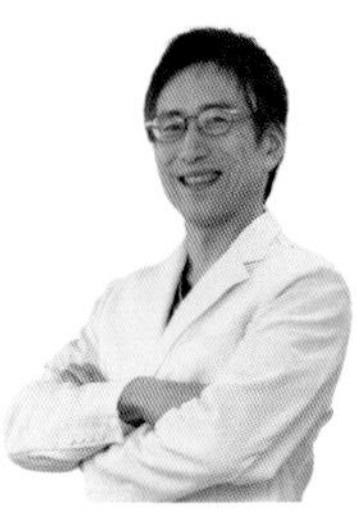

医療法人社団 康仁会
中田泌尿器科病院 院長
宮島 直人（みやじま なおと）

ロボット支援手術

さまざまな分野でロボットが活躍する現代。最先端の科学は、「ロボット外科手術」という形で医療の分野でも実用化され、大きな恩恵をもたらしています。da Vinci（ダビンチ）は、ロボット外科手術で使用される「内視鏡手術支援ロボット」です。ロボットアームと内視鏡カメラを執刀医が操作して手術を行います。執刀医は、患者さんの体内に入ったように思えるほど鮮明な映像を見ながら、人間の手の限界を超えた精密さ・正確さで自由に動くアームを駆使することができます。

従来の手術に比べて出血や合併症が少なく、「患者さんにやさしい手術」です。ごく限られた手術の名人の技を、広く一般の手術で再現してくれるのがこのロボットです。札幌孝仁会記念病院では第４世代最新機種の da Vinci Xi を導入し、さらに操作性と安全性が向上しました（写真）。

さまざまな病気をロボット支援手術で治す

泌尿器科分野はロボット支援手術の先駆けであり、2012 年に前立腺（ぜんりつせん）がんに対するロボット支援前立腺摘出術が保険適用になって以来、現在ではほぼすべての泌尿器科手術がロボットに置き換わっています。2018 年度以降、泌尿器科分野以外でもロボット支援手術の保険適用が拡大され、現在では心臓外科、消化器外科、婦人科などでも日常的に広く行われるようになっています。

例えば胃がんの手術では、リンパ節転移が疑われる症例などでロボット支援手術が選択されます。通常の腹腔鏡手術（ふくくうきょうしゅじゅつ）では関節を持たない鉗子（かんし）（はさみのような形をした、物をつまむ道具）を使用し、膵臓（すいぞう）に触れながらリンパ節を切除しますが、ロボット支援手術では手振れのない多関節ロボットアームにより、可能な限り膵臓に触れることなくリンパ節を切除するため、膵臓関連の合併症が少ないといわれています。

筆者は、日本泌尿器内視鏡学会によるロボット手術指導医（プロクター）の資格認定を受けています。また、日本ロボット外科学会からロボット手術の経験が豊富な術者（300 例以上）に与えられる国内Ａ級ライセンスも取得しています。ロボット支援手術に関しての質問など、気軽に相談してください。

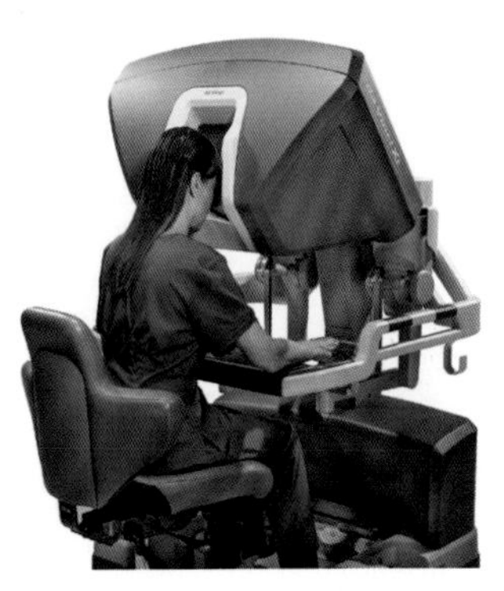

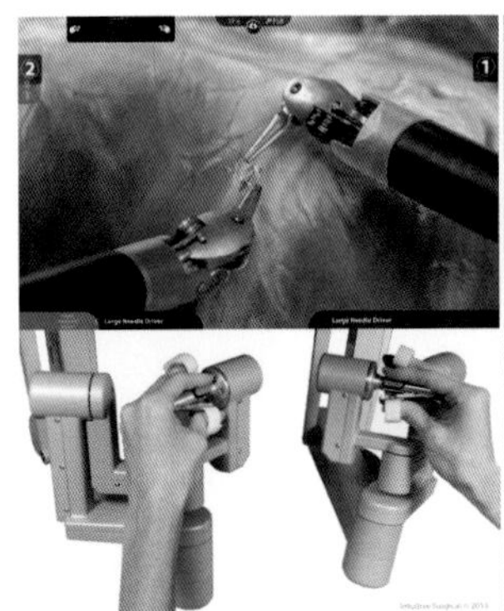

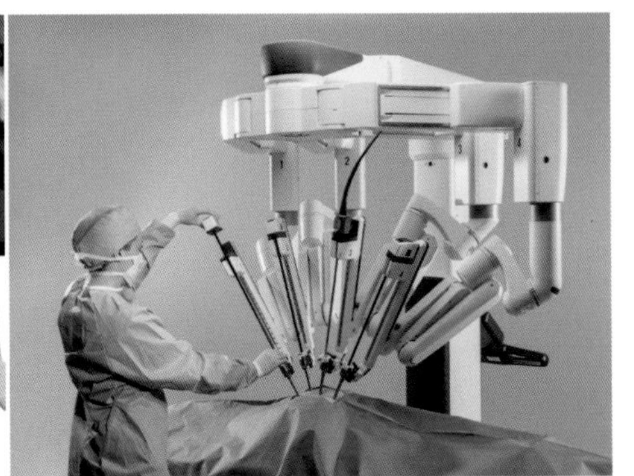

写真　多関節ロボットアームにより体への負担が少ない手術が実現可能に（©2023 Intuitive Surgical）

病気と闘う当院の強み

Part 3

運動器疾患の最前線

寛骨臼形成不全・変形性股関節症

寛骨臼形成不全と変形性股関節症の最新治療

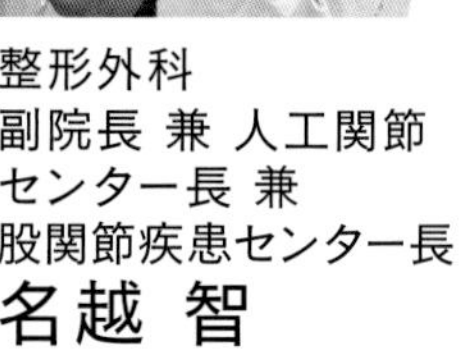

整形外科
副院長 兼 人工関節センター長 兼
股関節疾患センター長
名越 智（なごや さとし）

寛骨臼形成不全とは？

足の付け根が痛い病気の中に、寛骨臼形成不全があります。太ももの骨（大腿骨）の付け根の骨頭を覆う骨盤の屋根（寛骨臼）が小さいために股関節に無理がかかり、痛みが出ます（図1）。歩いているときや動き始めが痛く、日本人では主に20～40歳代の女性にみられます。症状が進むと関節軟骨が削れ、長時間の歩行がつらくなり、痛みのために夜中に目が覚めることもあります。消炎鎮痛剤内服やリハビリをしますが、病期が進むと股関節の手術が必要となります。

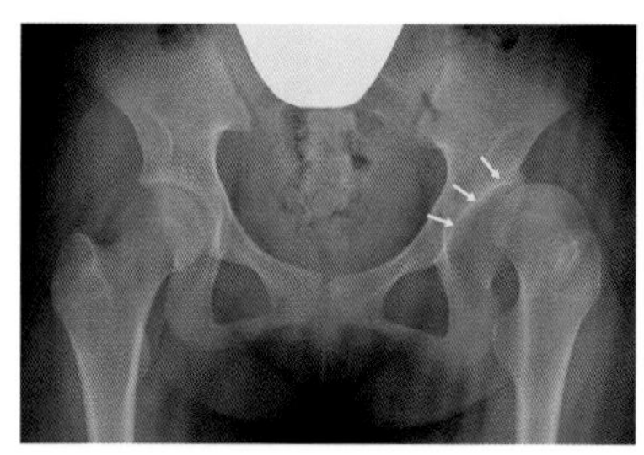

図1　寛骨臼形成不全のX線画像
黄色矢印で示した寛骨臼の骨頭への被さりが悪く、左大腿骨頭が外側にはみ出している状態です。左の太ももの付け根が痛い状態です

寛骨臼形成不全の診断と保存治療・手術療法

X線検査で、股関節の被りが浅く足の筋力が落ちている場合は、リハビリで筋トレなどをします。軽い痛みでは、骨盤の横の筋肉（股を開く筋肉）を鍛えます（図2）。やりすぎると痛みが強くなるので要注意です。鋭い痛みが出るときは、X線検査で股関節の変形や関節の隙間をチェックし、隙間が少なくなったり、骨に異常がある場合は手術療法を考慮します。

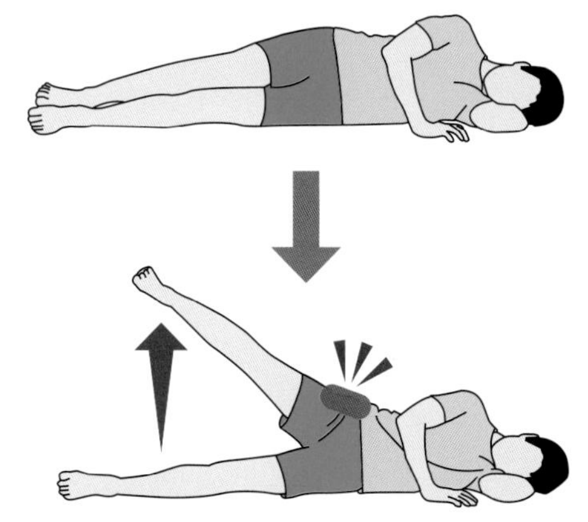

図2　股関節外転筋力訓練
骨盤の横の筋肉（股を開く筋肉）を鍛える運動で、股の間に枕をはさんで行うと関節に無理がかかりません

手術療法では、大腿骨頭の上にある寛骨臼の被さりが浅いので、くり抜いた寛骨臼を外側に回転して骨頭を覆い、後に吸収される特殊なスクリューで固定します（図３）。この手術を寛骨臼回転骨切り術といいます。この操作は出血の危険を伴うので、安全のために大腿骨の大転子と呼ばれる骨をあらかじめ切り、骨盤外側の大きな筋肉を保護しながら骨切り部分がよく見えるようにして手術をします。

最近では、コンピューター上で理想的な回転角度を計測し、術前に3Dプリンターで作った患者さんの骨盤立体模型に合う立体ガイドを手術中に用いて、適切な寛骨臼の回転により理想的な股関節を作る技術を開発しています（図４）。「図５」は手術により、どのくらい関節が長持ちするかを示すグラフで、若い人ほど長年にわたって股関節の機能が維持されることがわかります。

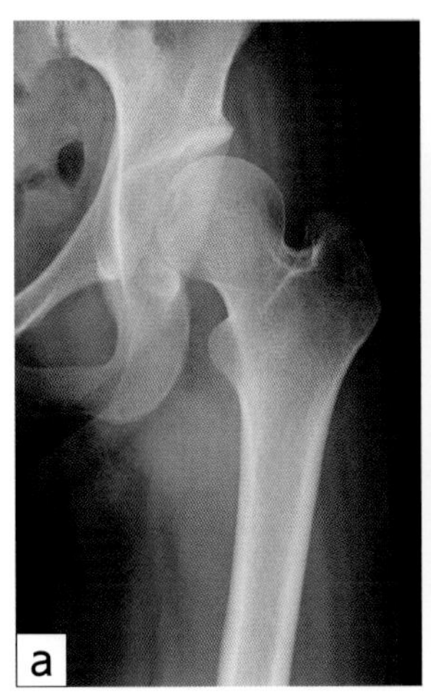

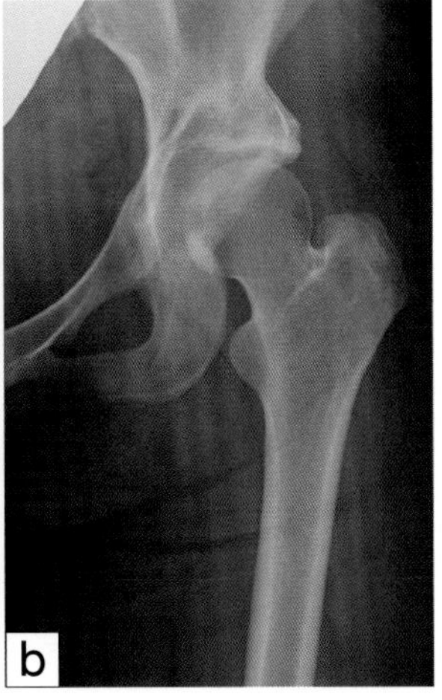

図３　寛骨臼形成不全股と寛骨臼回転骨切り術の手術後のX線画像
aは寛骨臼形成不全です。bは、くり抜いた寛骨臼を外側に回転して骨頭を覆った後に、消える特殊なスクリューで固定したところです。この手術により股関節の痛みが治ります

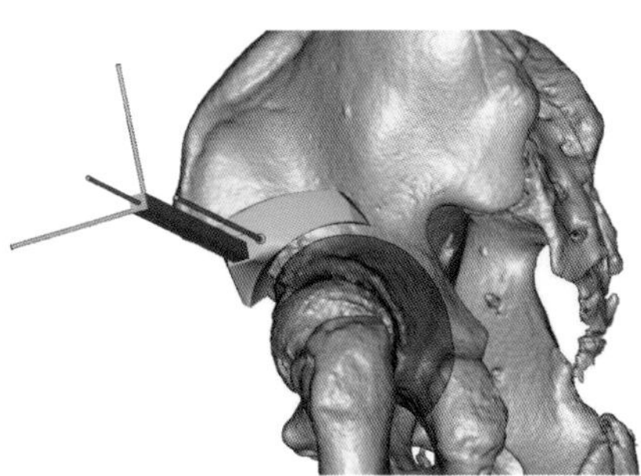

図４　骨盤立体型模型と骨盤座標ガイド
あらかじめ３Dプリンターで患者さんの骨盤に合う立体モデルガイド（緑色）と、その上に骨盤の向きを示す３次元インディケーターを装着したところです。これにより紫色で示す回転臼蓋を術前に計画した角度に正確に回すことができます

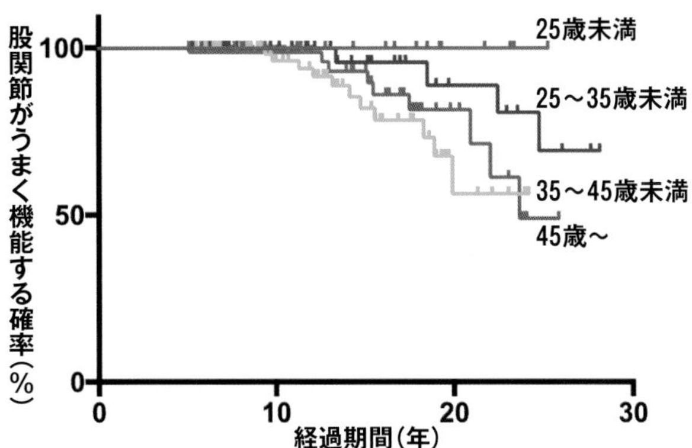

図５　寛骨臼回転骨切り術の臨床成績
縦軸は、股関節がうまく働いている患者さんの割合を示しています。術後20年が過ぎた辺りから徐々に人工股関節置換術に移行する数が増加しています。手術を受けた時の平均年齢が45歳の患者さんは術後20年が過ぎる（65歳になる）と、その約半数が人工股関節置換術を受けるようになります

変形性股関節症における人工股関節置換術

人工股関節置換術（図６）は股関節が破壊され、股関節痛に悩まされる患者さんに行います。痛みの原因となる変形した臼蓋と骨頭を削り、寛骨臼には金属カップとプラスチック（ポリエチレン）と、大腿骨にはセラミックの骨頭を付けた金属支柱をはめ込みます（金属は骨に自然と結合します）。この球形の骨頭とカップが合わさり、歩いても、運動しても痛くない股関節を作ることができ、何年にもわたって股関節が働くサポートをします。

当科では股関節周囲の筋肉や腱を切らずに行う、前側方アプローチによる最小侵襲人工股関節置換術（MIS）を実施しています。さらにナビゲーション技術を用いて、より正確なカップの設置をしています。これにより、手術中の出血や術後の人工股関節の脱臼を防止でき、下肢神経麻痺やエコノミークラス症候群などの下肢静脈血栓症などの術後合併症を防いでいます。入院期間は約２週間で、ゴルフなどの軽いスポーツは６か月をめどに可能となります。

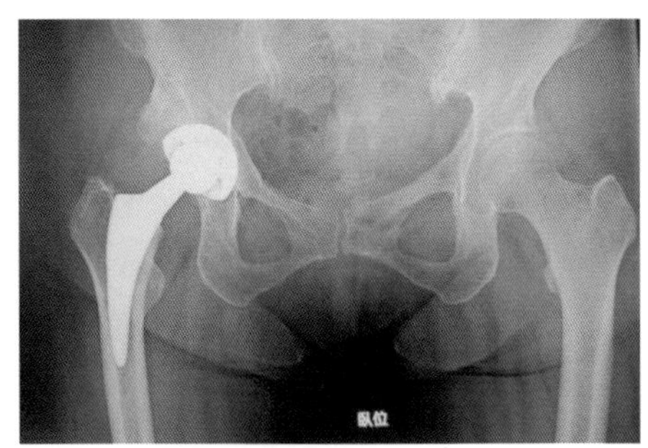

図６　人工股関節術後
右人工股関節置換術後の股関節X線画像です。白く見えるのが、埋め込まれた人工股関節です

当科の特色　整形外科

当科では、骨・筋肉・神経・関節などの運動に関する疾患や外傷を診ています。
主な対象疾患：股関節疾患（変形性股関節症、寛骨臼形成不全、大腿骨頭壊死症、股関節唇断裂、大腿骨近位部骨折など）、膝関節疾患（変形性膝関節症、半月板損傷、内側骨壊死など）、上肢疾患（手根管症候群、肘部管症候群、橈骨遠位端骨折、テニス肘など）に対する治療を行っています。軽度であれば、ヒアルロン酸の関節内注射やリハビリを行います。保存療法が無効な疾患には、低侵襲手術で対処しています。

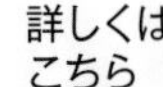

変形性膝関節症

体重を支える膝の痛み
変形性膝関節症を治すには

整形外科
診療部長
目良 紳介
めら しんすけ

変形性膝関節症とは？

膝関節は大腿骨、脛骨、膝蓋骨で構成される人の体の中で最も大きな体重を支えている関節です。蝶番のような動きをしていますが、実際には脛骨の関節の上を大腿骨が転がるように動いて曲げ伸ばしをしています。このような擦られる動作の繰り返しに関節軟骨や半月板の経年変化が加わって、軟骨のすり減りや関節の変形が起こることを変形性膝関節症といいます。

こんな症状が出たら受診を

変形性膝関節症ではO脚の変形が多く（図1）、膝の内側に痛みを生じます。また、半月板の損傷によって膝崩れ（膝が抜ける感じ）を起こしたり、関節に水が溜まって腫れたり、変形が進むことによって曲げ伸ばしの制限が起こり、しゃがみ動作や正座ができなくなります。このような症状が出たら、まずは診察が必要です。

受診をしたら、問診や触診で膝内側の圧痛の有無、関節の動きの範囲、腫れやO脚変形などの有無を調べ、X線検査で関節の隙間や骨の変形、骨棘（骨のトゲ）の有無などを確認します。必要に応じてMRI検査などをして診断します。

保存療法と観血的療法の違い

治療法には保存療法（手術をせずに治療する方法）と観血的療法（手術をして治療する方法）があります。

●保存療法

痛み止めの薬を飲んだり外用剤（湿布薬や塗り薬）を使うほか、炎症や痛みを軽減させる目的でヒアルロン酸を関節内に注入したりします。

運動療法で太ももの前の筋肉（大腿四頭筋）、後ろの筋肉（ハムストリング）、お尻の筋肉（殿筋）の筋力訓練やストレッチをすることによって膝関節の安定化を図って痛みを軽減します。支柱付きのサポーターをつけたり、靴にインソールを入れて下肢の並びを調整して膝関節に掛かる荷重を正常に近づけたりします。

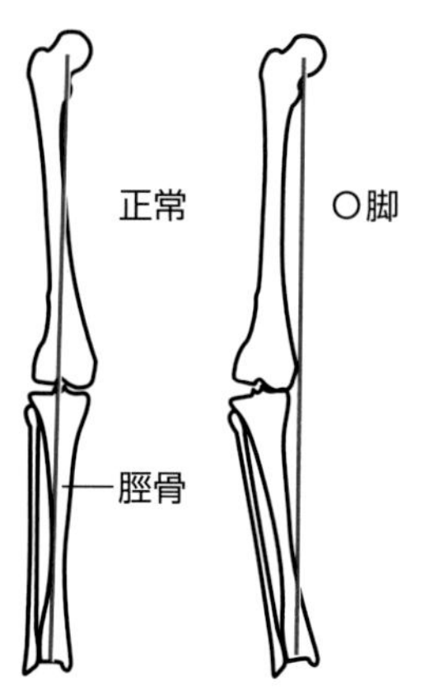

図1　変形性膝関節症：O脚の変形

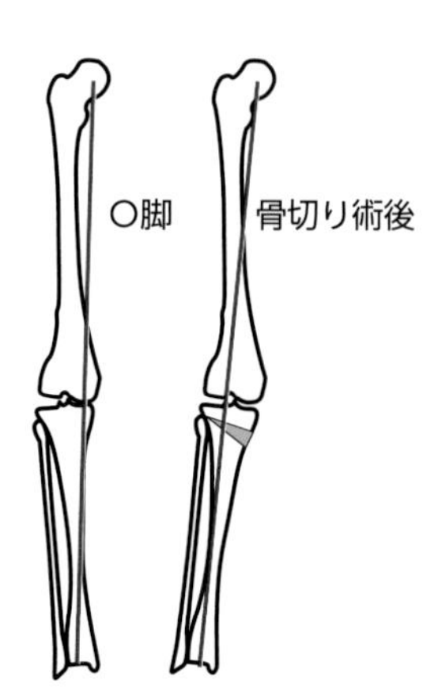

図2　O脚変形で膝関節の内側に偏りがみられます

●観血的療法

高位脛骨骨切り術と人工膝関節置換術に分かれます。まず、高位脛骨骨切り術は、O脚変形で膝関節の内側に偏ったストレスを、脛骨を骨切りして少し角度を変えることによって正常に近い外側に移動させる手術です（図2）。そのため膝関節の外側の経年変化が少なく、膝関節内の靭帯が正常な中等度までの患者さんが適応になります。

手術は、脛骨の近位部に切れ目を入れて内側を開大して矯正し、金属のプレートとスクリューで固定し、開大した部分には人工骨を挿入します（図3）。

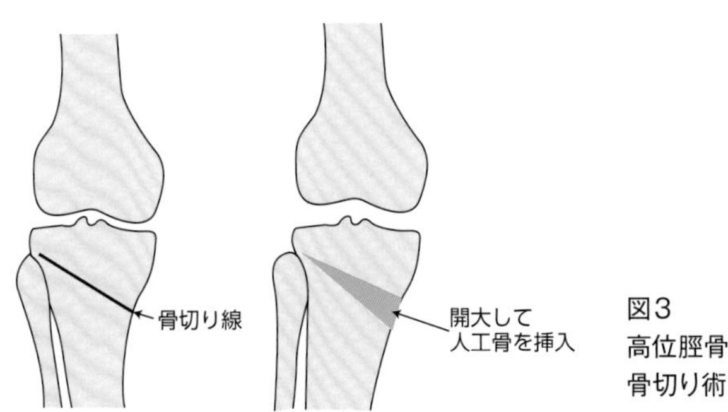

図3
高位脛骨骨切り術

自分の関節が残せるためスポーツ復帰や、体を使った作業に戻る患者さんが多くいます。

手術後1週間は体重をかけられません。1週間が過ぎてから体重をかけて歩行訓練を開始します。入院期間は4週間程度で、しっかりとした骨癒合まで半年くらいかかります。固定に使用したプレートとスクリューは1年から1年半後に抜去することをお勧めしています。

一方の人工膝関節置換術は、次の2つに分かれます。

人工膝関節全置換術は、膝関節全体のすり減りと変形が進んでいる患者さんに適応となります。傷んだ関節面を取り除いて金属でできた人工関節に入れ替えます（図4）。金属と骨との接着には骨用のセメントを使用し、膝蓋骨と脛骨の新しい関節面は耐久性に優れたポリエチレンを設置します。手術の翌日からリハビリテーションを開始し、痛みに応じて体重をかけての歩行訓練を行います。

単顆人工膝関節置換術は、膝関節の内側や外側のすり減りでほかの部位の損傷が少ない場合、傷んだ箇所だけを人工関節に置き換える手術です（図5）。内側外側をすべて取り換える全置換術と比較して体への負担が少なく、膝関節内の靭帯が残るため自分の膝の感覚が生かせて良好に動かせます。

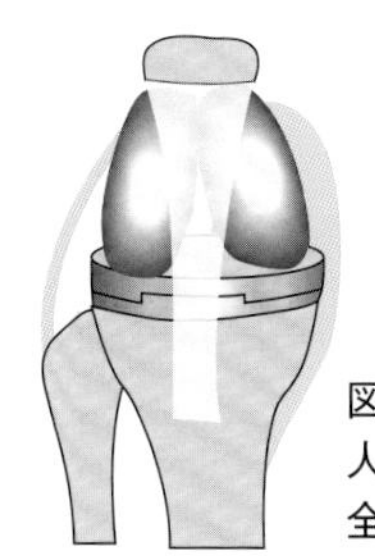
図4
人工膝関節全置換術

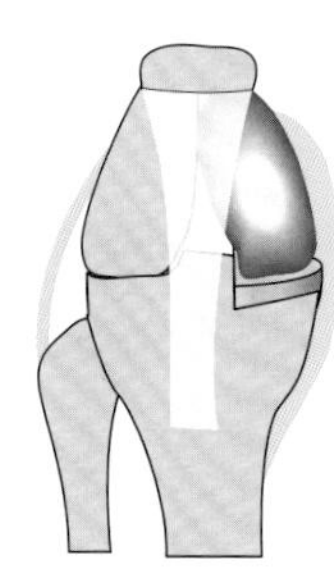
図5
単顆人工膝関節置換術

注意の必要な合併症

人工関節置換術の合併症の1つに感染があります。手術中に細菌が侵入したために発生したり、手術後に慢性の膀胱炎や歯槽膿漏、巻き爪などによる皮膚の傷から血行性*に感染したりすることがあります。感染の頻度は1～3％といわれており、感染が起こった場合には再手術が必要になることがあります。当院では感染予防のためにクリーンルーム（細菌を極力少なくした手術室）で手術を行っています。

もう1つ重要な合併症に肺血栓塞栓症があります。「エコノミークラス症候群」とも呼ばれており、聞いたことがある方も多いと思います。これは下肢の静脈にできた血栓（血の塊）が血流にのって肺の動脈を塞いでしまう病気です。大きな血栓が詰まってしまうと酸素と二酸化炭素の交換ができなくなり、胸の痛みや呼吸困難、ひどい場合には心臓が止まってしまうといった重篤な症状を引き起こす疾患です。

これを予防するために下肢に弾性ストッキングの着用や圧迫ポンプの装着をします。手術後は長時間ベッドに横になっていることがないよう早期からリハビリテーションを開始します。

これらの合併症が起こらないように最善を尽くして治療にあたっており、まずは安心して受診してもらえればと思います。

＊血行性：血液の流れの中に入ること

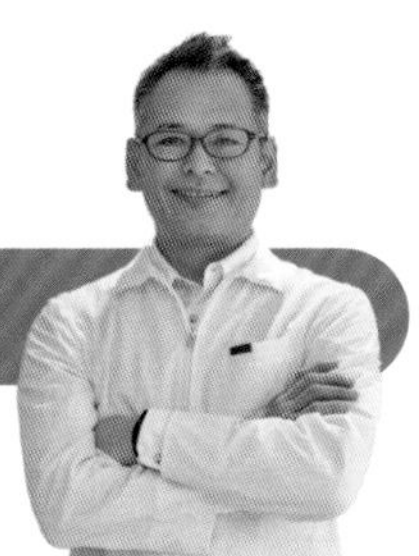

股関節疾患

脚の付け根の痛みの原因となる股関節唇損傷

整形外科
医長
舘田 健児（たてだ けんじ）

X線や通常のMRIだけではわかりづらい、脚の付け根の痛み

これまで原因不明とされた股関節（こかんせつ）の痛みの中に、「股関節唇損傷（こかんせつしんそんしょう）」が含まれるといわれており、近年注目されています。股関節唇は、股関節の屋根部分である寛骨臼（かんこつきゅう）の縁に付いている、軟骨成分からなる組織です。

股関節唇を損傷すると、股関節を深く曲げたり、捻ったりしたときに、脚の付け根の痛み、引っかかり感、関節がずれる感じが生じます。X線や通常のMRI撮影では診断が難しく、この病態に精通した医師の診察と股関節を放射状にスキャンする特殊なMRI撮影が必要です（写真1）。

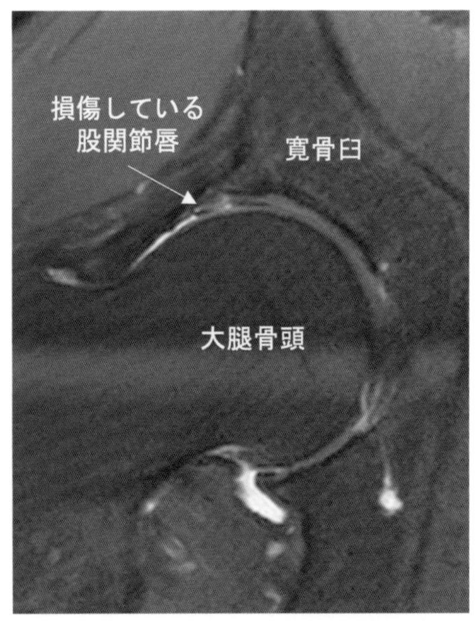

写真1　放射状MRIによる股関節唇損傷の診断

股関節唇損傷の原因として、日本人は股関節の屋根部分の被（かぶ）りが浅い寛骨臼形成不全（かんこつきゅうけいせいふぜん）が最も多く、逆に屋根の被りが深すぎたり、丸い大腿骨頭（だいたいこっとう）のくびれ部分が少ないことで、動きによって屋根部分と大腿骨がぶつかること（股関節インピンジメント）で股関節唇損傷が生じることもあります。

痛みを改善させる治療

リハビリテーションで、股関節やその土台の骨盤の動きを良くすることで、痛みが改善する場合が多いです。しかし、なかなか痛みが改善しない場合は手術が必要となることもあります。寛骨臼形成不全が原因の場合は、骨切り術（こつきりじゅつ）を行って被りを深くするように、屋根の骨を矯正する手術を行います。

高齢の場合や軟骨のすり減りが生じている場合は、人工股関節置換術（じんこうこかんせつちかんじゅつ）を行う場合もあります。インピンジメントが原因の場合は、内視鏡手術で痛みが改善することがあります。股関節の中に内視鏡を挿入して、損傷している股関節を縫合し、骨の衝突する部分を削ります（股関節鏡手術、写真2）。

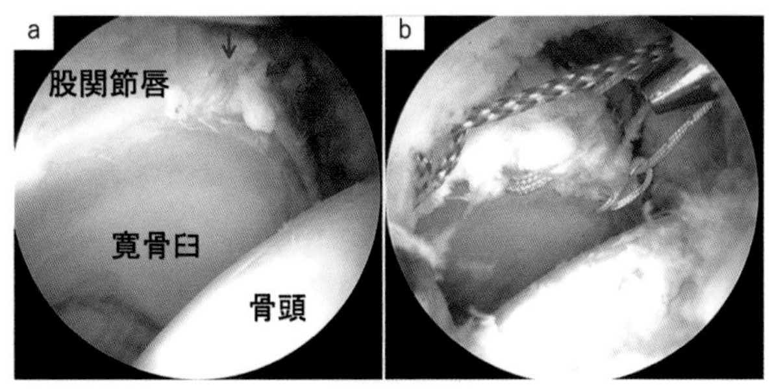

写真2　内視鏡手術による股関節唇の修復術
（赤矢印：股関節唇損傷）

腰椎椎間板ヘルニア

腰痛後、片側の下肢痛やしびれがきたら腰椎椎間板ヘルニアかも

脊椎脊髄外科
医長
早瀬 仁志（はやせ ひとし）

椎間板ヘルニアとは

せぼね（脊椎（せきつい））は、椎骨（ついこつ）と呼ばれる骨が連結してできており、通常、腰のせぼねは５個の骨（腰椎（ようつい））があります。せぼねの骨と骨の間に衝撃を和らげるクッションの役割を果たす椎間板（ついかんばん）があります。椎間板の中にはゼリー状の髄核（ずいかく）があり、まわりを線維輪（せんいりん）という軟骨が囲んでいます。

椎間板は、髄核の水分量（若いときには約９割が水分といわれています）が減少し、変性（歳をとると組織が劣化する）し弾力を失うと、重さの負荷などで亀裂が入って、髄核の一部が飛び出します。この押し出された髄核が、馬尾神経（ばびしんけい）（脊髄（せきずい）の下端から下に向かって伸びている神経の束）を圧迫するため、腰に痛みが生じます。さらにどんどん押し出されると、足に向かう神経をさらに圧迫して、足の痛みやしびれがだんだん強くなってきます。この髄核が飛び出した状態を、腰椎椎間板（ようつついかんばん）ヘルニアといいます。

腰椎椎間板ヘルニアは、高齢者よりも 20 ～ 40 歳代にかけての比較的若い男性に多い病気です。前かがみや中腰の姿勢を長時間続けたり、重たいものを急に持ち上げたりしたときなどに発症することが多いです。

腰椎椎間板ヘルニアの症状、診断、治療

腰椎は５つありますが、重みの負荷がかかりやすい第４腰椎と第５腰椎の間にある椎間板（L4/5 と表記）と第５腰椎と仙骨の間にある椎間板（L5/S1 と表記）で、腰椎椎間板ヘルニアが起こりやすいです。椎間板ヘルニアが圧迫する神経によって痛みやしびれの場所が違います（図）。

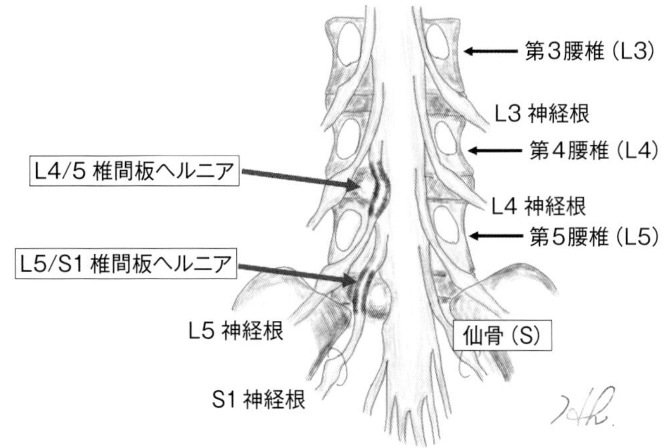

図　腰椎椎間板ヘルニア
L4/5 椎間板ヘルニアでは、ふくらはぎの外側から足の親指にかけて、L5/S1 椎間板ヘルニアでは膝の後ろ側から足の裏側にかけて、痛みやしびれが起こりやすいです

診察では、患者さんの症状の経過を聞き取り、医師による神経診察を行います。腰椎 MRI 検査が有効で、透視や CT 検査を行って、より精査することもあります。

治療には薬物治療、リハビリ、神経根ブロック、椎間板内酵素注入療法（ヘルニコア）、手術治療があり、痛みの程度や患者さんの症状に応じて治療法を選びます。

手術治療には、従来の３～５cm 程度の切開で行う LOVE（ラブ）法、２cm 程度の切開でチューブを挿入して行う MED 法、最近では１cm 程度の切開で内視鏡内で特殊な手術器具を挿入して行う、全内視鏡下椎間板摘出術（FED 法）などがあります。

脊髄損傷

突然やってくる脊髄損傷

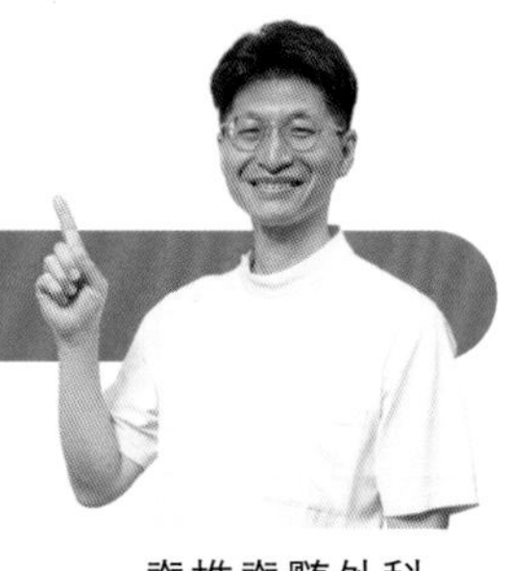

脊椎脊髄外科
診療部長
村上 友宏
むらかみ ともひろ

脊髄損傷とは？

脳からの多くの神経が、1つにまとまって神経の束となったものが脊髄（せきずい）であり、この脊髄が傷つくことを脊髄損傷（せきずいそんしょう）（略して、脊損（せきそん））といいます。転倒、転落、交通事故、スポーツなどで、背骨が強い力で曲がったり伸びたりしたときに起こります。

脊損と聞くとすべて重症のように聞こえますが、損傷の場所や程度によって手がしびれるだけのような軽いものから、手足が動かない、感覚もないなどの重いものまでさまざまです。

脊髄損傷になりやすい人

転落や交通事故、スポーツのような場合は、比較的若い人が脊損になる可能性がありますが、転倒は高齢者に多く、特に室内での平地転倒が多いのが特徴です。近年、外出や運動する機会が減少したことが原因で足腰の力が低下し、とっさに手を出して転倒の衝撃を減らす反応が鈍くなったため、頭や腰を直接打撲してしまうのです（図１）。

背骨が曲がったり伸びたりしただけでは、脊髄が損傷されることはありません。なぜなら、背骨の動きの限度を越さないように、靭帯（じんたい）があり、関節があるからです。ただし、曲がったり伸びたりする力が強くて、これらの構造が壊れた場合や背骨が骨折した場合は、その限りではありません。

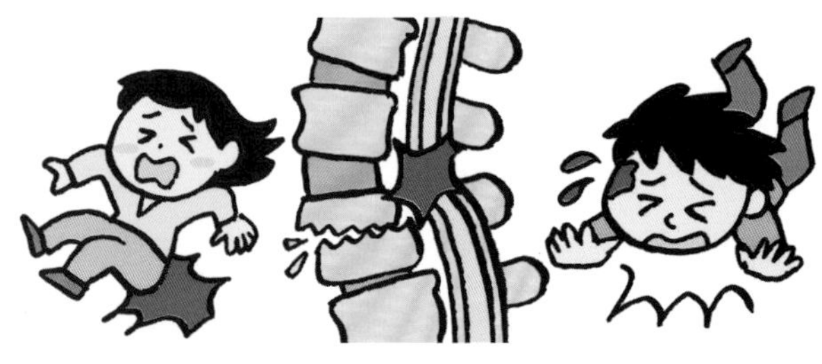

図1　脊損のイメージ

高齢になると骨粗しょう症（こつそしょう）により骨折しやすい状態になってくることがあります。なかにはゴムのように柔らかいはずの靭帯が骨のように硬くなってしまうことにより、さらに骨折しやすい状態の患者さんもいます。

検査・診断

意識状態、血圧、脈などのバイタルサインを確認してから、手足の動きや感覚の状態を診察します。患者さんの状態を見ながら、X線やCT、MRI検査を行って診断します。

X線やCTは骨折などの骨の状態を主に確認します。MRIは脊髄や脊髄から出る神経、靭帯や筋肉などの状態、出血の有無などを確認し、障害を受けている脊髄の部分を確定します。

総合的な治療

しびれはあるが手足は動かせる、歩けるなど、症状が軽い場合は、薬やリハビリテーションなどで症状の回復を促します。脊髄の圧迫が原因で症状の改善が見込めない場合は、脊髄の圧迫を解除する手術を検討します。将来的には自宅で生活することができます。

手足が動かない、感覚がないなど、症状が重い場合は、骨がずれたり血の塊（血栓）が脊髄を圧迫していることが多いため、手術して脊髄の圧迫を解除したり、骨がずれないように金属を使って固定したりします。その後、高気圧酸素療法を併用しながら本格的にリハビリテーションを開始します（図2）。

●治療の幅を広げる連携

当院は、症状が重い患者さんに対してさらに、札幌医科大学 神経再生医療学部門 再生治療推進講座と連携して、後遺症の軽減をめざす再生医療を行っています。自分の骨髄から採った細胞を増やして静脈内に投与する方法です（図3）。損傷したところに直接投与するのではないので、体への負担は少ないです。ただし、効果には個人差があり、投与が勧められない持病や合併症がある場合は受けられません。

また、孝仁会グループの道東の旗艦病院である釧路孝仁会記念病院と連携して、当院でも「自由診療」（保険適用外）による再生医療を行うことを考えています（現状では計画段階です）。

「保険診療」による再生医療は、受傷後間もない方のみが対象になりますが、釧路孝仁会記念病院の再生医療は、受傷後時間が経過した方でも対象となります。この治療は厚生労働省へ届け出を行っており、安全性と効果の可能性について認められたものです。ただし、効果には個人差があります。当院での開始時期は未定ですが、現在でも釧路孝仁会記念病院で治療を受けることは可能ですので、お気軽にご相談ください。

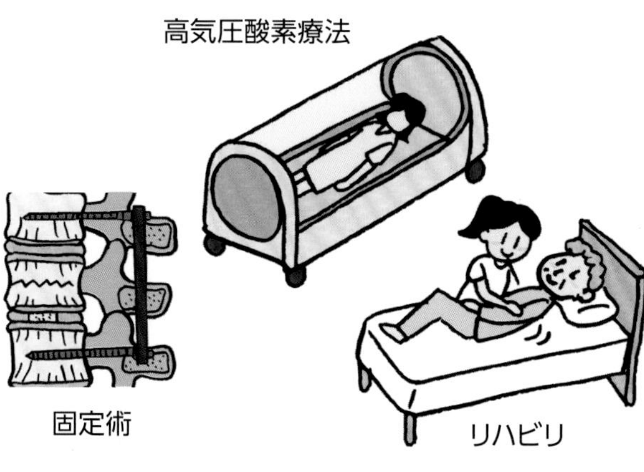

図2　脊損の治療

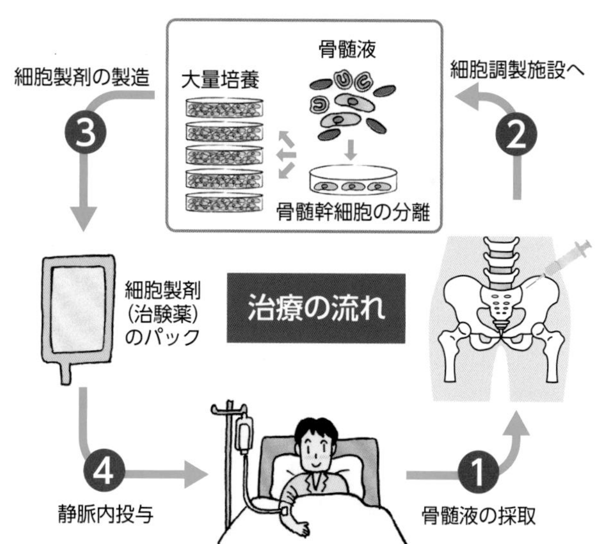

図3　再生医療の仕組み

当科の特色 **脊椎脊髄外科**

脳神経外科の専門医が、手指先のしびれ、背中の痛み、腰痛や足のしびれなど、脊椎、脊髄に関連するようなさまざまな症状に対して、脳の病気も考慮しながら診断し、患者さんに最適な治療の提供に努めています。心臓や腎臓の機能が悪い患者さんもほかの科の医師と連携して治療します。

顕微鏡を使った細やかな手術や内視鏡を使った体に負担の少ない手術から、側弯症の矯正のような高度な手術まで行っています。

病棟では、看護師、リハビリスタッフ、薬剤師、医療相談員が協力し合って患者さんの治療、機能回復に専念し、早期退院をめざします。

詳しくは
こちら

骨粗しょう症・圧迫骨折

身近で意外と怖い圧迫骨折

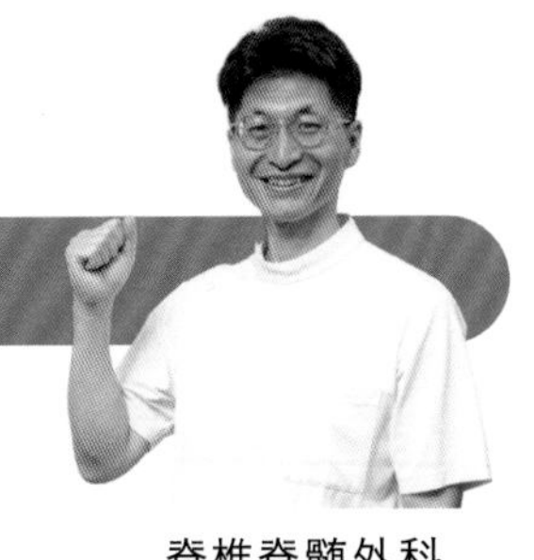

脊椎脊髄外科
診療部長
村上 友宏
むらかみ ともひろ

身近な病気、骨粗しょう症

骨粗しょう症は年齢とともに骨がもろくなる「骨の老化現象」ですが、骨折の危険性が増える「病気」です。予防は、骨を作る材料となるカルシウムとカルシウムの吸収を助けるビタミンＤをバランスよく摂取することと、骨を形成するために運動することが大切です。

日光に当たることでビタミンＤが体の中で作られるので、外の散歩は一石二鳥です。特に女性においては閉経後に急速に骨がもろくなりやすいので、早めに骨密度の検査をすることをお勧めします。骨折の危険が高い場合には、飲み薬や注射での治療を始めます。

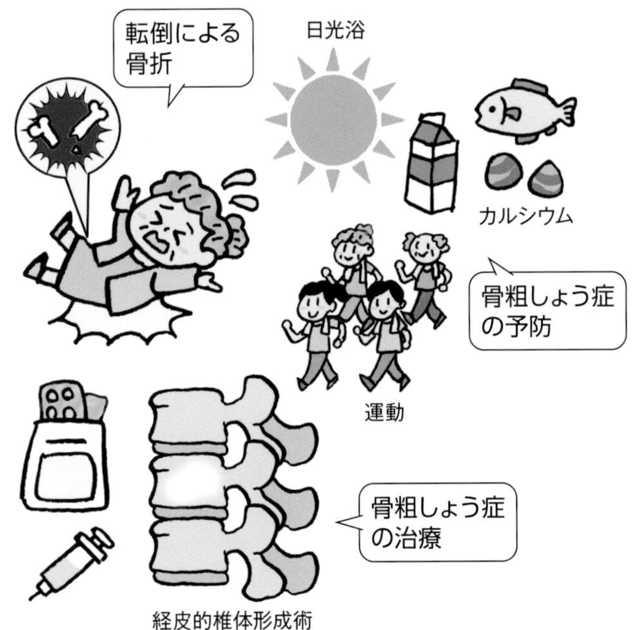

図　骨粗しょう症イメージ

意外と怖い圧迫骨折

圧迫骨折は背骨が押しつぶされて起こる病気です。尻餅のような転倒によることもありますが、骨がもろい場合はくしゃみなどの軽い刺激でも起こります。１か所骨折するとまた違う場所が骨折することが多く、次々と骨折してしまうことがあります。最初の骨折を予防することが重要です。

背骨が変形し背中が丸くなってしまうと、歩きにくいだけではなく、息がしにくい、ムカムカする、食欲がない、便秘がちといった症状が伴って生活の質が低下します。

治療は痛み止めを飲みながら、コルセットなどの体を支える装具をつけて、できる範囲内で動いて日々の生活を送ります。４～６週間しても痛みが強く日常生活も困難な場合、折れた背骨にセメントを注入する手術（経皮的椎体形成術：全身麻酔、手術時間約 30 分）をお勧めします。目が覚めるころにはセメントは固くなっているので骨折による痛みは嘘のように消えます。

圧迫骨折は高齢者に多く、痛みが強くてほぼ寝たきり状態になり、それが長引くと足腰の筋力がどんどん弱って動けなくなります。そうなる前に早めに手術を行うことで筋力の低下を防ぎ、できるだけ早く以前の生活に戻れるようにリハビリテーションをすることもあります。

患者さんに寄り添う医療

FOCUS ①

身近な疾患への取り組み

慢性腎臓病の重症度と病期に沿った治療

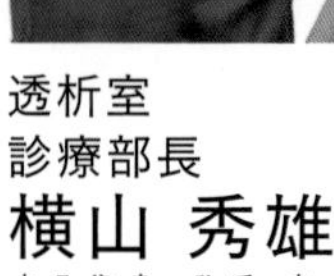

透析室
診療部長
横山 秀雄
よこやま ひでお

慢性腎臓病とは？

慢性腎臓病（CKD）は生活習慣病や動脈硬化に起因することが多く、国民の８人に１人の高い有病率をもつ国民病です。
腎臓は機能が失われると回復が難しく、しかも沈黙の臓器と呼ばれるように、ある程度進行するまで無症状です。検査や治療を怠ると確実に重症化し、透析や腎移植が必要となる怖さを持ちます。また、心血管疾患を高い比率で発症することで、生命への強い脅威ともなります。

原因と症状

CKD の原疾患（おおもとの疾患）は糖尿病性腎症、高血圧由来の腎硬化症、慢性腎炎、多発性嚢胞腎などで、このような疾患の経過中、まだ無症状の段階で、血液・尿検査で発症が知らされます。

尿毒素と体液過剰により倦怠感、息切れ・呼吸困難感、食欲不振、やせ、むくみ、貧血、かゆみなど、多くの症状が現れるころは、すでに重症化した状態です。

CKD の重症度（病期分類）

血液をろ過し、尿を生成する腎機能の指標として、尿毒素の一種である血清クレアチニン値をもとに算出する推算糸球体濾過量（eGFR）が使われます。この値の低下度合で重症度（G1 ～ G5 までの区分）が決まり（表）、G4 までの腎不全保存期からさらに進行した段階である G5 が末期腎不全（ESRD）です。

	G1	G2	G3	G4	G5
eGFR値	≧90	89～60	59～30	29～15	<15
重症度	高値～正常	正常～軽度低下	中等度低下	高度低下	機能廃絶
病期		保存期腎不全			末期腎不全
診療計画	CKDスクリーニング	腎障害進行度の評価 生活改善	腎不全合併症の評価と治療 食事療法・薬物療法		腎臓移植 透析（腎代替療法）

表　慢性腎臓病ステージ分類

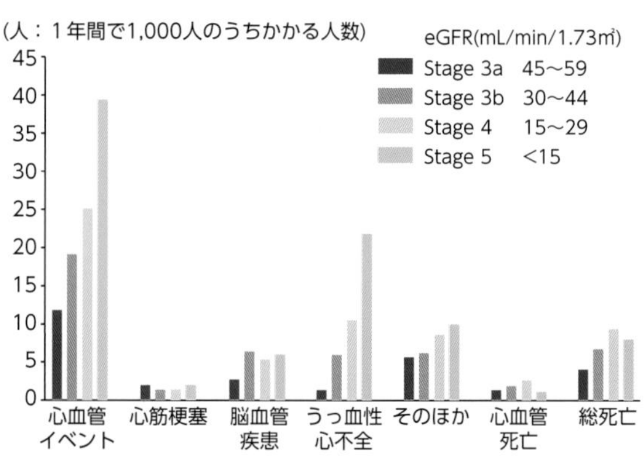

図１　CKD 病期別の心血管イベントと死亡
ステージの進行に沿ってイベント発生率が上昇します
（Tanaka K et al : Cardiovascular events and death in Japanese patients with chronic kidney disease.Kidney Int 91:227-234,2017より引用）

「図１」では腎不全の進行度に比例した心血管系の合併症や死亡率の上昇が認められます。かたや心機能の悪化は腎臓に強い悪影響を持つため、この心腎連関（心臓と腎臓の間に深い関係がある状態）を断ち切るためには、基礎疾患の管理と循環器系の病状を把握する定期的検査が重要です。

予防および治療法

肥満・運動不足の解消、禁煙など、生活習慣の改善と減塩が重要です。糖尿病・高血圧は医療機関での適切な管理と血液・尿検査による追跡が必要です。

治療薬としては、腎保護作用をもつレニン - アンジオテンシン系阻害薬がまず選択されます。さらに近年、糖尿病治療薬であるSGLT2阻害薬の心不全・腎不全抑制効果が実証され期待されています。

また、貧血、骨・ミネラル代謝異常に対して栄養管理や、薬剤による治療、体液量管理のための利尿剤や、尿毒素の便への排泄目的で球形吸着炭（腸内の有害物質を吸着する薬）などを使用します。

腎代替療法

腎臓の働きには、①体液量の調整と老廃物の排泄、②ホルモン調整機能として造血ホルモン分泌やビタミンD活性化、血圧調整機能があります。末期腎不全で選択が求められる腎代替療法（RRT）のうち、腎移植はこれら両機能を担う根治的治療（病気を完全に治すことをめざす治療）ですが、臓器提供の問題から、まだ恩恵を受けられる方は限定的です。

一方、血液透析と腹膜透析は、①の機能は果たしますが、②の機能は薬剤で補完する必要があります。各種療法の尿毒素に対する効果を模式化し、「図２」に示します。「図３」は血液透析における eGFR 値の推移の実例です。透析前後で、老廃物の蓄積と浄化を機械的に繰り返す療法のため、一生継続することが大前提です。

それぞれ優位点と不利な点がありますので特徴をよく理解し、自分の価値観、ライフスタイルや自立度を含めた生活状況などの観点から、家族や医療者も含めた共同意思で選択します。

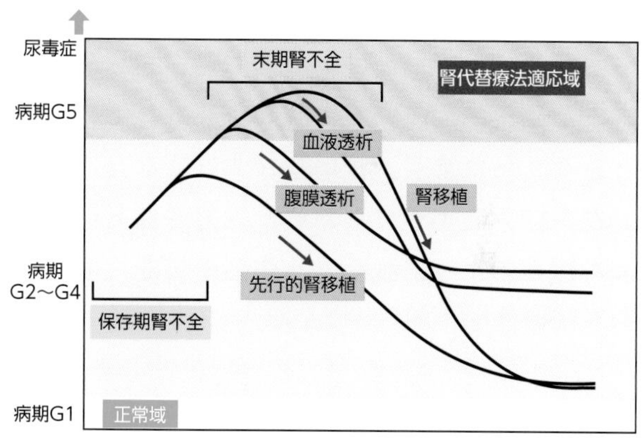

図２　各種腎代替療法別の尿毒症物質の推移
尿毒症の改善効果の観点から、移植術はより根治的、透析は姑息的（一時的である状態）です

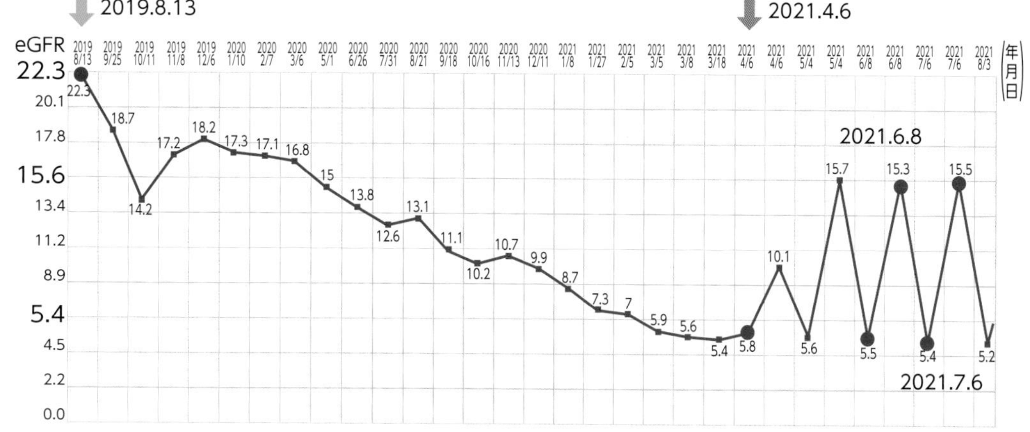

図３　血液透析開始前後の eGFR 値トレンド
eGFR 値 20 台から急な角度で腎不全が進行しましたが、治療開始によって一時、機能を持ちなおしました。しかし徐々に悪化が進み、血液透析を開始。透析前後でのこぎりの刃のように同１日に eGFR 値は著しく変化しています

健診で見つかる身近な疾患

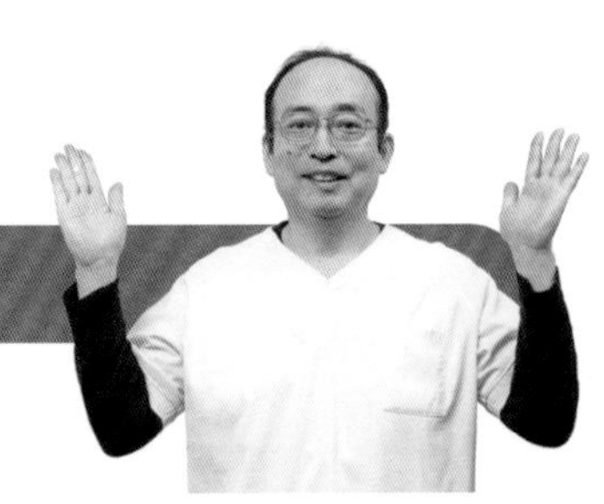

内科
主任診療部長
高柳 俊明
たかやなぎ としあき

高脂血症とそのほかの疾患

当科には、当院の健診センターで再検査や精密検査のため、内科受診を勧められた方が受診しています。代表的なものに高脂血症があります。

●中性脂肪が高い場合

中性脂肪が高い場合、甘い物やお酒が好きなことがあります。そのため糖尿病、糖尿病予備軍または、アルコール性肝障害になっていることも考えられます。甘い物が大好きな方なら甘い物を控えるように、お酒が大好きな方にはお酒を控えるように説明し、生活習慣を注意してもらいます。

●コレステロールが高い場合

コレステロールが高い場合は、食生活や運動習慣を確認します。朝食抜きや夕食に偏った食事をとっている方がいます。食事は３食バランス良くとることを勧めています。運動習慣がない方には、例えば車通勤を見直すなどのアドバイスをします。北海道では冬季の運動がしにくいため、スポーツジムを勧めたりしています。

コレステロールが高い方には、甲状腺ホルモンが少ない場合があります。採血で甲状腺に異常が見つかれば内分泌内科を受診するよう説明します。また遺伝的にコレステロールが高い場合があるので、家族の健康状態を確認することも大切です。コレステロールが高いと動脈硬化になっていることがありますので、動脈硬化の検査も必要です。

中性脂肪やコレステロールは高いが、内服治療がまだ不要と考えられる場合は、本人と相談し、健診で経過観察をしてもらうか、２～３か月後内科に再度受診してもらっています。また糖尿病が隠れている場合は糖尿病内科を、アルコール性肝障害が隠れている場合は消化器内科を受診するよう説明します。

内服治療が必要と判断される場合は治療を開始し、外来で治療を続けます。

高脂血症以外で健診から当科に紹介される受診者には、血液の異常値や梅毒検査の異常値を指摘された方がいます。当院には血液内科がないため、まず内科を受診してもらいますが、ほとんどは再検査で異常なしを確認しています。その場合、健診を継続するよう説明し終了しています。しかし、なかには再検査でも異常値を示す受診者もいます。その場合は血液疾患の可能性があるため、患者さんと相談し血液内科に紹介します。

また女性の貧血の場合は生理が原因のことがあります。その場合は、胃カメラや便潜血検査（または大腸カメラ）を行い、消化管出血を否定し、婦人科受診を勧めます。

最近、梅毒検査の異常で受診する方も珍しくありません。その中には偽陽性（誤って陽性と判断されている）または既感染（過去に感染したことがある）と考えらえる受診者がいます。どちらも受診者からの情報が非常に大切です。梅毒に感染中とわかれば治療を開始します。

2型糖尿病治療の意義と最新治療

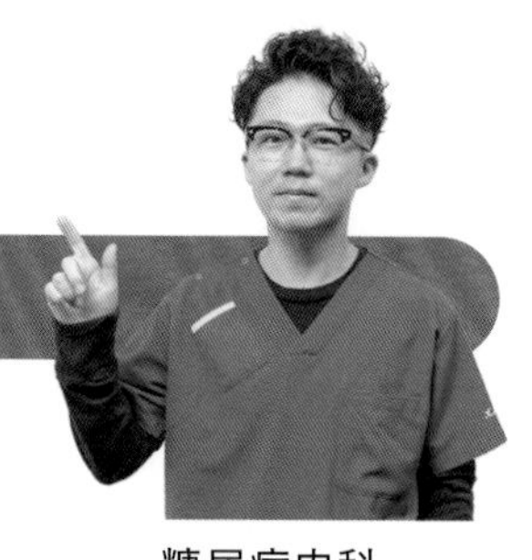

糖尿病内科
牧田 興志（まきた こうし）

糖尿病治療の目的とは？

糖尿病とは、血管の中の糖の濃度が異常に高くなり続けることで、全身の血管が痛んでくる慢性疾患です。治療を行わないと手足のしびれや痛み、温度がわからなくなる神経障害、失明の危険のある網膜症、最終的には人工透析が必要になる腎症の進行につながるなど、生活の質が低下します。また、狭心症や心筋梗塞、脳梗塞、足が腐るといった直接命の危険につながるような病気の発症にも関与します。

糖尿病治療の目的は血糖を下げることではなく、上記のような合併症を発症することなく健康な人と変わらない人生を送ることです。合併症は血糖値のみをコントロールしても、進行を抑えることはできません。血糖値をコントロールすることは必須ではありますが、肥満や高血圧なども併せて治療することが重要で、さまざまな面に気を配らなければなりません。

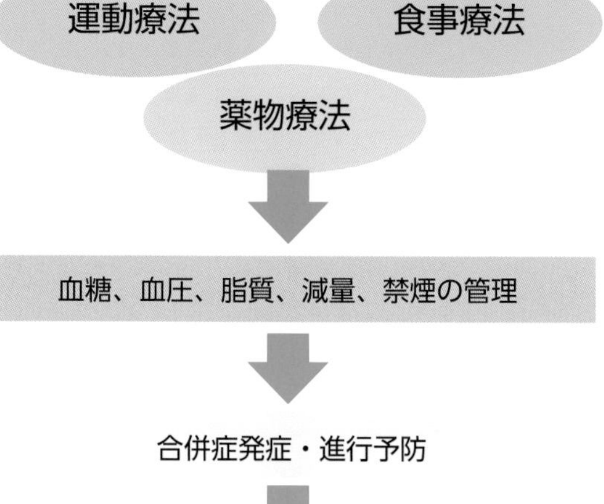

図　糖尿病治療の目標

糖尿病の薬物治療

糖尿病治療の３本柱は食事、運動、薬物です。前者２つが最も大事な治療ですが、薬物療法を行わなければならない場合が多いのが実際です。薬物療法は注射と飲み薬があり、患者さん一人ひとり、最適な薬剤が異なります。

糖尿病の治療法の１つに、患者さんの不足しているインスリンを体外から補給して血糖値を下げる「インスリン注射」があります。よくある勘違いですが、インスリン注射は「糖尿病の末期」だから行うのではありません。必要な時期に行い、血糖値が良くなれば飲み薬やインスリンではない注射薬にすることも場合により可能です。近年、心臓や腎臓など全身に好影響を及ぼすと考えられる注射や飲み薬が開発されています。１週間に１度の飲み薬や注射薬なども開発され、今後さらに発展していくものと思います。

血糖測定の分野では、従来の指で測定するものから、14 日間腕につけっぱなしの血糖測定器など、日々進化を遂げています。選択肢が多く、患者さん自身がすべてを把握することは難しいので、興味があれば主治医に質問してください。

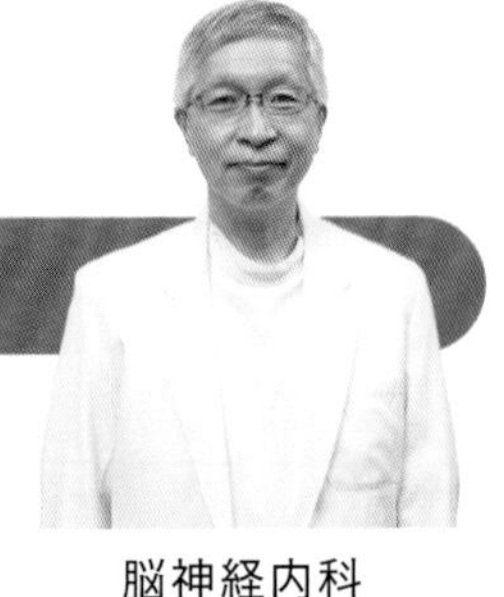

認知症性疾患

軽度認知障害から
アルツハイマー型認知症

脳神経内科
診療部長
柏木 基（かしわぎ もとい）

症状の特徴

軽度認知障害（MCI）は、①記憶障害の訴え、②年齢や教育レベルの影響のみでは説明できない記憶障害が存在する、③日常生活動作は自立、④全般的認知機能は正常、⑤認知症ではないという定義があり、記憶の障害はあるものの、日常生活に大きな支障のない状態です。

MCI は認知症の前段階と考えられており、年間 10 ～ 15％の方が認知症に移行するといわれています。

認知症の代表的な疾患はアルツハイマー型認知症で、記憶の障害のほか、日付や時間、場所がわからなくなる見当識障害、言葉がうまく話せないあるいは理解できない失語症や、リモコン操作、ATM の操作、家事、物の片づけができなくなる実行機能障害などが出現します。そのほか幻覚や妄想、暴言・暴力などの問題行動を起こすことがあります。

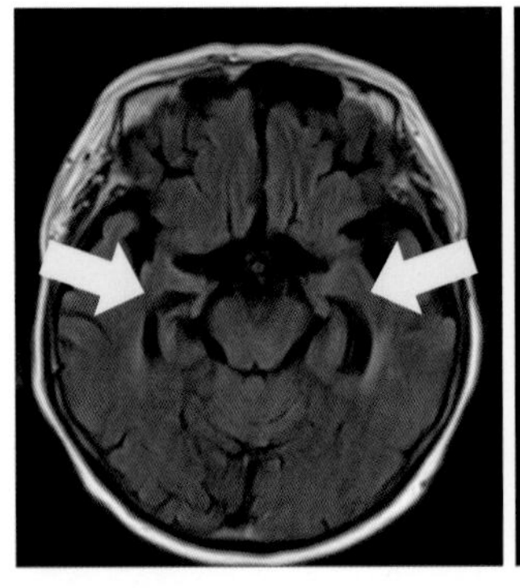
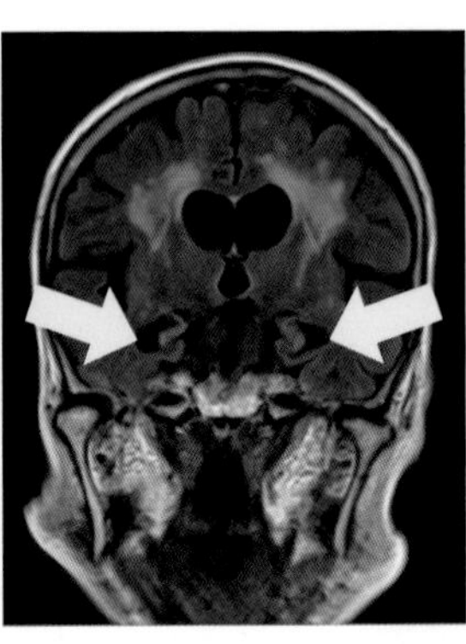

図1　頭部 MRI
側頭葉を中心とした海馬の萎縮がみられます

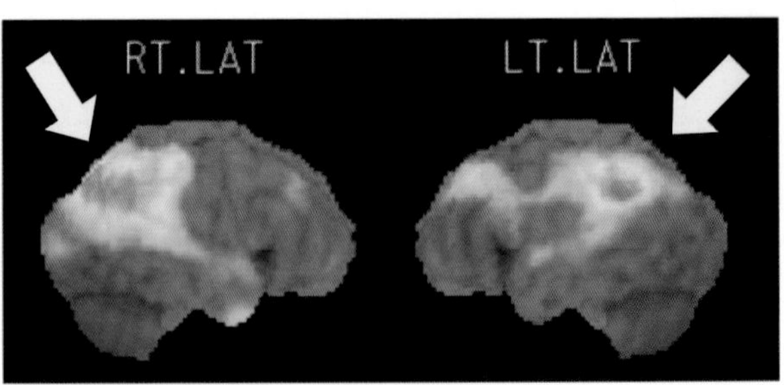

図2　脳血流 SPECT
脳の血流状態や働きをみる検査。
頭頂側頭連合野および後部帯状回の血流低下がみられます

診断・検査・治療

MCI や認知症の診断には、患者さん本人および本人をよく知る方からの話が重要になります。さらに血液・尿検査を行い、内科的な疾患による認知症状態がないかを調べます。

また腫瘍（しゅよう）、脳梗塞（のうこうそく）、脳出血や正常圧水頭症（せいじょうあつすいとうしょう）を疑う所見がないかを頭部 MRI（図１）などで検査します。さらに脳血流 SPECT（図２）を行います。

現在、MCI については適切な薬物治療はありません。バランスのよい食事や散歩・ジョギング、歌を歌う、日記をつける、会話するなどが推奨されます。

アルツハイマー型認知症では、非薬物療法に加えて、コリンエステラーゼ阻害薬や NMDA 受容体拮抗薬が治療として使用されます。

最近、新たな抗アミロイド β 抗体薬が開発されています。MCI 段階で認知症発症を遅らせる、あるいは予防が可能になることが期待されるため、その動向が注目されます。

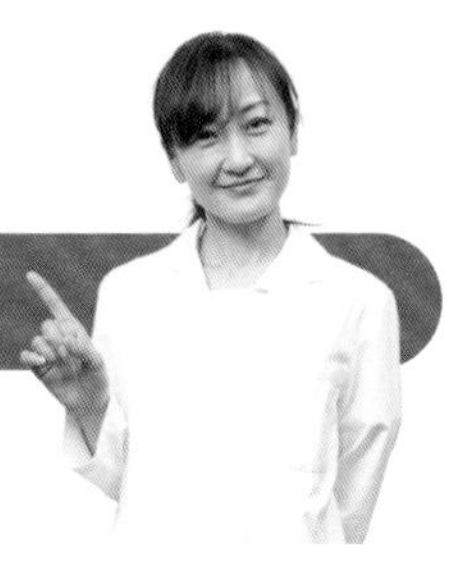

疲れやすい

漢方や鍼灸による自然療法で元気になろう！

東洋医学診療科
医長
泉里 友文（いずみさと ゆみ）

疲れやすい原因

疲れやすいという症状を起こす原因として、急に起きた場合は、心臓疾患やウイルス感染症が疑われます。一方、慢性的なものであれば、過労、睡眠不足、精神的疲労などの蓄積のほかに、肝炎（かんえん）、肝硬変（かんこうへん）、アルコール性肝障害などによる肝臓機能の低下、甲状腺機能低下症（こうじょうせんきのうていかしょう）、貧血、糖尿病、ウイルス性疾患や免疫異常などによる慢性疲労症候群、睡眠時無呼吸症候群、うつ病などが疑われます。

東洋医学のアプローチ

疲れやすいとのことで、多くの患者さんが病院に検査に来ます。特に原因を見つけられなかった場合に、東洋医学のアプローチをしてみることをお勧めします。

●東洋医学とは

当科は、同じ人体に対して、現代医学とは全く違った視点で心身をみており、治療法としては古代から続く自然療法である漢方薬や鍼灸（しんきゅう）を使うのが特徴です。東洋医学では心身のバランス（均衡）とハーモニー（調和）を重視しており、病気になる原因として不摂生、間違った食習慣、生活習慣、心身の不均衡、心の在り方、環境因子などの因子を挙げています。

私たちはみな違った個体ですので、その不均衡の原因も内容も違い、病気の原因や進展方法、結果、治療に対する反応も千差万別です。つまり、たとえ同じ症状や病気であったとしても、人により使う漢方治療（エキス剤や生薬〈写真〉）、鍼（はり）治療（自費診療）、生活指導の内容が全く違います。これらの個々に合わせた治療を通して、心身をバランスのよい状態に戻してあげれば、人体は自然治癒力を発揮して自ら回復していく、という考え方です。

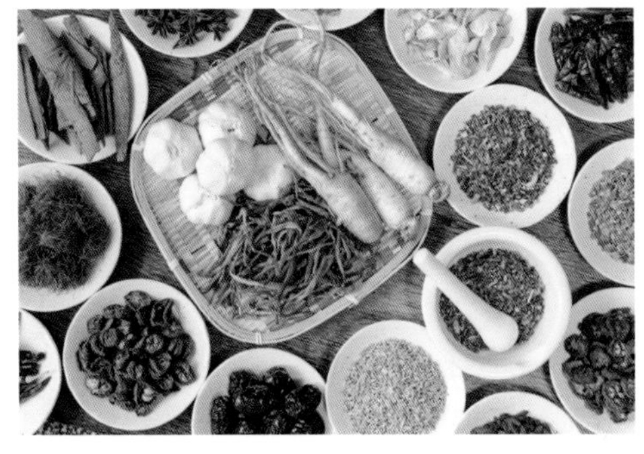

写真　生薬

・**診察法**／まず患者さんから話を聞き、その後、全身の皮膚やお腹（なか）、舌を見たり、脈を取ったりして、時間をかけて東洋医学的に診察し診断していきます。

・**健康を維持する方法とは**／日頃から定期的に健診を活用して病気を早期発見できるように努め、具合が悪いと思ったら早めに受診しましょう。現代医学の検査でも異常の出ない症状、現代医学での治療法がない症状や疾患であれば、一度東洋医学を試してもいいと思います。

・**担当医からひとこと**／私もかつて重症の難病患者でしたが、東洋医学で元気になりました。あきらめずに、一緒に気長に治療していきましょう。また、留学経験を活かして英語と中国語にも対応しています。気軽に相談してください。

TOPIC

頭のてっぺんから足先までの全身を診る

放射線診断科
宮崎 知保子
みやざき ちほこ

放射線診断科とは？

なじみのない科ですね。しかし、病院を受診した多くの方は CT 検査や MRI 検査を受けたことがあると思います。また健診のがん PET 検査が気になる方もいるでしょう。

患者さんが受診すると、各科の医師が必要に応じて CT 検査や MRI 検査、核医学検査や PET 検査を依頼し、放射線技師が撮像しています。放射線診断専門医（日本医学放射線学会認定）は、①検査適応の相談、② CT や MRI などの撮像時に目的部位や臓器に合わせた撮像法の指示、③放射線技師と協力して放射線被ばくを低減しながら診断に必要な画像の作成、④撮像された画像の解析・読影し、報告書として各診療科の医師の手元に届ける、⑤主治医のコンサルタント、などを通して臨床医の診断を支えています。

直接患者さんとかかわることは少ないですが、画像診断なくしては診療の進まない現在、患者さんの病気の診断・治療や経過にとって重要な仕事です。

放射線診断専門医・核医学専門医のいる病院

日本の CT・MRI 保有台数は対人口比で世界一ですが、対人口比の放射線科医数は米国のわずか４分の１です。国内には約 34 万人の医師がいますが、放射線診断専門医は 5,600 人ほど、核医学専門医は 900 人ほどしかいません。国内で放射線科医が常駐する医療機関は全体の 20％以下です。そして日本は世界一の医療被ばく大国で、2004 年の Lancet 誌の報告では欧米の３倍の医療被ばくといわれています。

胸部 CT 検査を１回受けると胸部Ｘ線撮影の 40 〜 215 倍の線量に達し、腹部骨盤 CT ではもっと多く、撮像回数が増えるごとに被ばく量も増えます。こういった医療被ばくの軽減には CT 装置製造会社の努力と協力、放射線技師と放射線専門医の連携で、撮影の工夫や患者さん単位での被ばく線量の最適化が重要になっています。

当院では、患者さんが安心・安全に検査を受けられるよう、看護師の介助や看護、放射線技師、放射線診断専門医の管理のもと日々の検査を実施しています。

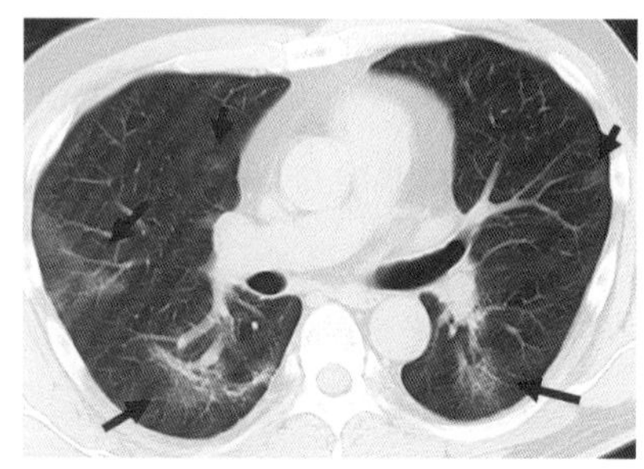

図1　CT 検査
2020 年当院最初の新型コロナ肺炎の例。両側肺野にすりガラス状影が多数みられます（赤矢印）

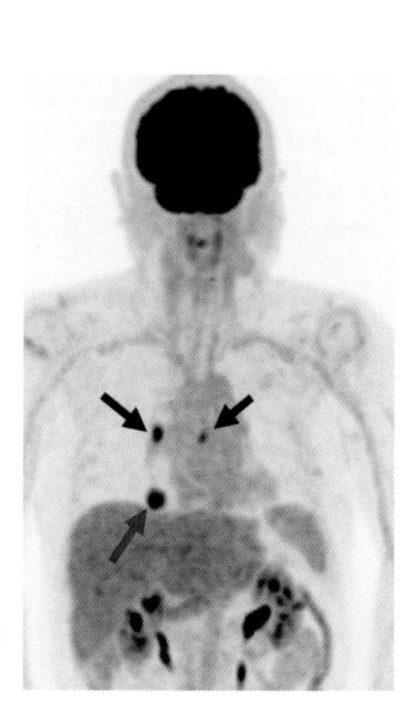

図2　FDG PET-CT 検査
右肺下葉に 16mm 大の肺がん（赤矢印）と肺門・縦隔リンパ節転移（黒矢印）

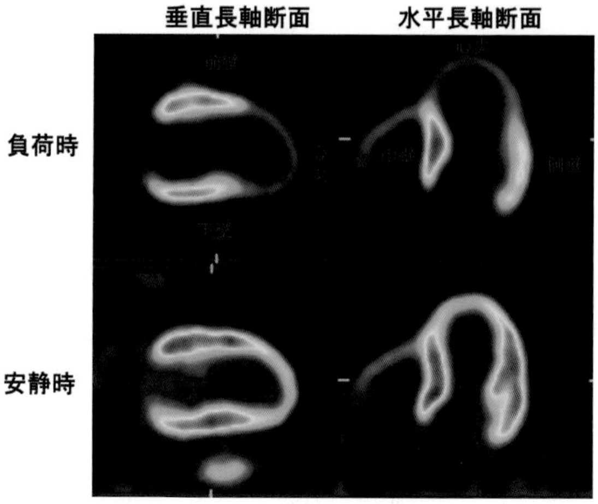

垂直長軸断面　水平長軸断面

負荷時

安静時

図3　アンモニア PET-CT 心筋血流検査
たこつぼ心筋症。負荷時、安静時ともに心尖側の血流が低下しています

がんの診断に欠かせない病理診断科

病理診断科
診療部長
高橋 秀史（たかはし しゅうじ）

どうやって診断するの？

病理診断科は検査で得られた体の一部を顕微鏡で診断する科です。例えば、内視鏡検査で胃や腸の一部を取ってくることがあります。これを生検といいます。その生検材料を病理検査室で、顕微鏡で診るための標本にします。それを病理専門医（日本専門医機構認定）が顕微鏡を見て、診断します。胃や腸から得られた生検の主な病理診断業務は、それががんかどうかというのを確かめる仕事になります。

どんなことに気をつけて病理診断をするの？

胃や腸から得られる一部は、ミリ単位の小さな組織ですから、胃や腸の全体を見ているわけではありません。そのため、病理医に伝えられる臨床医（患者さんと直接話して診断する医師）の所見や患者さんの症状などが、顕微鏡で見て診断したことと一致しているか、ということに気をつけて病理診断しています。特別な病理標本の染色が必要になり、時間がかかる場合もあります。

写真　病理診断科　高橋 秀史 診療部長

病理組織から化学療法へ

病理組織の中に検出される遺伝子の変異やがん抗原の検査によって、より特異性が高く、より副作用の少ない分子標的治療（ぶんしひょうてきちりょう）（ニボルマブなど）といわれる化学療法での治療が可能となる場合があります。このようにして、病理検査は診断だけでなく、幅広いがん治療の可能性の材料となることも期待されます。

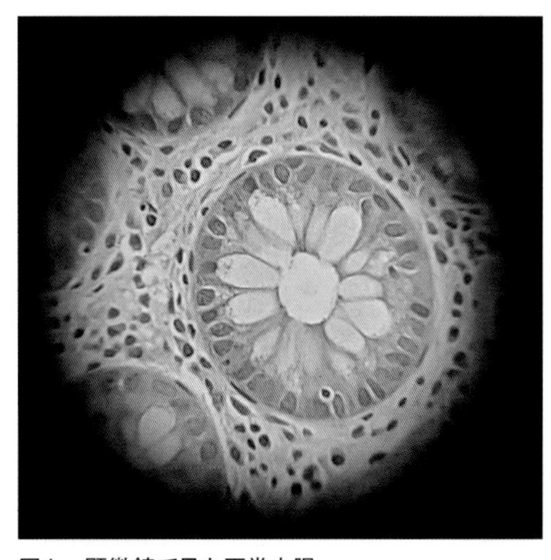

図1　顕微鏡で見た正常大腸

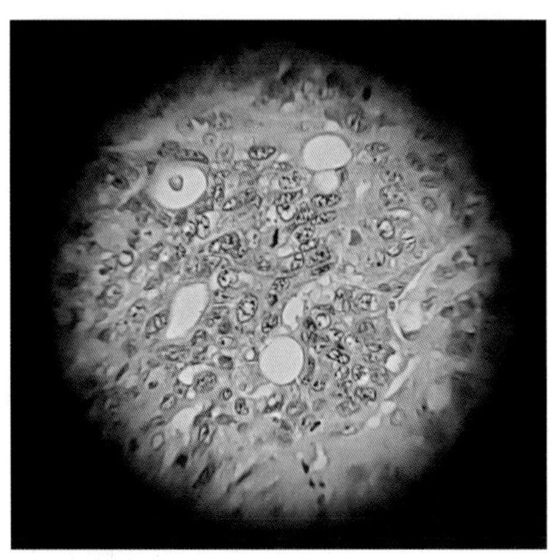

図2　顕微鏡で見た大腸がん

より安全な高齢者の麻酔管理をめざして

麻酔科
主任診療部長
原澤 克已（はらさわ かつみ）

高齢者の麻酔の特徴

皆さんは「全身麻酔」と聞いて何を連想しますか？例えば、「手術」「意識がない」「危険」などでしょうか。確かに手術には必要で、手術を意識がないうちに終わらせる手段ですし、合併症を起こす危険も皆無ではありません。

では「“高齢者の” 全身麻酔」と聞いたらいかがでしょうか。より危険度が増すような感じがしないでしょうか。具体的には、麻酔から覚めづらい、いろいろな合併症を起こしやすいなどの事柄が含まれるかと思います。

高齢者の麻酔を支えるために

当院では高齢の患者さんにもより安全に麻酔を受けてもらうために、簡易的脳波モニタリング装置（図1）を採用しています。この装置は手術室間の移動が容易なサイズにもかかわらず、前頭葉（大脳の前部の領域）の脳波モニタリングからリアルタイムに麻酔の深さを推定することが可能です。

一般的には麻酔が深くなるにつれ脳波を構成する成分の周波数がだんだん小さくなり、通常覚醒時には見られないデルタ波（周波数が 0.5 ～ 4Hz 未満の成分）などの徐波（比較的周波数が小さい波のこと）領域が出現してきます。逆に麻酔から覚めるときには徐波成分が消えていき、覚醒時には速波（比較的周波数が大きい波のこと）が主体となります。

この装置では実際の脳波波形を最大４チャンネル表示すると同時に、脳波成分の周波数解析を実施し、リアルタイムの EEG（脳波、図２①）とともに PSi（患者状態指標、図２②）や DSA（周波数スペクトル密度配列、図２③）といった数値の経時的変化が一目瞭然となるようなグラフを表示します。例えば全身麻酔下の適正な PSi 値は 25 ～ 50 とされていますが、実際の臨床でも PSi 値がこの範囲内にあるかどうか確認しながら麻酔しています。加えて DSA のグラフから周波数成分の変化をみることで、麻酔深度の調節の参考にしています。

脳波およびその解析データをモニタリングすることで、適切な麻酔深度を確保しながら麻酔薬による体への負担が少しでも軽減されることが期待されます。このことは予備的な体力が減少した高齢者に安全な麻酔を提供するうえで、特に重要になると思われます。

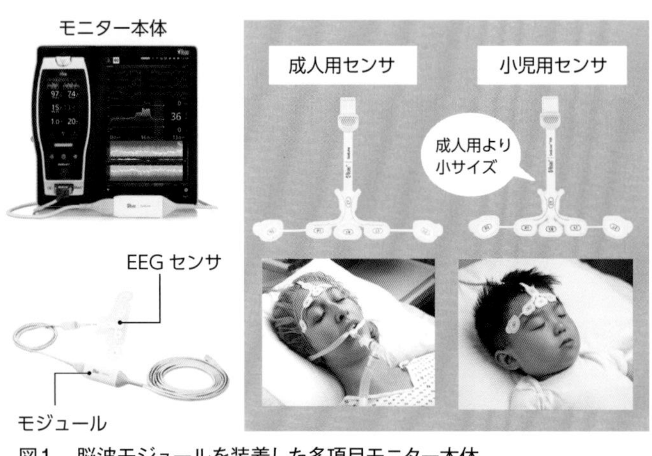

図1　脳波モジュールを装着した多項目モニター本体
（画像提供：マシモジャパン株式会社）

図2
脳波モニターの経時的変化
（画像提供：マシモジャパン株式会社）

患者さんに寄り添う医療

FOCUS ②

メディカルスタッフのお仕事

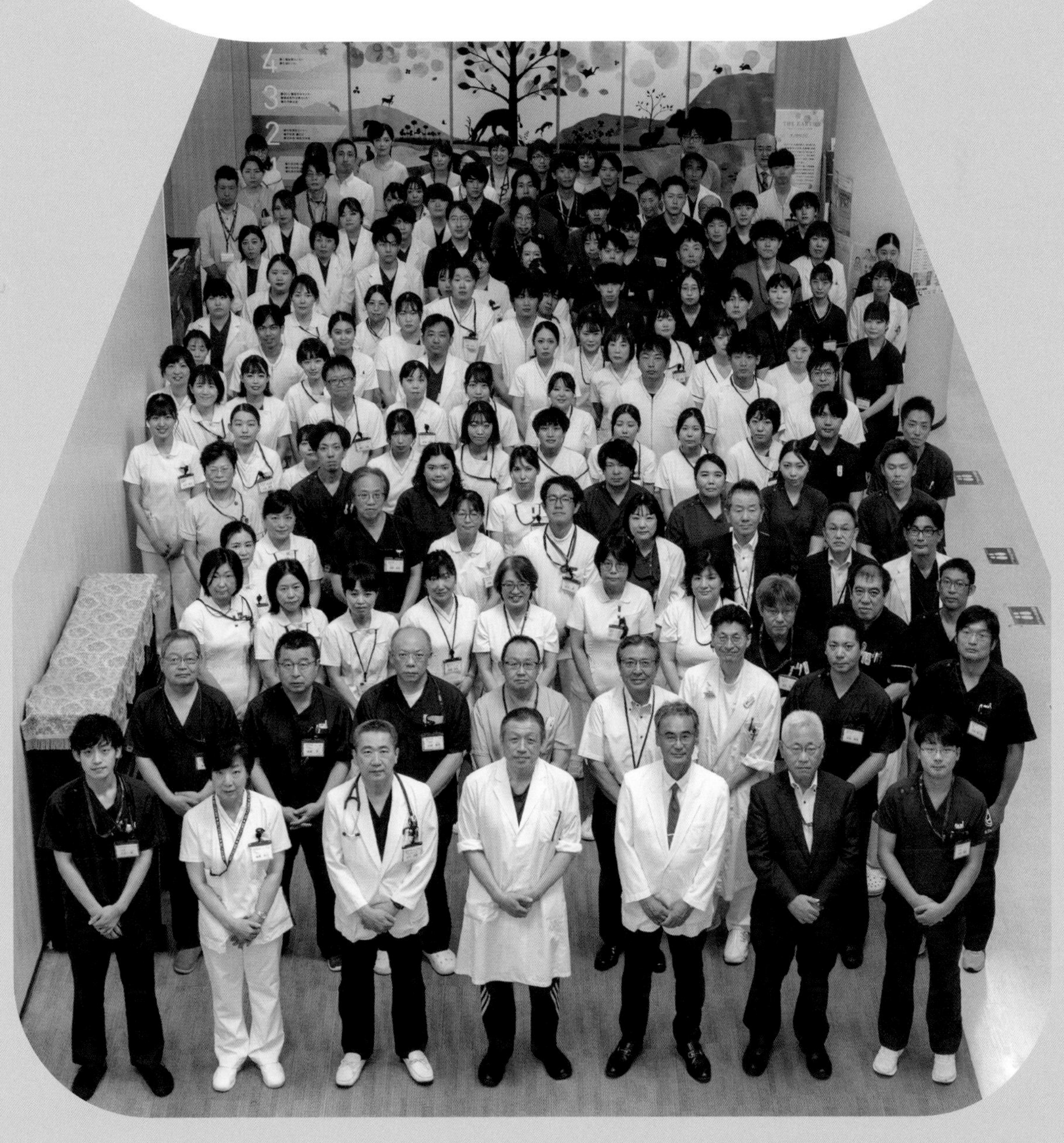

看護部

思いやりある看護ができる「こころ」を大切にします

看護部では、プライマリーナーシングとチームナーシングを併用する看護方式で、安全･安心･満足･納得してもらえる看護をめざしています。プライマリーナーシングは、１人の看護師が１人の患者さんを入院から退院まで責任を持って担当します。チームナーシングは、複数の看護師や看護補助者がチームを作り、複数の患者さんに対し、チームで協力して看護を行います。
この２つを併用することで、患者さんに多角的にかかわることができ、チーム内で補い合うことにより、看護の質を保つことができます。患者さん一人ひとりに合わせた看護を提供し、看護師の持てる力を最大限に発揮できるように努めています。また、看護部には専門看護師１人と６分野７人の認定看護師が組織横断的に活動し、入院患者さんだけでなく、退院後もその人らしい生活を続けるための支援に力を入れています。

常に安心・安全の看護をめざす救急外来の看護師

当院の救急外来は、24時間365日患者さんを受け入れています。救急車だけでなくドクターヘリの受け入れや夜間・休日の受診にも対応し、救命処置や応急処置などを行うことが看護師には求められています。つらい症状を和らげつつ原因を探る検査が円滑に受けられるよう、医師や放射線技師、臨床検査技師、臨床工学技士とも連携を図りながら対応しています。

また、患者さんや家族の多くは、突然の事態に強い不安を抱いています。そのため、患者さんや家族の立場に立ち、不安が軽減できるような心配りや丁寧な看護に重点を置いて実践しています。

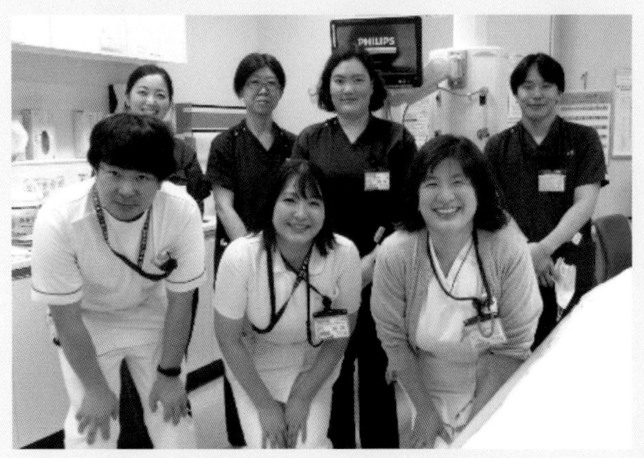

写真1　救急外来スタッフ

緊張を和らげる環境をつくるICUの看護師

ICU（集中治療室）は、診療科を問わず24時間体制で呼吸・循環・代謝・その他の救急度が高い重症な患者さんを集中して治療・ケアしています。特に脳や心臓の手術を受けた直後やカテーテル（医療用の細い管）で心臓の弁などを治療した患者さん、重篤な状態で救急車によって運ばれた患者さんが多く入室します。そのため看護師は全身の状態を統合的に管理していくことが必要になります。

また、ICUは患者さん２人に対して看護師１人が看護する体制です。集中ケアの認定看護師１人、集中治療認証看護師３人がおり、専門性の高い看護を提供しています。手術後に入室する患者さんには、事前に病室まで訪問し、ICUがどのような場所か、入室したらどのような治療を受けるのかなど写真を用いて説明し、不安

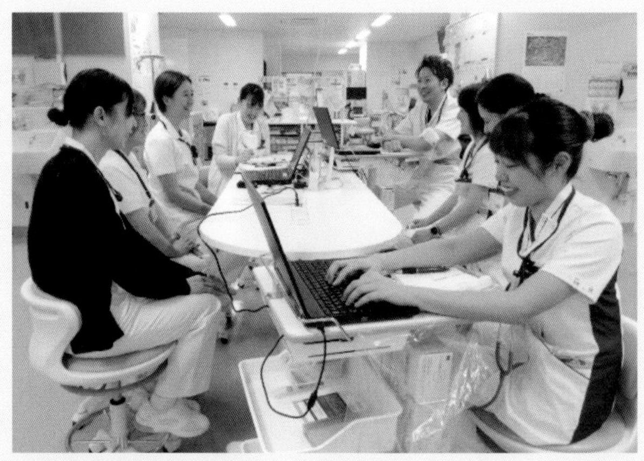
写真2　ICU スタッフ

や緊張が少しでも軽くなるよう努めています。入室後は不安が増強しないよう環境の調整に努め安心して治療が受けられるように看護しています。

急性期から退院後を見据えたケアを行う SCU の看護師

急性期*の脳卒中の患者さんを診る、脳卒中集中治療室（Stroke Care Unit）を略して SCU と呼んでいます。脳卒中とは、脳梗塞、脳出血、くも膜下出血の総称です。脳卒中の患者さんは突然発症し、手足が動かなくなったり（麻痺）、物事を正しく理解することや周囲の刺激に対する適切な反応が損なわれたり（意識障害）、食べ物等が飲み込みづらくなったりする（嚥下障害）など、生活していくうえで障害となる症状が出現します。そのため患者さんの早期回復、早期社会復帰をめざして、脳卒中専門チームとして、医師や看護師、理学療法士、作業療法士、言語療法士、栄養士、医療相談員などの職種が治療にあたります。

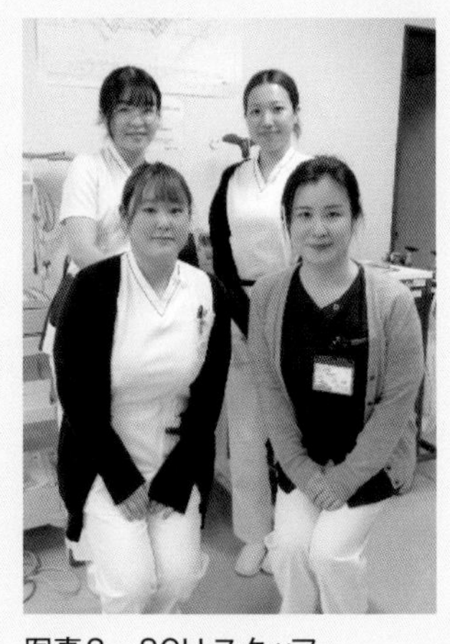
写真3　SCU スタッフ

急性期の患者さんに対して、看護師による全身状態の観察はとても重要であり、異常の早期発見に努めています。また、突然の発症に戸惑う患者さんや家族に寄り添い、安心して入院生活が送れるように、思いやりのある看護を心がけています。

＊急性期：病気・けがを発症後、14 日以内（目安）。不安定な状態

多職種協働で支援を行う心不全サポートチーム

心不全診療サポートチームは、2017 年に多職種協働での心不全対策として自宅復帰支援・再入院予防を行うために設立しました。チームメンバーは、循環器内科医、心臓血管外科医、外来や病棟の看護師、慢性心不全看護認定看護師、慢性疾患看護専門看護師、訪問看護師、さらに循環器経験の豊かな理学療法士、薬剤師、管理栄養士、臨床検査技師、社会福祉士です。多職種で、心不全予防をその人らしい生活に結びつけて活動しています。

2022 年９月からは、認定看護師が心不全と上手に付き合うコツなどをはじめとした心不全教室を開始し、再入院予防に向けた取り組みを開始しました。心不全患者さんに対して病棟から外来までシームレスに情報を共有しながら、各々の専門性を発揮しています。そして、患者さん、家族の方の意思を尊重しながら療養生活に向けた支援を行っています。

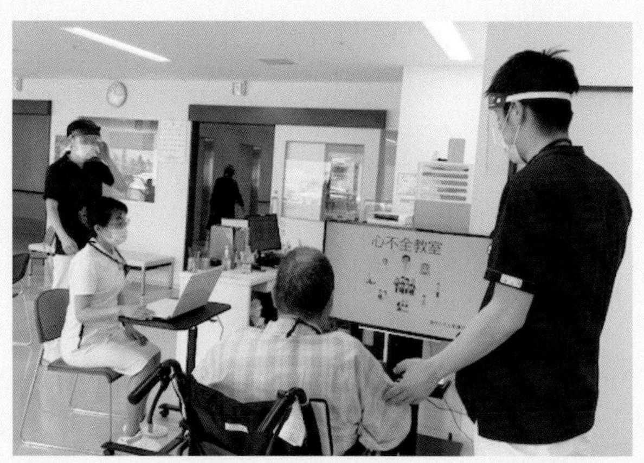

写真４　リハビリ室での心不全教室風景

薬剤師

最適な薬物療法の提供に努める薬のプロフェッショナル

入院患者さん一人ひとりに合った薬物療法を提供（病棟薬剤業務）

当院では各入院病棟に薬剤師を配置し、入院時の患者さんとの面談を通じて、患者さんが持参した薬のチェックやこれまでの副作用などの確認を行っています。また、血液検査結果から患者さんの体の状態を把握し、その評価に基づいて医師へ処方（医師が薬の調合を指示すること）提案や、新たに開始した薬の説明を患者さんに行っています。

また、医師、看護師など医療スタッフへの医薬品の情報提供や、チーム医療（多職種の医療スタッフが連携しながら１人の患者さんの治療にあたる）へも積極的に参加し、医薬品の適正使用のみではなく、近年問題視されているポリファーマシー（多くの薬を併用することで副作用発生の危険性が増加すること）に対しても専門知識を発揮しています。

そのほかにも、病棟で患者さんが服用する薬の管理などさまざまな業務を行うかたわらで、患者さんに最適な薬物療法を提供するために、さまざまな診療科の薬に関する専門知識の習得、最新の薬の情報収集など、日々勉強の毎日を送っています。

患者さんごとに適切な薬を調剤（中央調剤業務）

患者さんからは通常見えない場所に中央調剤室はあります。ここで薬剤師は、医師が処方した飲み薬や注射薬について、患者さんに合った適切な薬、適切な量、適切な投与方法が選ばれているかどうかを確認して調剤し、病棟を通じて患者さんに届くようにしています。

なぜ確認が必要なのかというと、患者さんの体重や病気の状態、体の代謝機能（体に不要なものを外に出す機能）などに応じて、必要な薬の量が変わる場合があるからです。必要な量よりも多かったり少なかったり、違った薬が望ましい場合、処方した医師に確認し、必要があれば適切な薬を提案します。

また、注射薬と栄養を含む点滴液を、清浄な環境で混ぜる仕事、がんの患者さんに投与する注射薬を点滴液と混ぜる仕事、PET（ペット）検査（全身の細胞の活動状況を画像で確認して、がん、脳、心臓などの病気を診断する検査）に使う試薬の品質管理の仕事など、中央調剤室では薬に関するさまざまな業務が行われています。

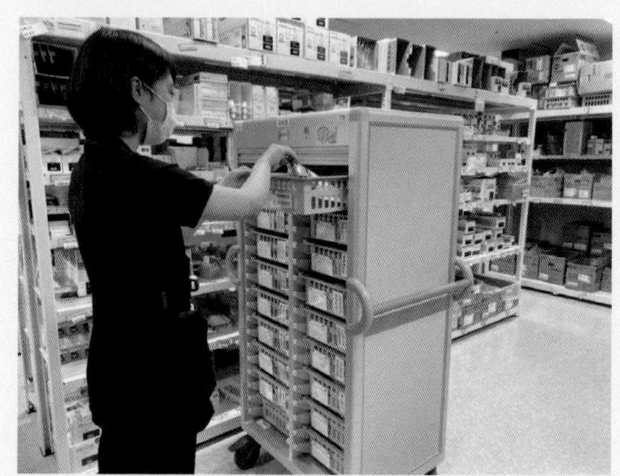

写真1　入院患者さんごとの薬の準備

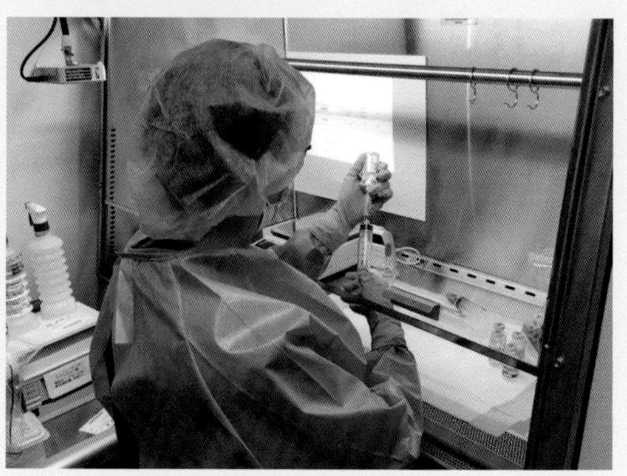

写真2　清浄な環境下での注射薬の調製

管理
栄養士

メディカルスタッフ「管理栄養士」として患者さんの治療をサポート

栄養管理部について

栄養管理部では、入院中の食事提供（ニュークックチル方式*）や食事相談のほか、状態に応じて一人ひとりにあった栄養のとり方（口から食べる、胃や腸に栄養剤を入れる、点滴をするなど）を管理栄養士が医師・看護師など多職種のスタッフと一緒に考えています。

また患者さん個々の病状に応じて、退院後も食生活や生活習慣改善を無理なく実践できるよう支援します。

＊ニュークックチル方式：加熱調理済の料理を90分以内に中心温度3℃以下まで急速冷却し、その後0～3℃で保存。それを冷たい状態で盛り付けし、食事提供するタイミングで、再加熱カート（配膳車）で再加熱する提供方法のこと

病気の治療と栄養管理

「脳卒中（のうそっちゅう）」「心臓病」「がん」のいわゆる三大疾病を中心とする病気の治療のためには、手術・薬だけではなく食事（栄養）も大切です。

手術をしても栄養が足りないと創（きず）の治りが遅くなったり、リハビリを行っても日常生活で必要な動きを取り戻すのに時間がかかったりします。薬を飲んでいても食事のバランスが悪いと、薬の効きが悪くなってしまう場合もあります。

私たちは入院中の栄養管理を行う際、また外来も含めた栄養相談の場を通じて、こうした栄養管理の必要性を伝えていきたいと考えています。

主な活動内容

●栄養相談（図）

入院・外来……月～金曜　9：00～17：00
　　　　　　　土曜　　　9：00～12：00
　　　　　　　（日曜、祝日を除く）※予約制

●栄養管理

・食形態の確認と調整
・食物アレルギーの詳細確認
・栄養管理計画書の作成
・食事摂取量・栄養状態の評価

● NST（栄養サポートチーム）の活動

低栄養状態と判断された患者さんや、医療スタッフから栄養に関して問題ありと判断された患者さんに対し、多職種の専門スタッフ（医師・看護師・薬剤師・管理栄養士など）からなるチームでカンファレンス（検討会）・回診を行い、栄養状態をよくするための提案を行っています。

●各病棟カンファレンス（検討会）への参加

食事内容の提案など

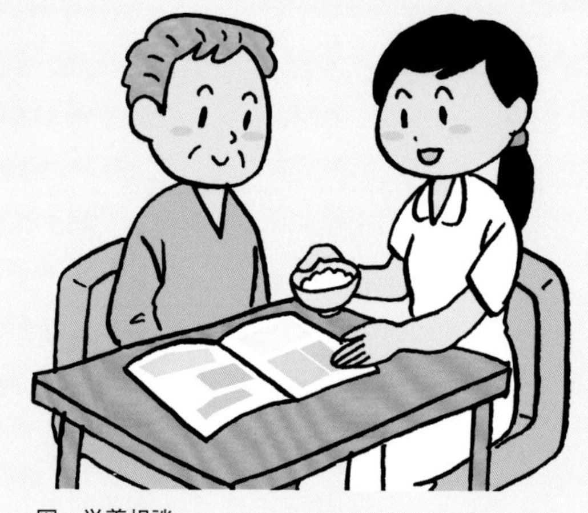

図　栄養相談

診療放射線技師

画像診断部門・核医学検査部門・放射線治療部門からなるスペシャリスト

画像診断部門

私たち診療放射線技師は医師の依頼のもと、さまざまな放射線を用いて「診断」「治療」の両方を行っています。画像診断とは、X線装置で撮影する、CT装置やMRI装置で体の輪切りの画像を作成するなど、体の外からではわからない体内の情報を画像で表し、異常がないかどうかを診断する手助けをしています。

撮影業務だけではなく、血管造影装置を使い急性心筋梗塞やくも膜下出血などの血管内手術の補助、手術室では同じようにX線透視装置を使い、手術支援することも私たちの業務です。これらたくさんの高度な医療機器を用いて患者さんがより良い治療を受けられるよう、小さな異常も見逃さず、医師の診療の補助や患者さんが見てわかりやすい画像を撮像しています。

また、患者さんと接する機会が多いので、検査内容の説明はできるだけ丁寧な言葉で話し、安心・安全に検査を受けてもらえるよう心がけています。最新の医療技術・専門知識を活用し、最良の画像の提供にも努めています。

核医学検査部門

●アイソトープの製造とPET薬剤の合成

核医学検査はアイソトープ（放射線を出す物質）を目印につけた薬剤が体に入り分布したところを画像にします。院内にサイクロトロンというアイソトープを製造する装置とPET薬剤を合成する設備があり、診療放射線技師がその業務も担当しています。PET検査で使われている放射性のフッ素や窒素、酸素、炭素の製造が可能で現在認められている保険適用検査すべてに対応し、今後増えていく薬剤の製造にも備えています。

●全身用PET-CTと乳房専用PETおよびSPECT検査

PETやシンチグラム（SPECT）は、CTやMRIでは観察できない代謝情報を画像化でき、悪性腫瘍や心臓・脳・骨の検査に対して主に活用されています。例えば脳においては、薬の分布を画像にすることで認知症の診断に役立てることができます。全身用PET-CT装置（写真1）では、FDG（ブドウ糖に似た薬剤）を使った悪性腫瘍の検査を中心に、当院の特徴でもある循環器疾患の検査が多く行われています。心サルコイドーシスや大血管炎などの炎症の評価や、心臓の筋肉が生存しているかどうかの検査にもFDGを用います。

放射性の窒素で標識したアンモニアを使った心筋血流検査は、札幌市内では当院でのみ可能な検査（2023年9月現在）で、心筋血流予備能を算出し、さまざまな病態を評価することができます。また、健診としてもFDG-PET検査を行っており、全身の検査に追加して乳房専用のPET装置を用いた検査も可能です。ほかにも、従来から行われているSPECTを用いた検査や、アイソトープを用いた放射線内用療法もあります。

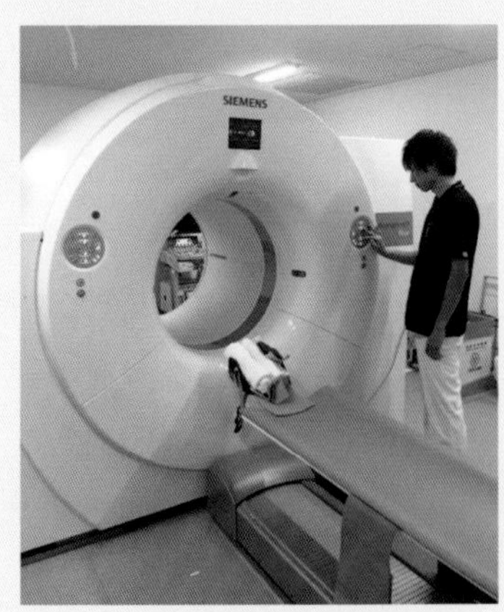

写真1　全身用PET-CT装置

放射線治療が専門の技術者

「目に見えない、人体を通り抜ける、だけど細胞に影響を与える」。このような放射線の特徴を医療に生かすため、安全に管理する技術者として診療放射線技師がいます。

放射線は、X線検査やCT検査のように病気を見つけるために利用されていますが、放射線の量や当てる場所、当てる回数などを適切に管理することで、病変を治療することにも利用されています。治療に放射線を利用する、それが放射線治療です。

放射線治療は治療効果や安全性を高めるため常に進化しており、治療機器や技術も複雑になっています。放射線治療を専門とする私たちは、放射線治療を安全に正確に提供するため、新しい知識や技術を習得しながら機器を管理しています。治療時には患者さんが安心して治療できるよう看護師、医師と協力して治療を提供しています。

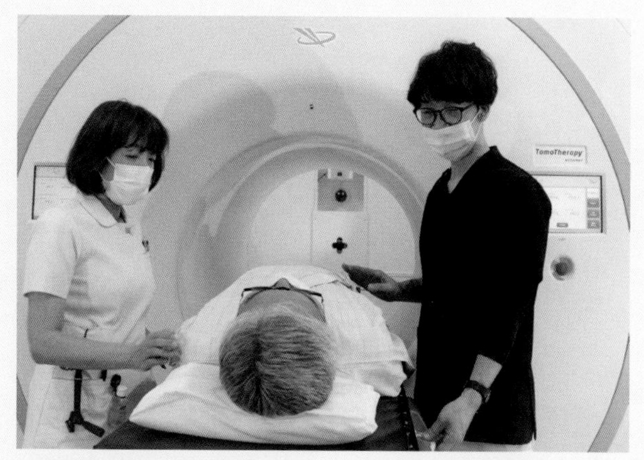

写真２　診療放射線技師

ここなら放射線治療してみたい、ここで放射線治療してよかったと思ってもらえるよう、私たちは放射線管理を通じて患者さんの治療に貢献していきます。

医学物理士　医学と物理学を用いて安全な放射線治療に貢献

高精度治療を支える放射線物理の専門職

安全な放射線治療ができるように、放射線治療装置の品質管理をすることと、医師と協議しながらどのように放射線を患者さんに当てるかを考える放射線治療計画が主な仕事です。

品質管理は放射線量がきちんと出ているか、当てたいところに正しく当たっているかなど装置の精度を確かめることです。診療放射線技師とともに毎日、毎週、毎月など頻度（ひんど）を決め、専用の機器を用いて、精度が基準とする範囲の中に入っているか確認しています。

放射線治療計画は、専用のコンピューターを使って患者さんの体内での放射線量をシミュレーションします(図1)。「図２」が複数の方向からがんに集中して放射線を当てている様子です。放射線治療計画では、機械の精度や患者さんの呼吸や体動を踏まえて考えます。加えて、放射線を当てたい所の近くにある放射線に弱い臓器にはできる限り当たらないようにしたい、当たるならどの位までなら許容か……などを考えながら、物理学的・医学的な知識を用いて、患者さん個々に合わせた適切な治療方法を医師に提案しています。

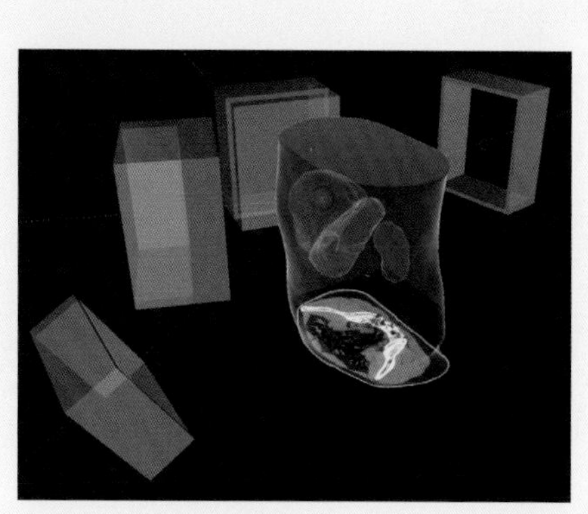

図1　放射線治療計画シミュレーションの様子

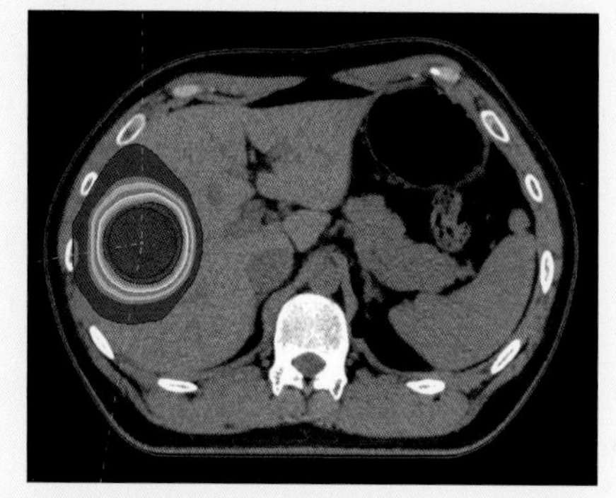

図2　肝臓がんの放射線治療計画の一例

臨床検査技師

患者さんに寄り添い 正確な臨床検査をめざして

臨床検査部について

臨床検査技師の仕事は大きく分けて生理検査、検体検査、病理検査の３つに分かれます。私たちは専門知識や技術を身につけ、正確な検査結果を提供し、患者さんの病気の早期発見、治療に重要な役割を担えるよう日々努力しています。

生理検査について

生理検査には心電図検査、超音波(エコー)検査、肺機能検査、聴力検査、脳波検査、神経伝導検査などがあり、患者さんと直に接して検査を行います。検査の際は、コミュニケーションをとりながら状態を正確に把握し、適切な検査を実施する必要があります。

患者さんは、検査でどんな病気が見つかるかなど、不安に思うこともあると思います。私たちは安心して検査を受けてもらえるように、丁寧な説明や対応、迅速で的確な検査を心がけています。検査結果については私たちから伝えられませんが、検査を受けるうえで不安や疑問があれば遠慮なく聞いてください。また、体の痛みや体調の変化などを検査時に質問していますが、検査の助けになることがあるので、些細なことも話してもらえるとありがたいです。

検査を受ける際に体勢を指定し、時には頑張ってもらうことがあります。正しい結果を得るため、無理のない範囲でご協力をお願いします。

検体検査について

患者さんから採取された血液・尿などの体液には現在の状態がわかる情報が多く詰まっています。それらを数値として報告し、診断の一端を担っているのが検体検査です。

当院の検体検査室は血液・尿一般・生化学・免疫・輸血の部門に分かれており、臨床検査科の横山医師の監督のもと、正確なデータを迅速に報告するよう日々努めています。

私たちが患者さんと直接お会いする機会は滅多にありませんが、24時間365日サポート体制を整え、医師の診察や手術を陰ながら支えています。

病理検査について

病理検査には、尿・喀痰（かくたん）(痰を吐くこと)・子宮（しきゅう）などから採取した細胞の良性・悪性を診断する細胞診検査と、内視鏡検査や手術で採取した臓器を標本にし、病変の良性・悪性や広がりを診断する病理組織検査があります。

どちらも最終的に顕微鏡で診断するのは医師ですが、医師の見る標本を作っているのが私たちです。直接診断につながる重要な検査だけに、常に良い標本・見やすい標本を作るため奮闘しています。

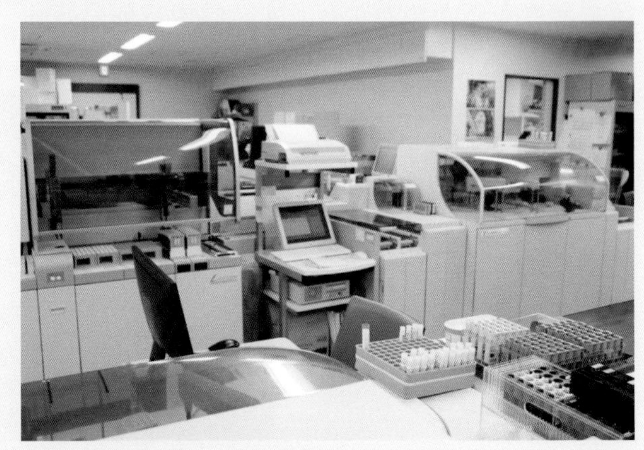

写真　臨床検査科 検体検査室

臨床工学技士　臨床工学技士を知って欲しいいいeeeeeee!

臨床工学技士とは

臨床工学技士は医療系各資格の中で歴史が比較的浅く、世間からの知名度は低いと思われますが「いのちを支えるエンジニア」として、当院の核である高度医療機器の安全運用を担う重要な役割を果たしています。

夜間緊急時など１人体制でも幅広く対応できる汎用性を備えつつ、専門性も高めるため、臨床工学部総勢 19 人は日々、自己研鑽に励み下記の通り各分野で専門資格を取得しています。

体外循環技術認定士	4人	日本人工臓器学会、日本体外循環技術医学会
3学会合同呼吸療法認定士	3人	日本胸部外科学会、日本呼吸器学会、日本麻酔科学会
心血管インターベンション技師	2人	日本心血管インターベンション治療学会
透析技術認定士	1人	透析療法合同専門委員会
消化器内視鏡技師	1人	日本消化器内視鏡学会
植込み型心臓不整脈デバイス認定士	2人	日本不整脈心電学会
不整脈治療専門臨床工学技士	1人	日本臨床工学技士会

表　各分野の専門資格

●手術室業務（写真１）

幅広い分野の手術に立ち会い、機器の操作や管理を行っています。主な機器の１つとして、心臓手術の際に自身の心臓と肺に代わってその働きを一時的に担う人工心肺装置があります。また、手術支援ロボットができる専用機材の準備などを通して、体への負担が少ない手術を実現するためのサポートを行っています。

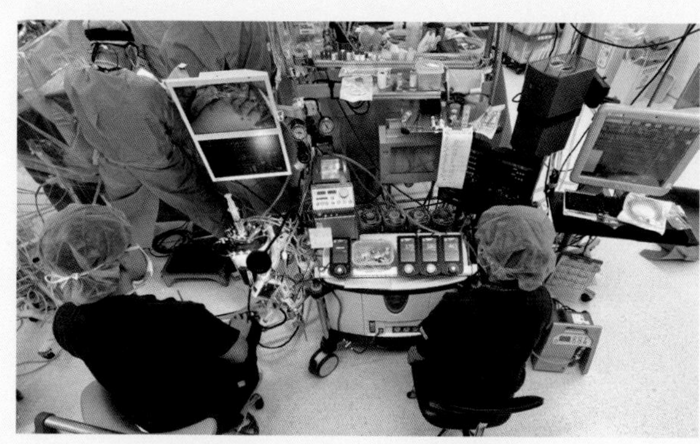

写真1　人工心肺操作中の臨床工学技士

●呼吸療法業務

人工呼吸器は集中治療室・一般病棟などで使われ安全運用に努めています。高気圧酸素装置の操作や、コロナ禍で一躍有名になったECMOについても、主体となり管理しています。

●心臓カテーテル室支援業務

心臓カテーテル室では、高度な治療機器を使用し、検査・治療の支援をしています。また、従来までは開胸手術が必要であった弁膜症などに対しカテーテル（医療用の細い管）を用いて実施する最新の治療も行われており、チームの一員として携わっています。

●人工透析室業務

医師・看護師と連携し患者さんそれぞれに合った透析療法を提供することを常日頃心がけて業務しています。また、他分野での業務経験を生かし多角的に患者さんの容態を観察し急変時には、院内で即対応できるのが当院透析室の強みです。

●内視鏡室業務（写真２）

「胃カメラ」「大腸カメラ」に必須の内視鏡装置の管理業務をしています。また検査だけでなく、ポリープの切除や消化管出血に対する止血術など、内視鏡を使ってできる処置もたくさんあり、そのような処置に使うさまざまな道具も管理しています。

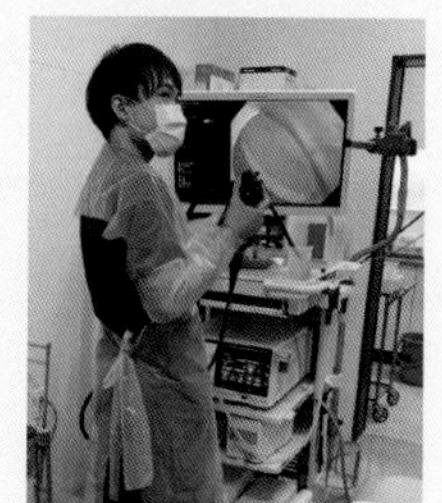

写真2　内視鏡業務中の臨床工学技士

●不整脈治療業務

心臓カテーテルアブレーション業務では、高度な医療機器操作を通して医師の支援を行っています。心臓ペースメーカー業務では、植え込み手術から退院後の定期的なペースメーカーのチェックまで、長期的に患者さんにかかわり、必要に応じた設定変更の提案もしています。

リハビリテーション部

その人らしく過ごせるようサポート（理学療法科・作業療法科・言語聴覚療法科）

当院における リハビリテーションの特徴

当院は、救急の基幹病院で「脳卒中（のうそっちゅう）」「心臓病」「がん」の三大疾病に加え、「骨折」などのけが、手術目的で入院した患者さんに早期から365日のリハビリテーションを提供しています。リハビリで筋肉の衰えや関節が硬くなることを防ぎ、心肺機能低下を予防し、入院中も活動的に過ごし、できるだけ円滑に自宅退院できるように支援しています。

理学療法

理学療法は「歩く」といった基本的な動作の維持・改善にかかわりながら、家庭復帰や社会参加を支援しています。脳卒中や骨折後に基本的な動作の獲得をめざしつつ、神経・筋肉の活性に期待できる電気刺激治療（写真1）とともに早期に歩行練習を行っています。

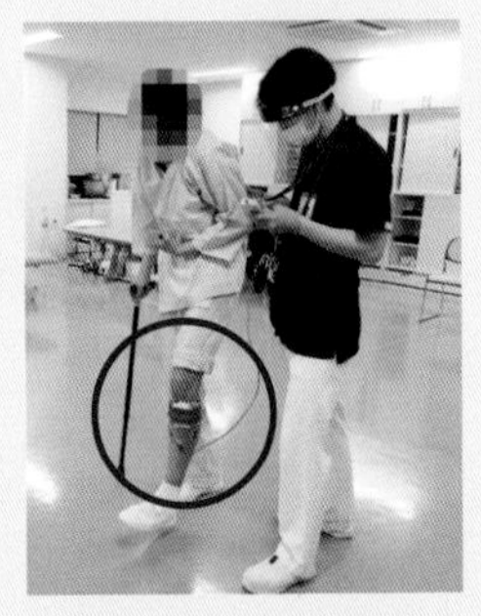
写真1　PT 電気刺激（FES）

心不全などの患者さんには、心臓・肺の機能に応じて運動負荷試験等（写真2）を行いながら安全に運動・生活を送ることができるよう支援しています。

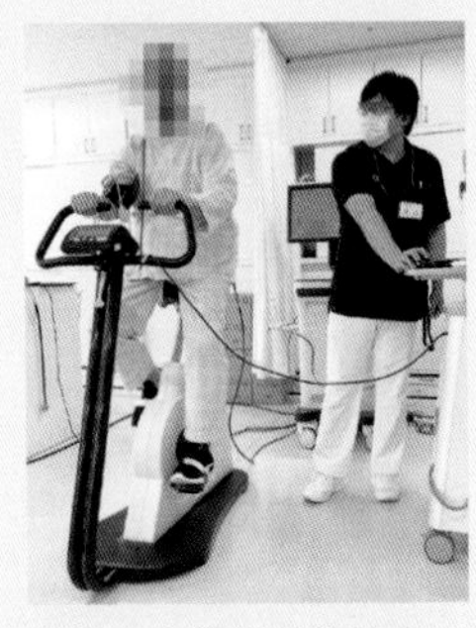
写真2　運動負荷検査（CPX）

がん治療・消化器疾患などの患者さんには、治療による制限や副作用（がん等の治療）を考慮しながら、生活の質の向上をめざし、退院後の体に負担がかからないよう支援しています。

作業療法

作業療法は、食事やトイレなどの日常生活動作（ADL）や調理等の家事動作、復職に向けた訓練を実施することで、その人らしく生活できることを支援します。作業療法は手のリハビリにかかわることが多い職種です。具体的には、骨折後の手の変形防止・関節の保護を目的とした装具の作製（スプリント療法、写真3）や、また、利き手の使用が不自由な場合は、動作を助ける道具（自助具）の作製、使用練習を行います。自助具は、箸操作を容易にする自助具箸（写真4）やスプーンを掴めなくても食事が行えるカフ付きスプーンなどがあります。

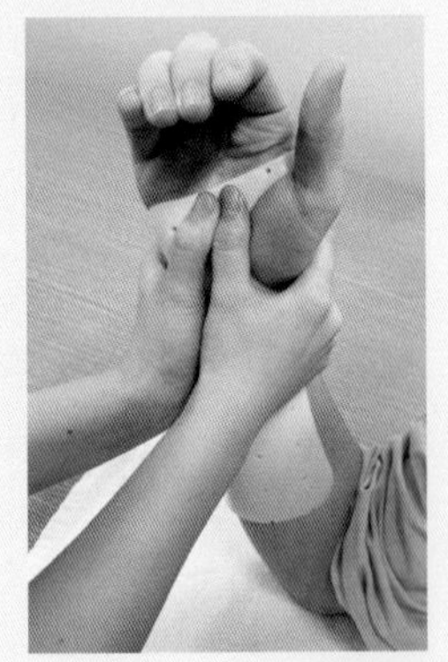
写真3　スプリント作製

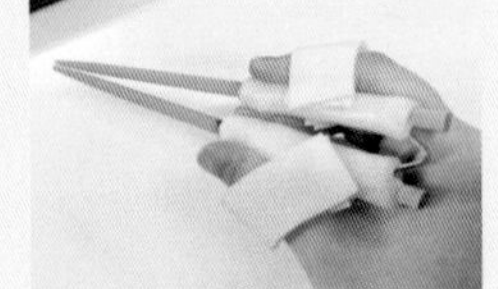
写真4　スプリント素材で作製した自助具箸

言語聴覚療法

言語聴覚療法は主に脳に障害を受け、コミュニケーションをとるうえで大切な「言葉」に問題が起こった方にリハビリを行います。「言葉が思い出せない」「話が理解できない」「字が読めない、書けない」「ろれつが回らない」「声が出にくい」「声がかすれる」といったことなどです。言語のリハビリを行うことでコミュニケーション機能の改善を支援します。また、飲み込みの力が弱まった方に対するトレーニングも行います。誤嚥（ごえん）（食べ物などが気管に入ってしまうこと）を防ぐために食事形態の工夫や食べ方の指導をします。

医療連携相談室・入退院支援センター

地域とつながる、皆とつながる

地域医療機関との連携を推進

当院は、かかりつけ医や地域の医療機関などから、より高度で専門的な医療が必要と判断された患者さんを診療する医療を担っています（図）。かかりつけ医からの紹介状があると、病状や経過が把握しやすくなります。当院を受診する場合は、ぜひ、かかりつけ医からの紹介状を持参してください。医療連携相談室には看護師、事務職員が在籍し、紹介受診の調整、相談窓口として対応しています。

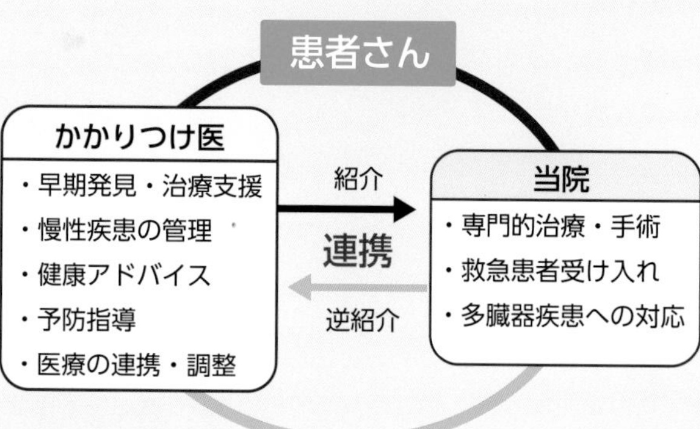

図　地域医療連携

患者さんと社会の資源をつなぐ入退院支援センター

入退院支援センターは、当院で急性期*の治療を受ける患者さんが、退院後早期に生活の場に戻り、その方にとって良好な状態で療養生活が継続できるよう、患者さんと地域の医療・介護・福祉のサービスをつなぐ役割を担っています。

＊急性期：病気・けがを発症後、14日以内（目安）。不安定な状態

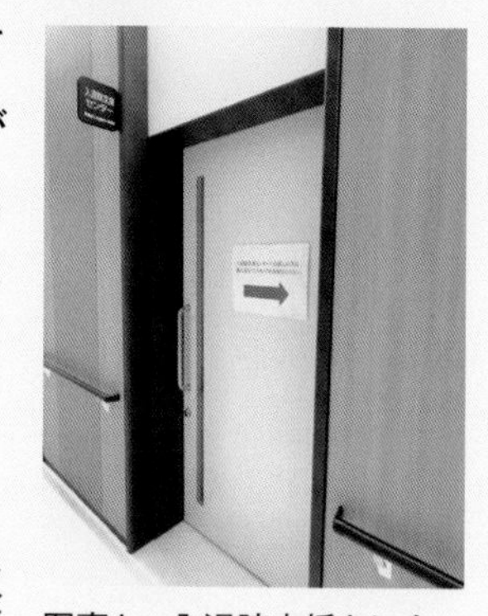

写真1　入退院支援センター入口

主な活動内容

●退院調整看護師

病気や症状が日常生活にどのような影響を及ぼすか、医療面と生活介護面の２つの視点から考え、医師、看護師、社会福祉士、ケアマネージャーなど多職種と協働し、患者さんの生活に合わせた医療・ケアの工夫やサービス調整に取り組んでいます。

●社会福祉士

医療連携相談部では、社会福祉士の資格を持つ職員が在籍しています。主な業務は、医療保険・介護保険制度、社会福祉・年金制度などの福祉制度の説明や退院支援・転院調整を行っています。患者さんやその家族の不安をできるだけ軽減し、安心して治療に専念できるよう、サポートしています。

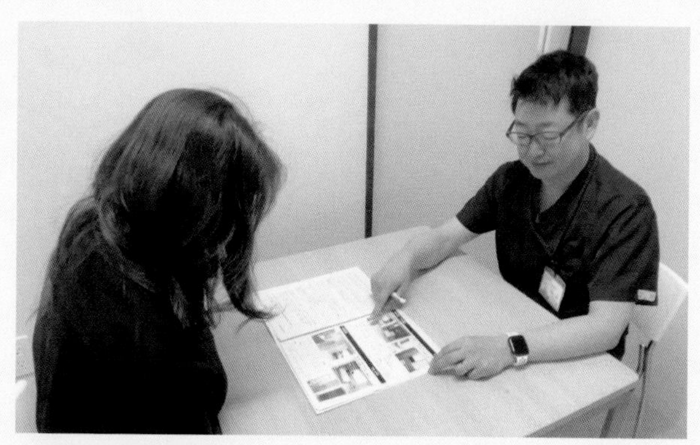

写真２　社会福祉士による相談援助

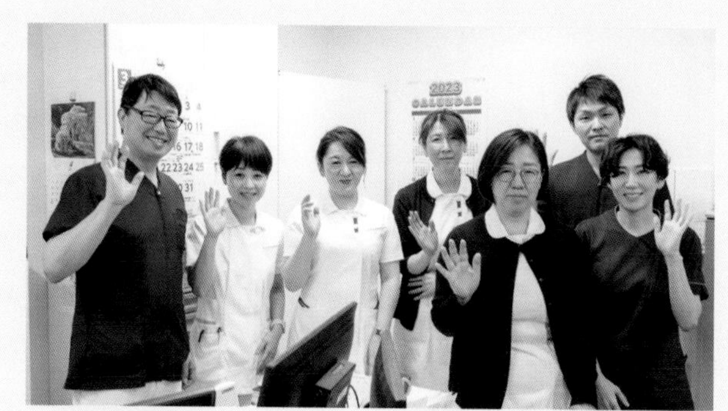

写真３　医療連携相談部メンバー

外来の受診方法

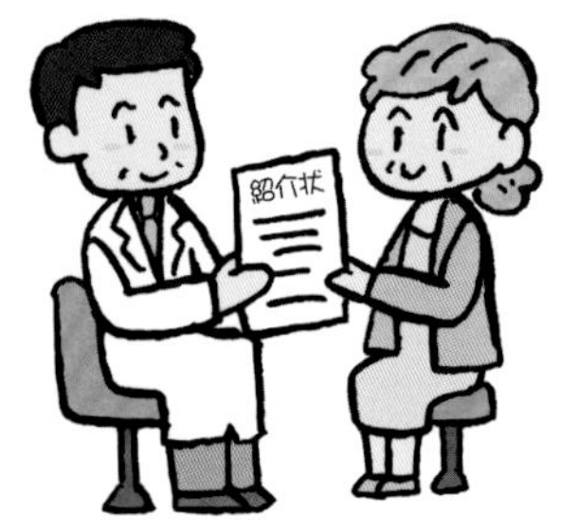

1. 紹介状

かかりつけ医から、当院宛の紹介状を書いてもらってください。

※ 2024 年2月より、紹介状がない場合は特別な料金として初診時 7,700 円（税込）をご負担いただきます

2. 予約

予約は紹介状をお手元に準備し、

011-665-0020へ

お電話ください。紹介状がなくても予約はできますが、お時間が必要となります。

※かかりつけの病院・診療所が予約を取ってくれる場合もあります

予約当日
札幌孝仁会記念病院へ！

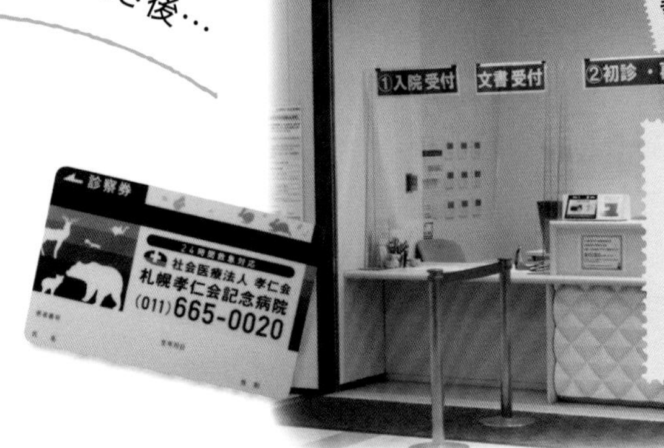

3. 初診

紹介状をお持ちのうえ、「②初診・再診」受付へお越しください。

初診手続き後…

4. 診察（1回目）

順番になりましたらお呼びしますので、診察室前の待合室でお待ちください。

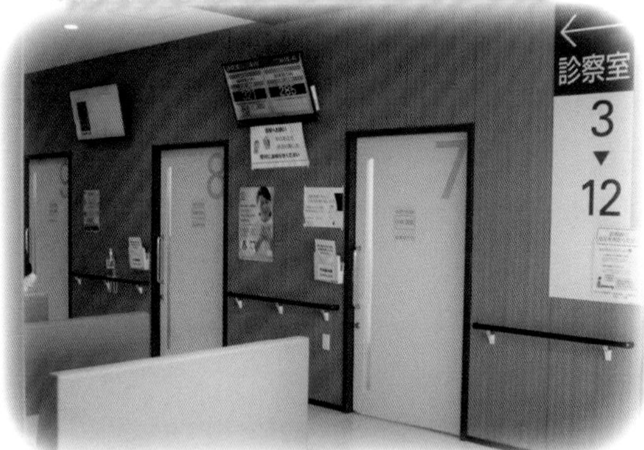

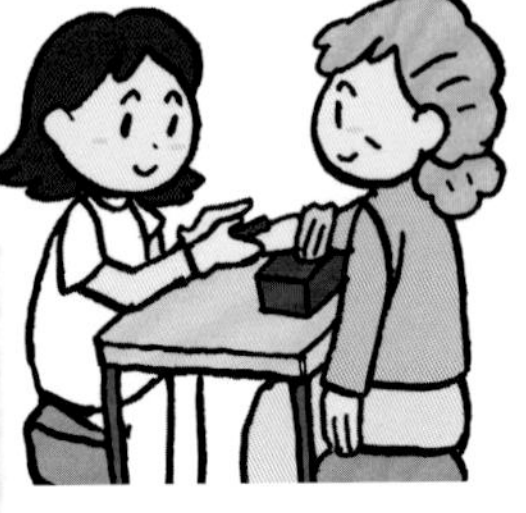

5. 検査

「外来受付票」に当日のスケジュールが書いてありますので、その順番の通りに受診してください。

検査後…

6. 診察（2回目）

検査の結果にもとづいて再度診察を行います。診察終了後、会計ファイルをお渡しします。

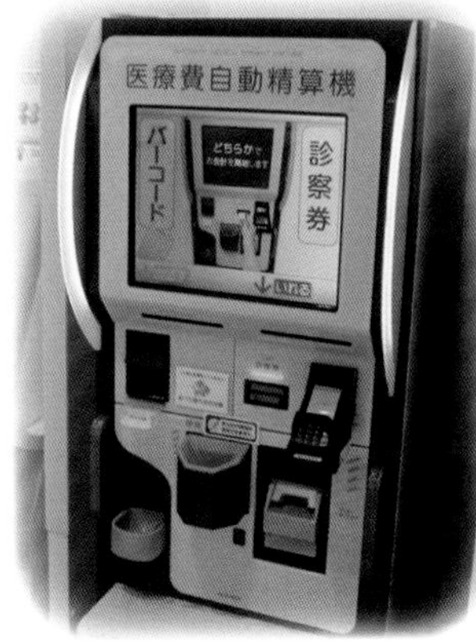

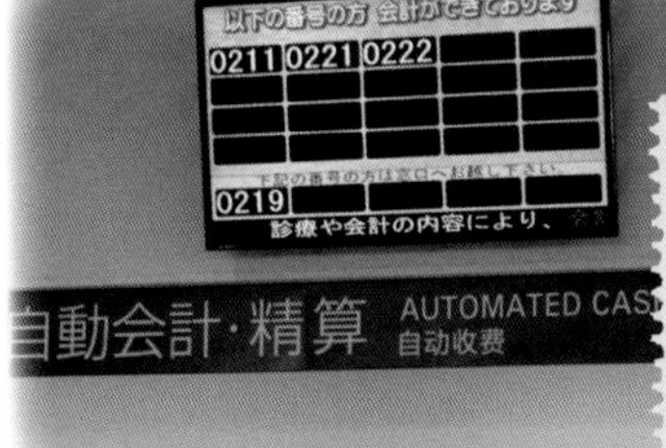

7. 会計

会計の準備ができましたら、
開票表示モニターにてお知らせします。
自動精算機にて
お支払いをお願いします。

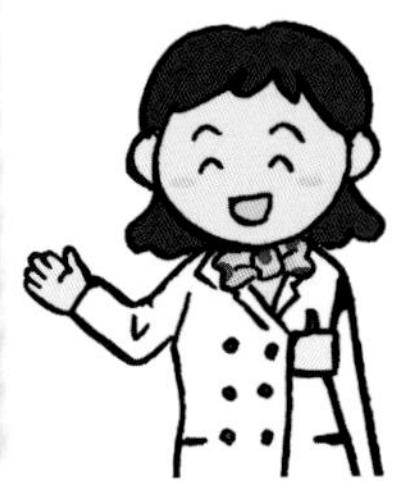

入院の流れ

入院前日まで

①外来看護師より以下の説明をします。

- 入院日時
- 入院の簡単な説明
- 持参薬の説明
- 入院までの食事や内服

②入退院支援センターで、「入院のしおり」をお渡しし、入院に際して、手続きや準備していただくもの・入院の決まりごとや設備についてお知らせします。

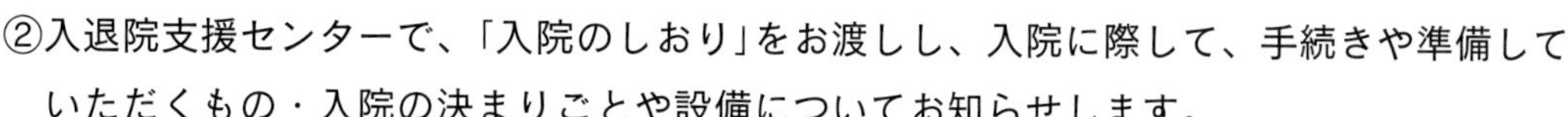

入院当日

入院当日は10時までに1階の入院受付までお越しください。

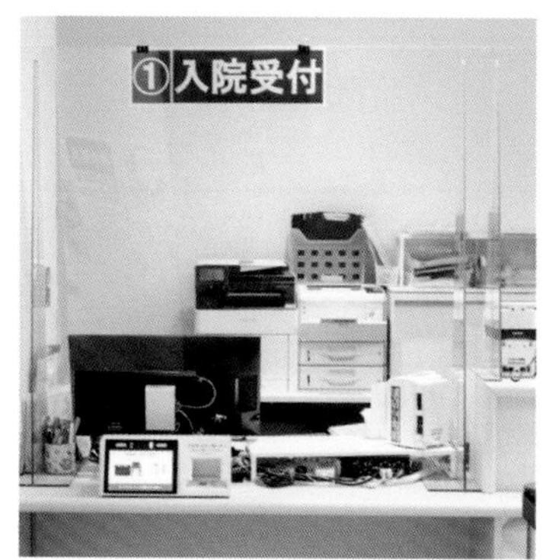

①入院受付

入院受付

お困りごとが
あれば、こちらに
お声がけください
スタッフステーション

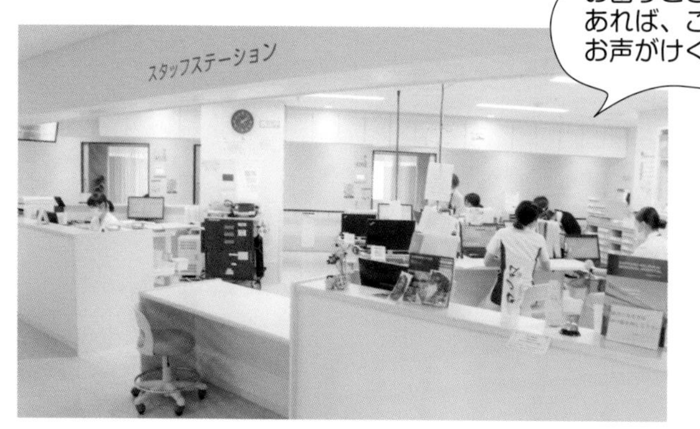

スタッフステーション

準備していただくもの

保険証、診察券、薬、はし、スプーン、湯のみ、くつ など

当院では、病衣のほかにタオル·アメニティセットを有料で提供しています。持参する荷物が少なくなり、多くの方々にご利用いただいています。詳しくは、入院決定時にお渡しします「入院のしおり」をご参照ください。

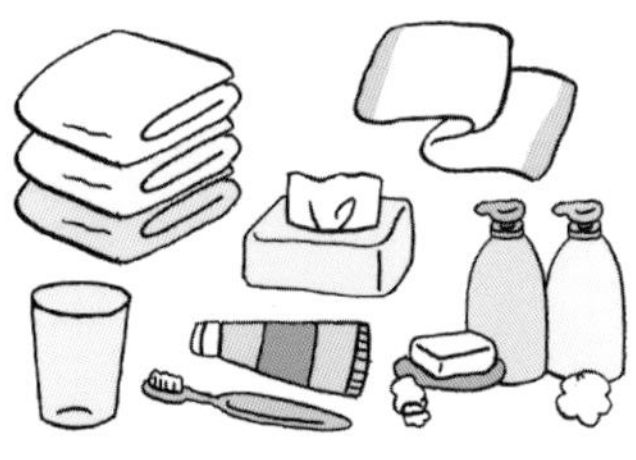

特別室って？

当院では、患者さんのご希望により有料にて特別療養環境室（個室）を提供しています。一般の個室よりも設備が整っており、一般個室、特別室A、特別室Bの3種類があります。

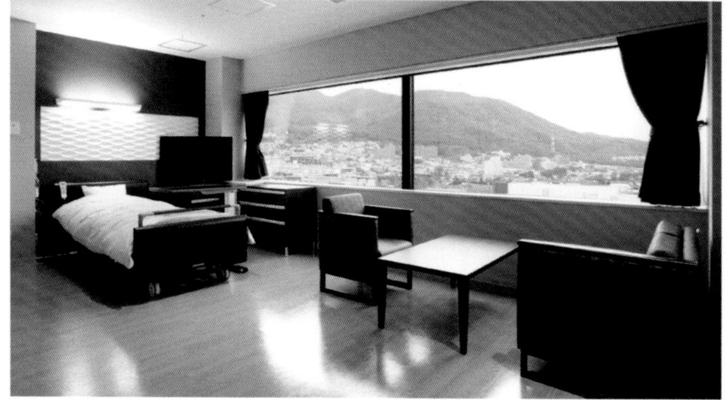

特別室Bの室内

設備	一般個室	特別室A	特別室B
応接セット（テーブル、簡易ベッド付）			○
ソファー		○	
個室シャワー		○	○
個室トイレ		○	○
ユニットシャワー・トイレ	○		
テレビ	19型	32型	43型
冷蔵庫	1ドア	2ドア フロア型	2ドア フロア型
洗面台	○	○	○
ロッカー・収納庫	○	○	○
インターネット環境	○	○	○
平米数（平均：㎡）	16.2	19.1	26.5
1日の料金（税込：円）	8,250	11,000	22,000

院内施設のご案内

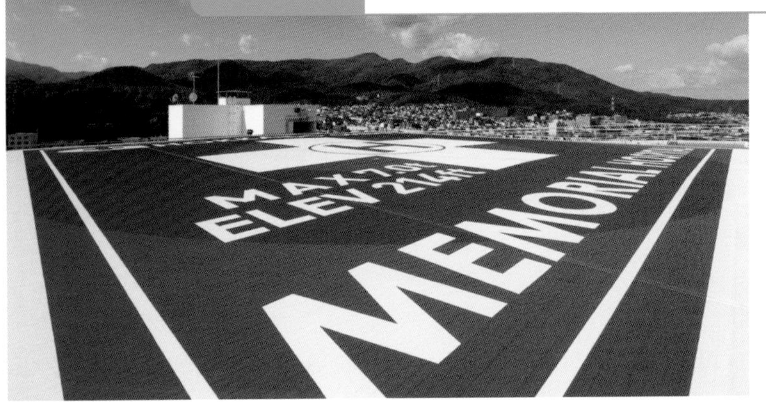

屋上ヘリポート

レストラン
予約席はゆったりした空間でくつろげます

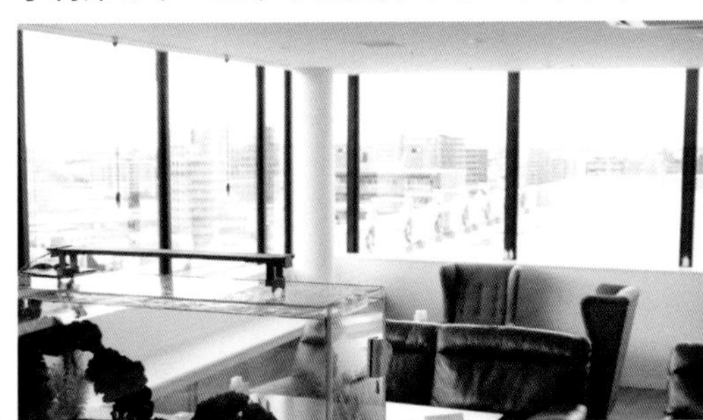

RF ●ヘリポート

7F ●レストラン ●会議室

6F ●特別病室 ●がんセンター ●消化器センター

5F ●福島孝徳脳腫瘍・頭蓋底センター ●せぼねセンター ●人工関節センター ●股関節疾患センター

4F ●心臓血管センター ●気胸センター

3F ●SCU ●脳卒中センター ●脳血管内治療センター ●化学療法室

2F ●高度健診センター ●手術室 ●ICU ●透析室・核医学検査

1F ●外来診察・生理検査・画像診断・救急治療室 ●札幌高機能放射線治療センター

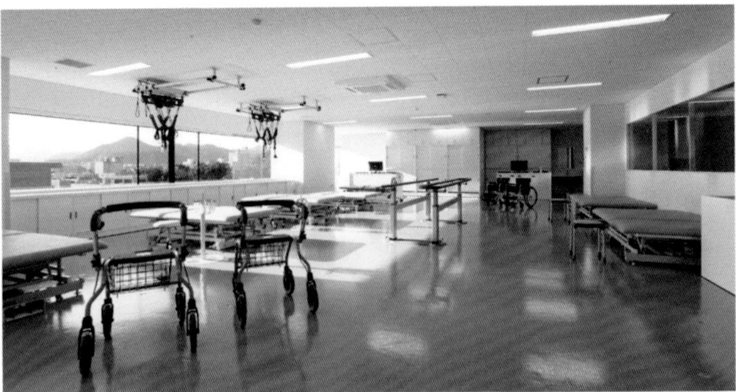
リハビリテーション室

4～6階リフレッシュコーナー

1階

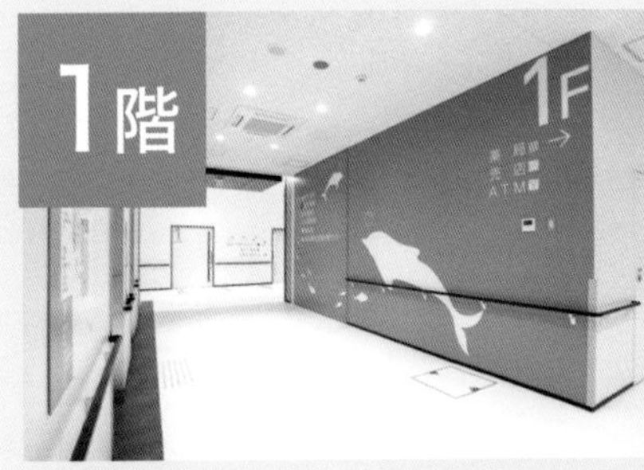

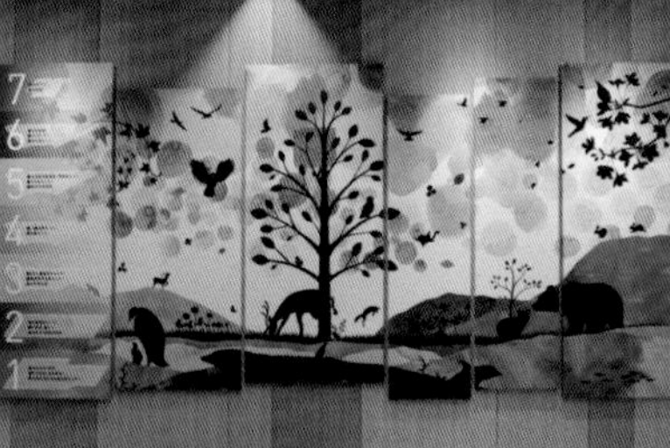
1階壁画

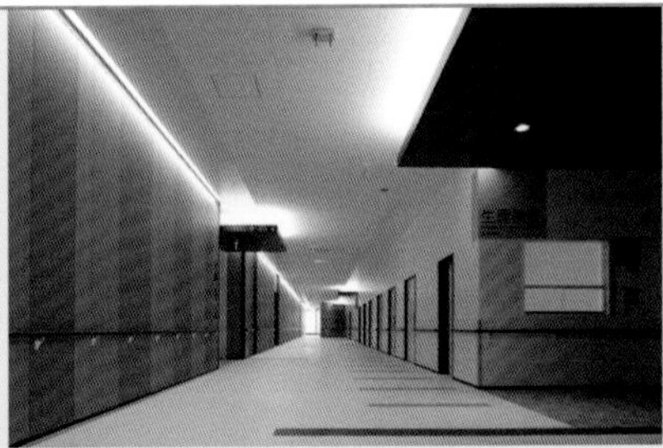
インナーモール

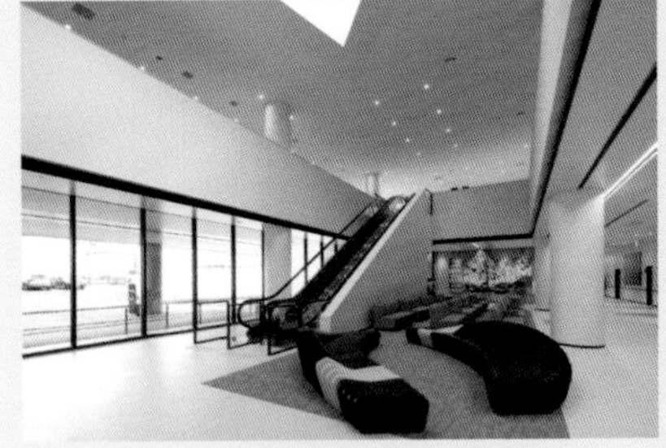
エントランスホール

診療室エリア

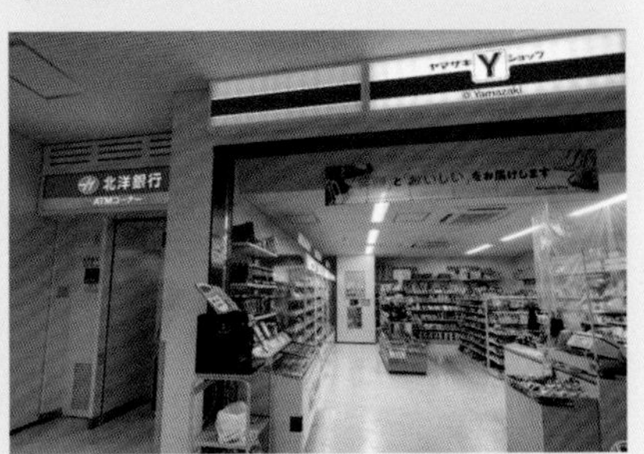

コンビニ（ATMがとなりに併設）

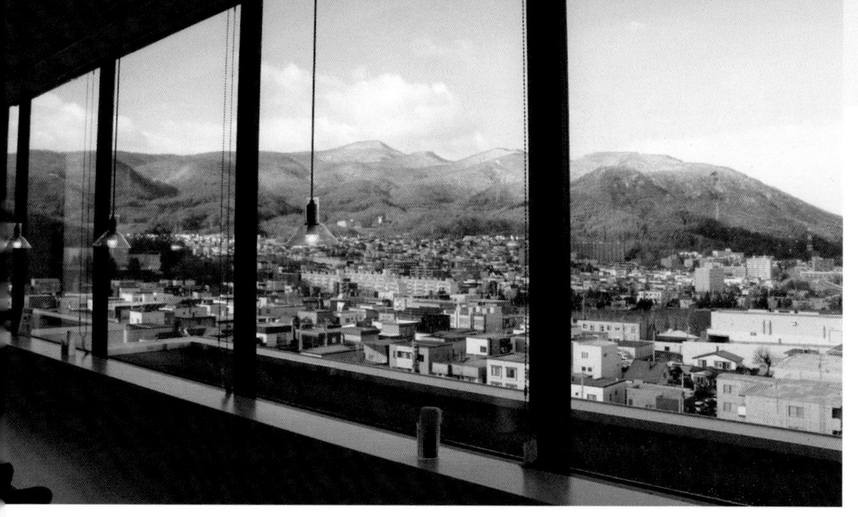

気持ちの良い外の眺めで癒されます

各階の EV ホール
さまざまなイラストが
描かれています

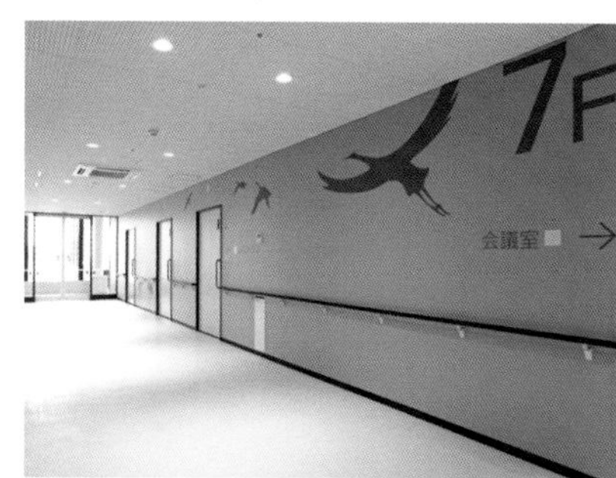

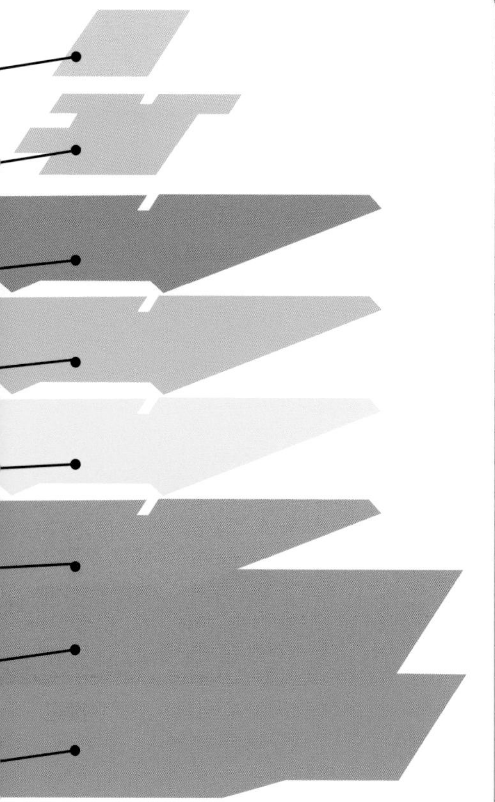

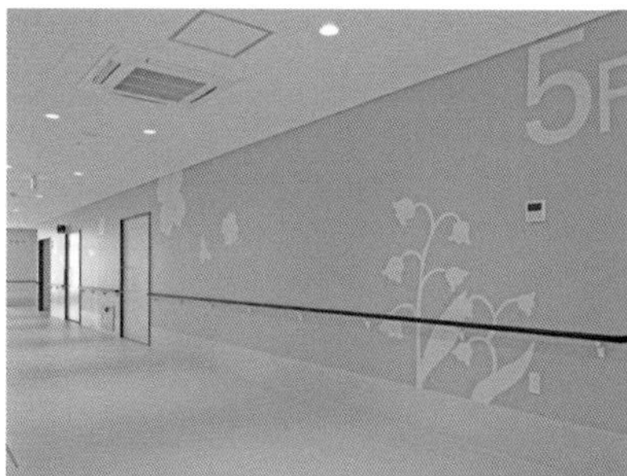

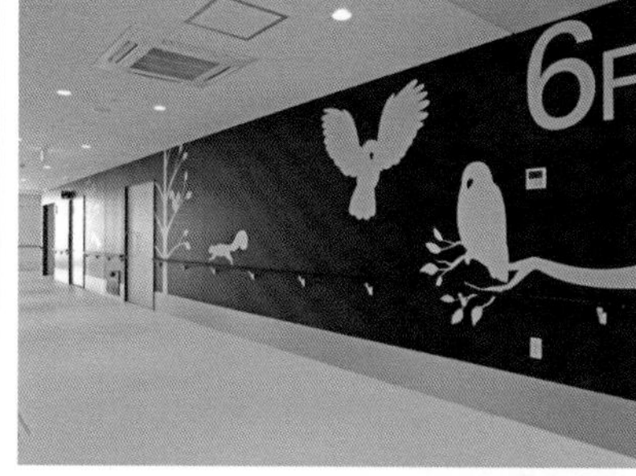

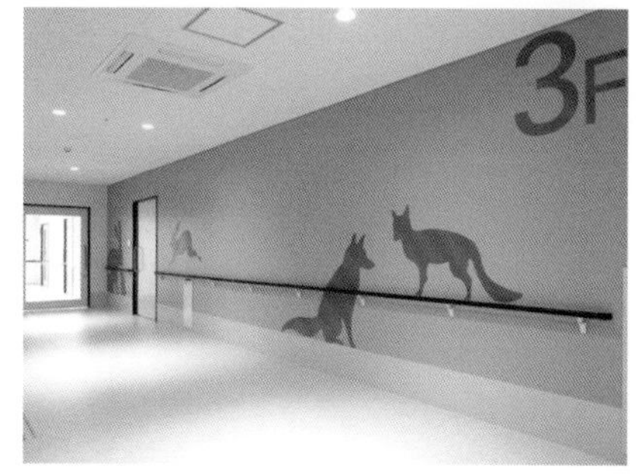

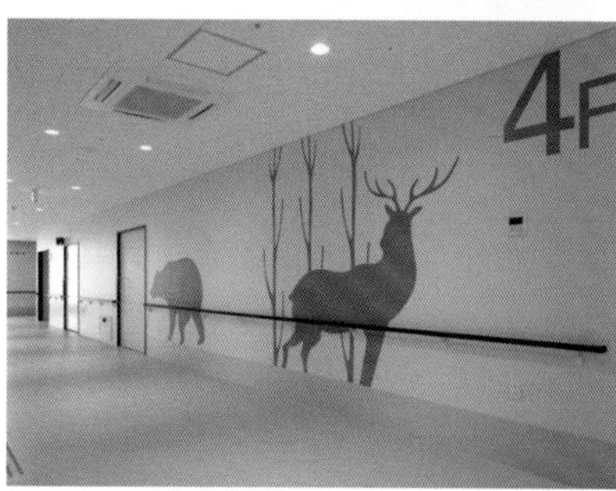

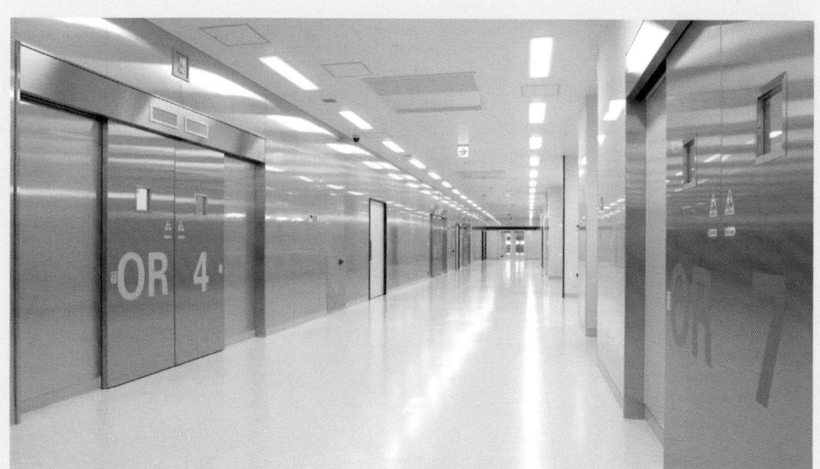

手術ホール

2階

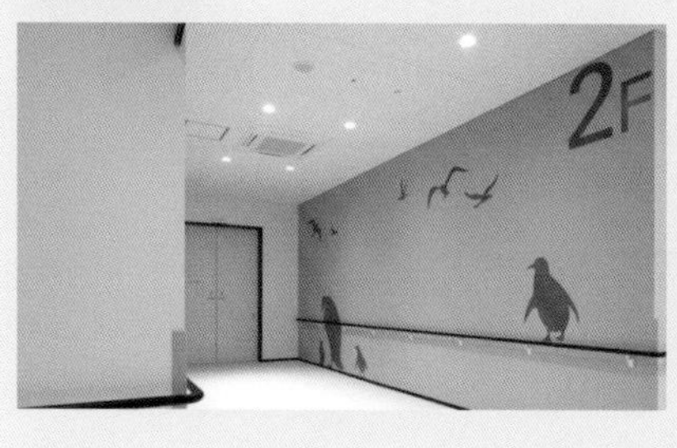

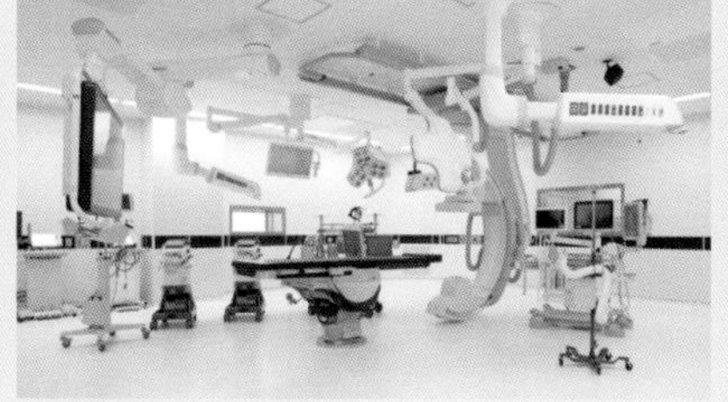

手術室

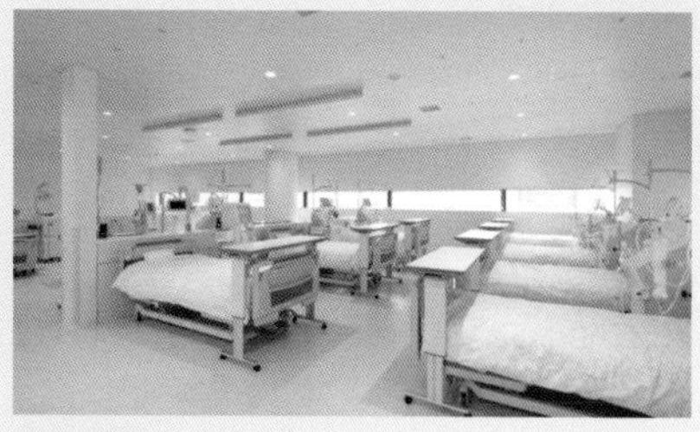

透析室

病院案内

最新の高度医療

1 最新の治療環境

急性期病院*の最前線である手術室や血管造影室では、多様な手術様式や低侵襲化（体にやさしい）に対応可能な、最新の医療機器・手術設備を導入しています。

＊急性期病院：脳梗塞など緊急に治療を要する状態となったときに入院し、積極的な治療を行う病院

ハイブリッド手術室

当院では手術室を８室備えています。そのうちのハイブリッド手術室とは、高性能なＸ線撮影装置などの透視装置と手術台を備えた手術室です。これらを組み合わせることで胸部や腹部の大動脈瘤を切らずにカテーテル（医療用の細い管）で治療するステントグラフト内挿術（48ページ参照）、そして大動脈弁狭窄症に対するTAVI（44ページ参照）などの高度な術式の手術に対応できるようになります。

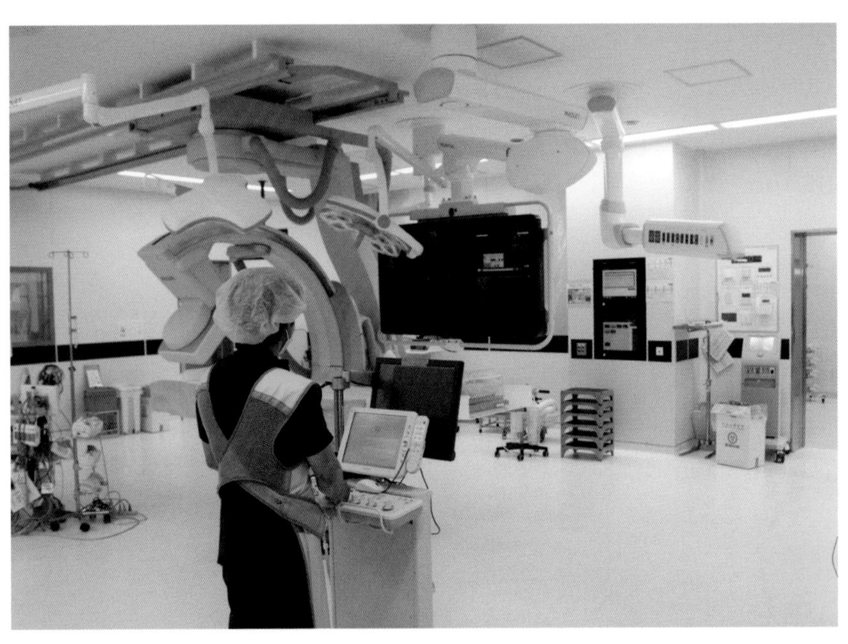

IVR-CT

IVR-CTはＸ線により体内部をリアルタイムに透視･撮影する血管造影装置と、体内部の精密な断層画像が撮影可能なCT装置が一体となった装置です。主に脳動脈瘤・脳血栓症などの脳血管、狭心症・心筋梗塞・大動脈瘤などの心臓血管が対象となります。

アンジオ室

体内部をリアルタイムに透視・撮影する血管造影装置により、局所麻酔下で経皮的にカテーテルを用いて狭心症や心筋梗塞など心臓の検査や治療を行います。

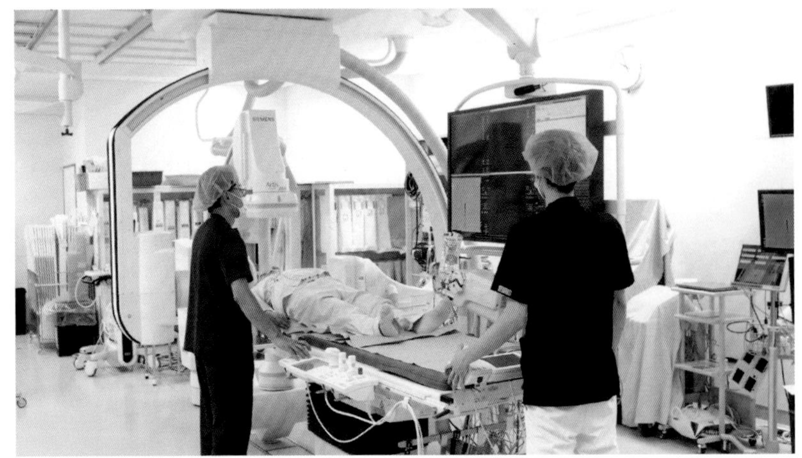

術中 MRI

術中 MRI とは、手術中に脳などの様子を MRI 画像で確認しながら行うことを可能とするシステムです。術中 MRI システムは、道内初導入の最新医療機器です。ナビゲーションシステムと併用した手術中の MRI 撮像による、リアルタイムで術野（手術を行う、目で見える部分）の腫瘍や脳組織の正確な情報が視覚化された情報を用い、正確で安全な手術に努めています。MRI 装置は３テスラの高磁場装置で、高精度の画像が提供可能です。

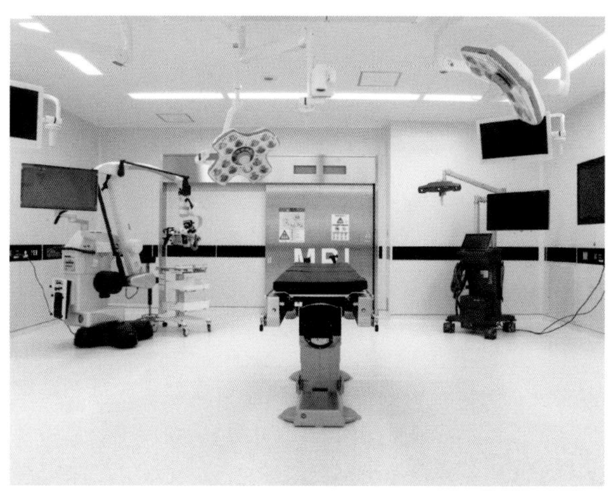

MR ガイド下集束超音波治療器

MR ガイド下集束超音波治療器は、集束超音波と MRI の２つの技術を組み合わせた治療法です。超音波は人間の耳には聞こえない高い周波数を持つ音波で、最大 1,024 本の超音波を一点に集めることで、標的となる組織の温度を約 60℃まで上昇させ細胞を壊します。

当院では最新の装置を導入し、薬物療法による改善が不十分な本態性振戦（体の一部が規則的に震える病気）の震えに対して、頭蓋骨にメスを入れることなく、負担を与えないように治療を行います。

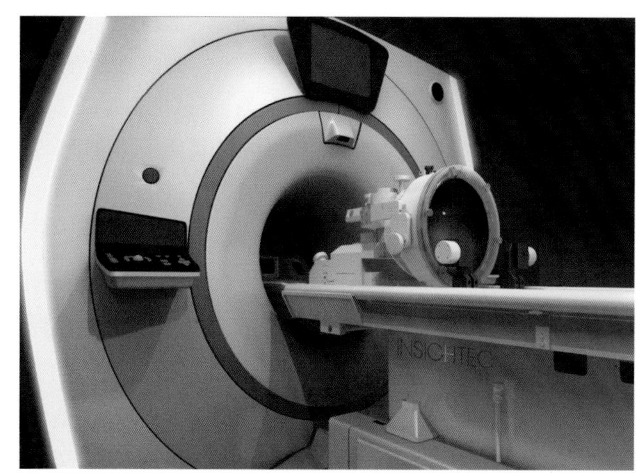

移動型デジタル式汎用一体型 X 線透視診断装置（O-arm）

この装置は手術中の使用を可能とした、CT（Computed Tomography）装置です。アルファベットの「O」という形に似せて作られました。手術中に高精細な透視画像と 3D 画像撮影が可能となります。最新型は道内初導入です。脊柱側弯症や腰椎すべり症など、脊椎脊髄手術を対象とします。

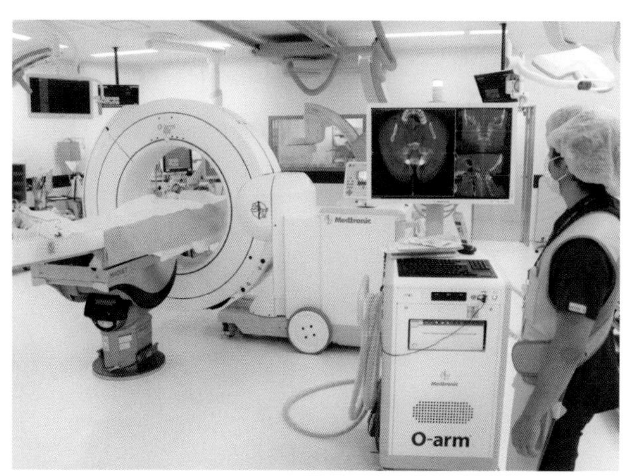

ダビンチ Xi

ダビンチは内視鏡手術を支援するロボットです。内視鏡手術は術者となる医師の熟練を要するものでした。ダビンチによる手術では技術習得が比較的容易であり、人間では困難な動きを実現するなど内視鏡手術の幅を広げ、患者さんにとっても医師にとっても“やさしい”手術を行うことが可能となります。当院では、第４世代となる最新型のダビンチ Xi を導入しています。

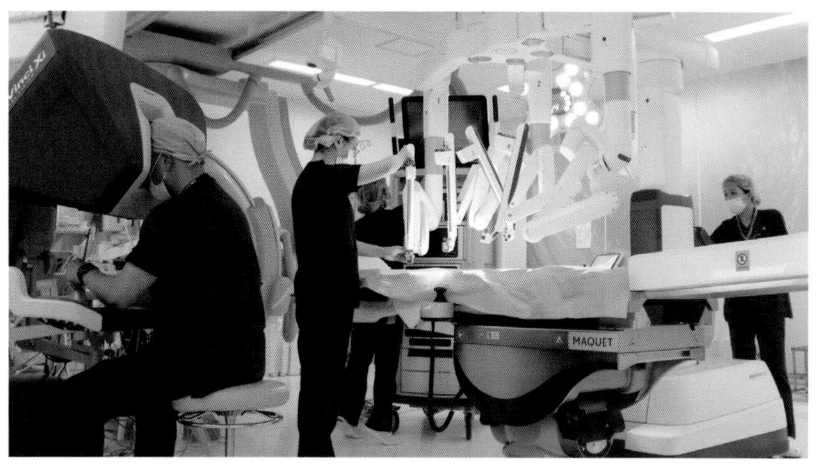

2 札幌高機能放射線治療センター

(通称 SAFRA（サフラ）：SAPPORO High Functioning Radiotherapy Center)

当センターは札幌孝仁会記念病院の放射線治療を担っています。陽子線治療·サイバーナイフ·トモセラピーという国内では例を見ない３種類の放射線治療装置を駆使し、それぞれの特徴を生かした放射線治療やコンビネーション治療を提供しています(詳しくは 56 ページ)。

陽子線治療装置

放射線治療はこれまで X 線や電子線を用いた治療が主流でした。しかし近年、周辺の正常組織への影響を低減しながら、高い治療効果が見込まれる粒子線による治療が注目されています。粒子線には「陽子線」と「重粒子線」という２種類が医療用に使われており、当院では陽子線を用いた治療を提供しています。

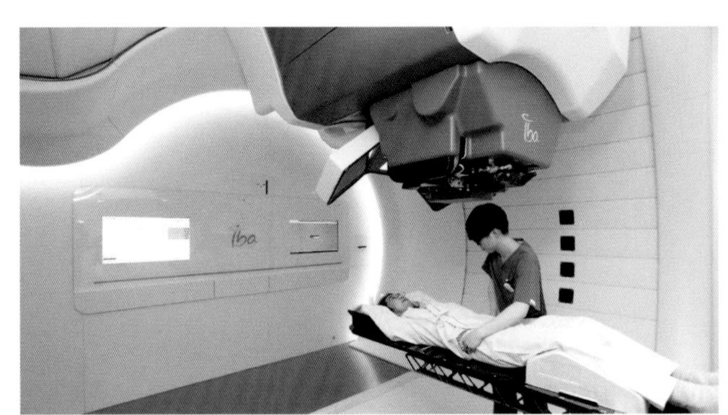

サイバーナイフ

サイバーナイフは、工業用ロボットアームに小型のリニアック(放射線治療装置)を搭載した装置です。自在に動くアームにより、多方向から放射線を照射するため、正常部位への影響を抑えながら高い精度で一度に強い放射線を照射できます。

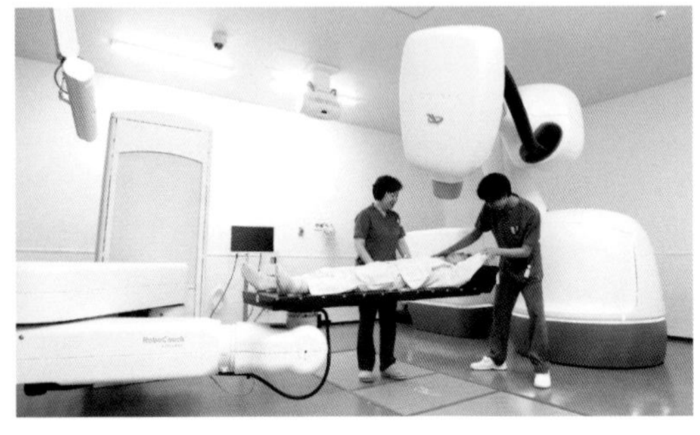

トモセラピー

トモセラピーは、小型のリニアックを CT 装置に組み込んだ構造で、汎用性が高く当院で最も使用頻度の高い装置です。この装置は以下のような技術・特徴を生かし治療を行います。

①ヘリカル回転照射とダイレクト照射
② CT- 画像誘導照射(CT-IGRT)
③強度変調放射線治療(IMRT)

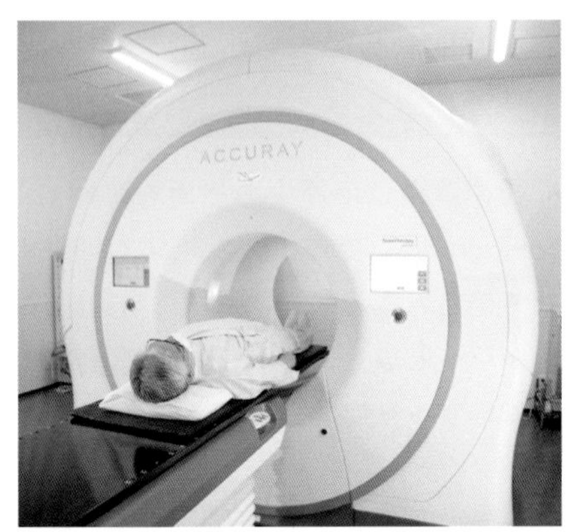

3 全室個室のICU

集中治療室 (ICU) では、命の危険がある重症患者さんを、24 時間の濃密な観察のもとに、先進医療技術を駆使して集中的に治療しています。そのため、必要十分な診療体制とモニタリング用機器、生命維持装置などの高度診療機器を整備しています。当院の特徴は 18 床の ICU を全室個室化していることで、集中治療に適した環境を整えています。

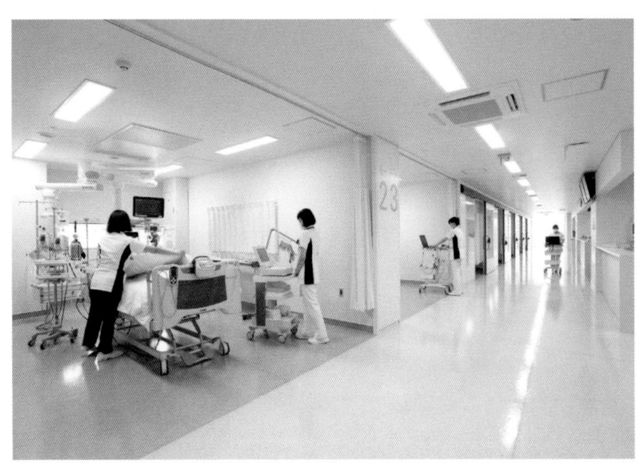

4 急性期リハビリテーション

集中治療における早期リハビリテーション

早期リハビリテーションとは、病気の発症、手術などから48時間以内に開始される運動機能、呼吸機能、食べ物の飲み込みに必要な摂食嚥下機能（せっしょくえんげきのう）、認知機能などの維持、改善、再獲得を支援する一連の手段のことです。医師、看護師、理学療法士等の多職種による取り組みを行います。退院時の日常生活動作および機能的自立の改善や、ICUの在室期間・在院日数を短縮する可能性などが期待できます。

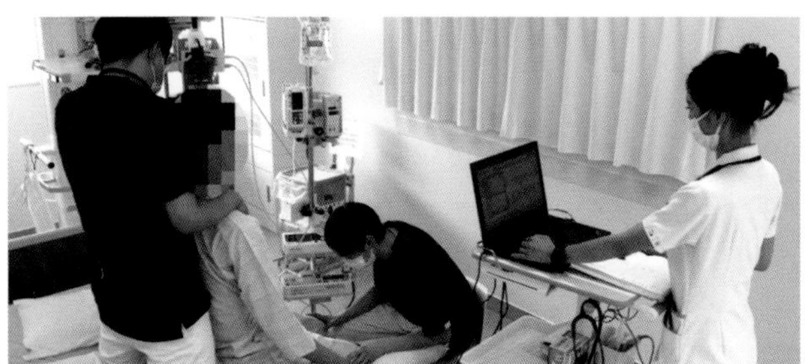

急性期リハビリテーション（各病棟階に配置されたリハビリテーション室）

急性期リハビリテーションとは、病気の発症、手術などから数日後〜1か月くらいの期間で行われるリハビリテーションです。なるべく早期に患者さんが日常生活に復帰できることをめざしてリスク管理を行いながら365日体制で行われます。個々の患者さんの状況を見ながらにはなりますが、脳、心臓などの大きな手術後も、専門的なリハビリテーションチームが患者さんの個別のプログラムを作り、手術の効果を最大限にするために、できるだけ早い段階で支援を行います。

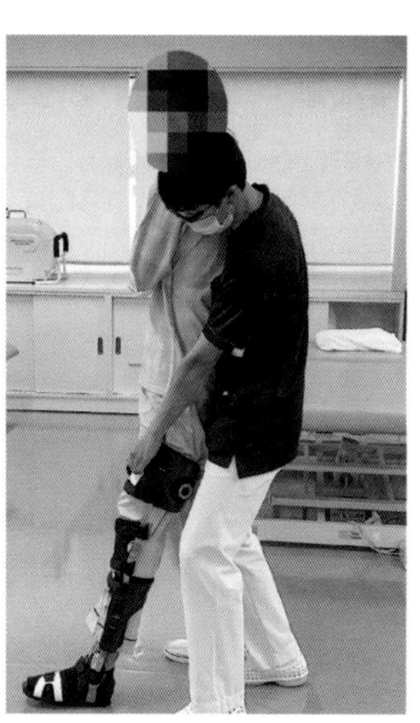

5 体に負担の少ない検査

患者さんに対して身体的な負担を最小限に抑えて、高度な検査を行うことのできる機器を揃えています。

PET-CT

PET（ペット）検査は陽電子放射断層撮影（Positron Emission Tomography）の略語です。がんの早期発見のための検査方法の1つで、がん細胞の特徴を利用し、がん細胞特異的な放射線ラベルを施してCT装置によって検出を行います。

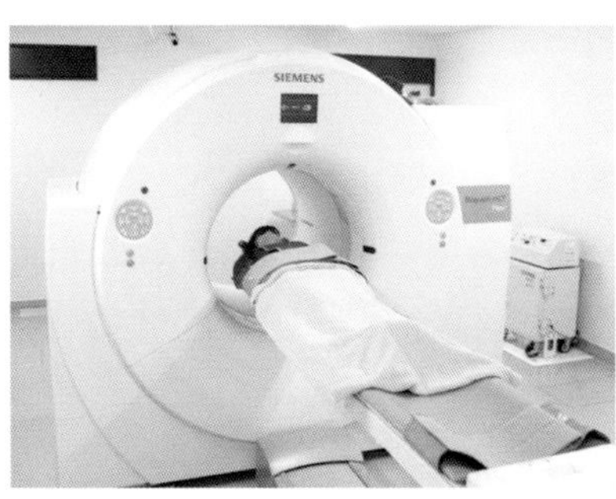

乳房専用PET

当院の乳房専用のPET装置は、全身用PET-CTでは検出できない小さい乳がんなどの病巣などを検出できます。2016年12月に国内3台目、札幌市内で初めて導入しました。マンモグラフィーのような圧迫による痛みはなく、患者さんにやさしい検査を提供します。

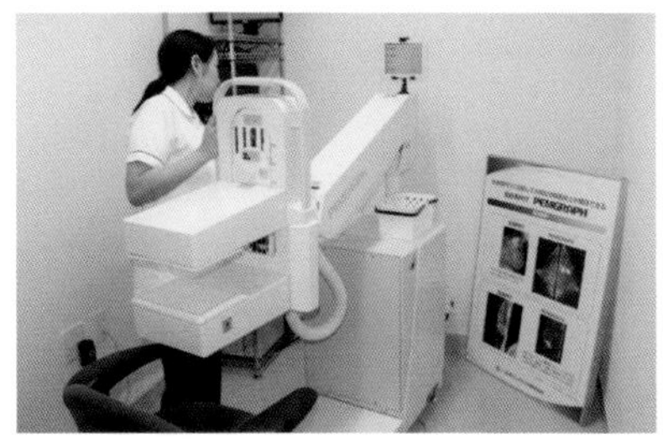

デュアルソースCT（256列）

デュアルソースCT装置は、X線管球と検出器を2対搭載したCT装置です。2対のX線管球と検出器による同時データ収集により、撮影時間を短縮するとともに、心臓など動きのある臓器に対しても撮像が可能となります。

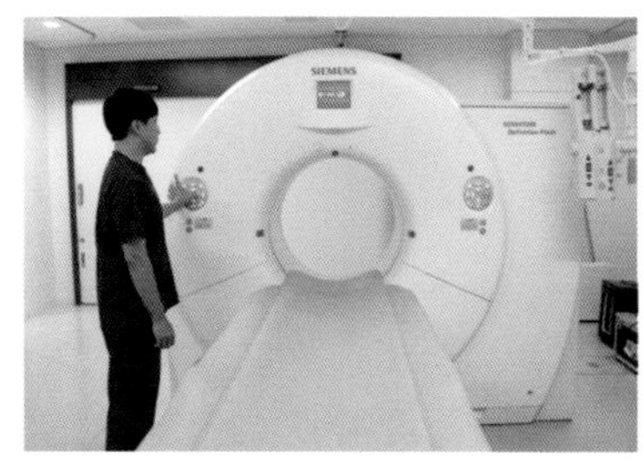

札幌第一病院

内科／整形外科／リハビリテーション科／脳神経外科／放射線科

■ 概要

1961 年に開設された伝統ある病院で、2014 年に社会医療法人孝仁会の病院となり、西区の地域医療を担っています。現在は、急性期[*1]・回復期[*2]リハビリ・地域包括ケア・療養型病床の全部で 141 床の病院です。主に内科・整形外科を中心に入院外来医療を提供しています。内科疾患と整形疾患を合併している患者さんを多く診ています。

当院では、中規模病院の特質を生かして、内科医と整形外科医のチームワークを密にし、このような患者さんの健康管理を積極的に行っています。また、訪問診療、訪問リハビリ、訪問看護に対応し、地域包括ケアシステムの一翼を担っています（写真１、２）。

３つの役割

- 入院機能をもった、かかりつけの病院
- 急性期疾患の治療
- 回復期、慢性期[*3]の患者さんの入院治療継続および在宅復帰の支援

＊１　急性期：病気・けがを発症後、14 日以内（目安）。不安定な状態
＊２　回復期：急性期を乗り越え症状が安定し、リハビリ等の治療で身体機能を回復させる時期
＊３　慢性期：症状は比較的安定しており、維持的な医療やリハビリ、再発予防に取り組む時期

■ 診療の特色・内容

内科

一般・総合内科、消化器、循環器、糖尿病を専門とした医師が診察にあたっています。胃・大腸内視鏡検査や超音波、CT、MRI を用いた精密検査が可能です。

整形外科

上肢（肩・肘・手）、下肢（膝・股関節）、脊椎（頸椎・胸椎・腰椎・骨盤）など運動器疾患全般の専門的な診療・治療・手術を行っています。CT、MRI、骨密度測定を用いた検査が可能です。

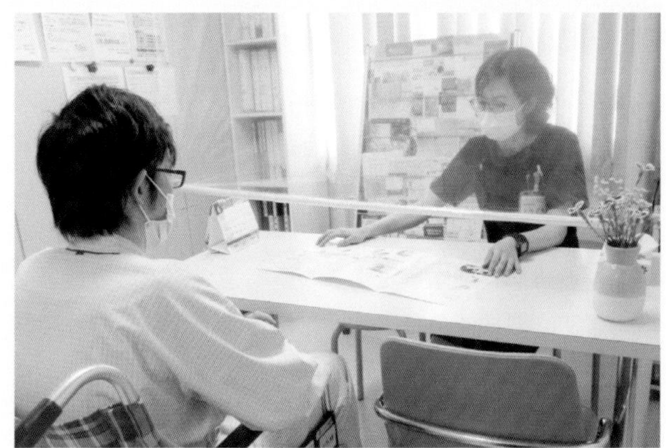

写真1　医療相談室

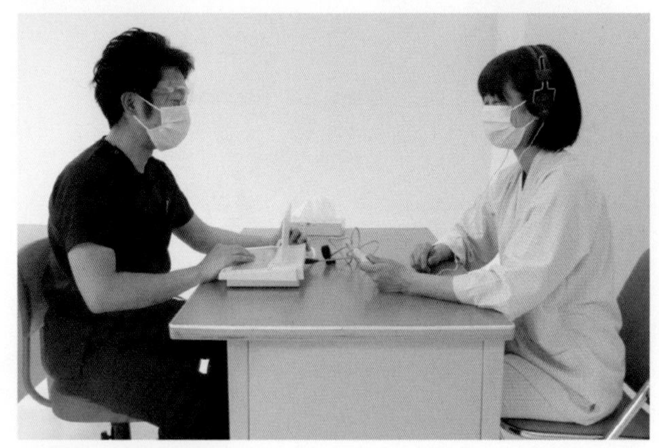

写真2　言語聴覚室

リハビリテーション科

整形外科、脳神経外科、脳神経内科、内科疾患の入院・外来・訪問リハビリテーションを行っています（写真３、４）。回復期リハビリテーション病棟を配置しています。

■ グループ全体との相乗効果

当院は急性期、回復期、慢性期の病床があり、さらに在宅医療にも力を注いでいます。

急性期病院[*4]の札幌孝仁会記念病院、西区の他の医療機関や施設と連携し、急性期から回復期、慢性期、在宅までを診ていくという地域包括システムの一翼を担う病院として地域に貢献したいと考えています。

＊４　急性期病院：脳梗塞など緊急に治療を要する状態となったときに入院し、積極的な治療を行う病院

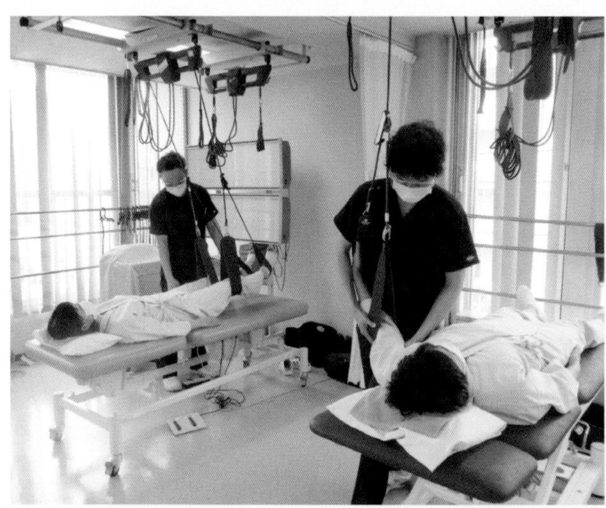

写真3　ノルウェー発祥のレッドコードを用いた理学療法
レッドコードは天井から吊り下げられた赤いロープ（スリング）を用いて四肢や体感を懸垂することで運動方法や負荷量を調整することができます。高齢者の介護予防からアスリートのトレーニングまで幅広く使用されています

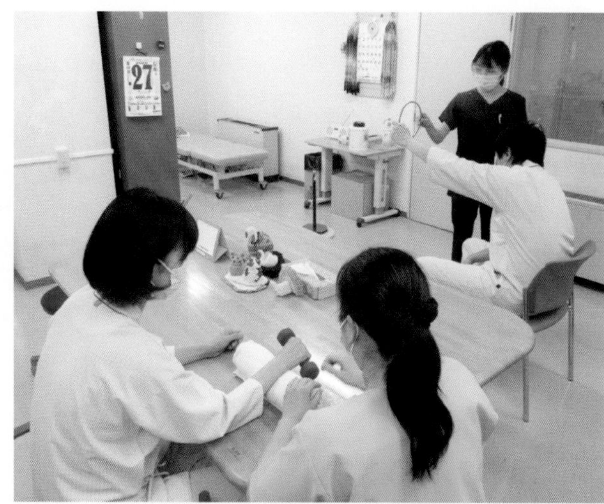

写真4　整形疾患の中でも特に手のリハビリに特化したハンドセラピー（手前）と輪投げのアクティビティを利用した作業療法（奥）

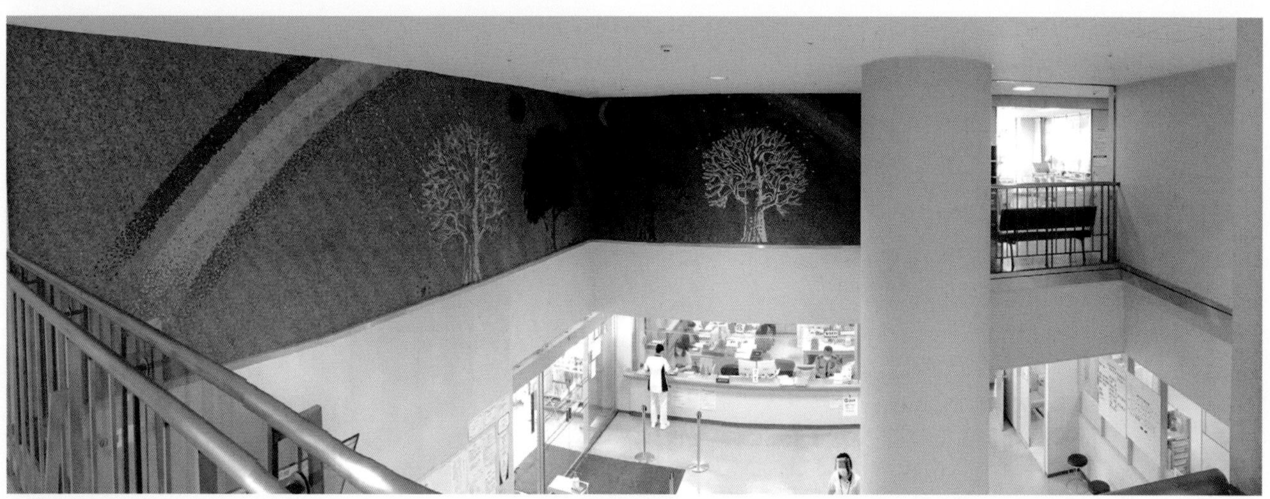

写真5　壁画

所在地

〒063-0804
札幌市西区二十四軒4条3丁目4-26
TEL: 011-611-6201
FAX: 011-643-3790

受付時間

新患 8:45～12:00、12:30～16:30
再来 8:00～12:00、12:30～16:00
※受付は診療科によって違います、確認してください。

休診日

土曜午後、日曜、祝日
（連休が続くときは診察日を設定することがあります）

駐車場

あり（80台4時間無料）

▶詳しくはHPへ

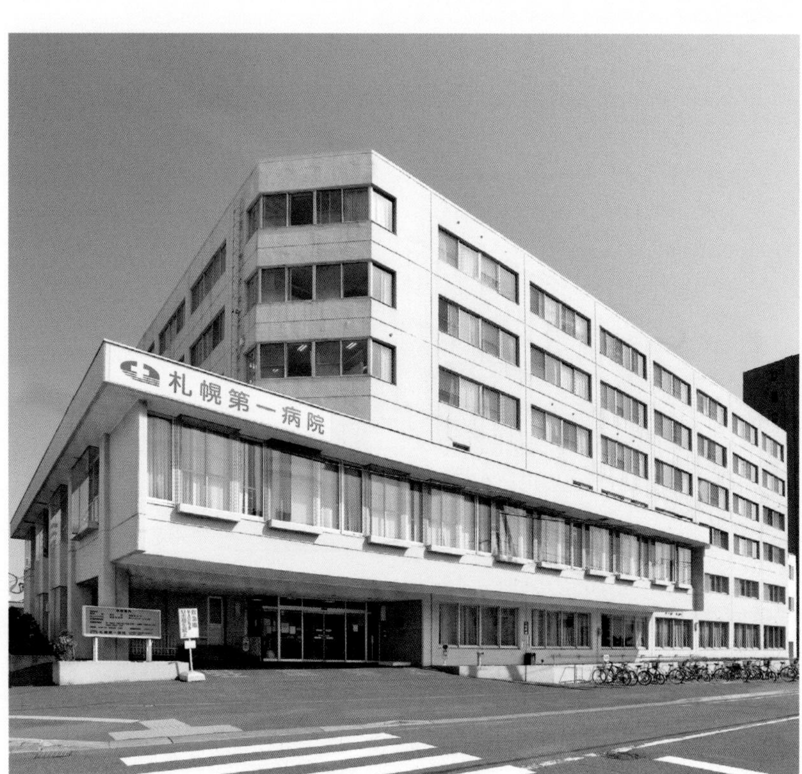

札幌西孝仁会クリニック

内科／循環器内科／呼吸器内科／脳神経外科／婦人科／神経内科／耳鼻咽喉科・頭頸部外科／脊椎脊髄外科／形成外科

■ 概要

当院は、2015年4月、札幌孝仁会記念病院の外来部門を担う目的で開設しました。病院は入院医療、クリニックは外来医療という大きな国の政策の流れに沿って運営しており、今後はかかりつけ医機能を充実させ、地域に貢献したいと考えています。当院は生活習慣病など身近な疾患を中心に、地域住民の皆さんに質の高い専門外来を提供するため、それぞれの科に経験豊富な専門医を配置し、高度な外来医療を提供できる体制を整えています。一般診療のほか各種検診（子宮(しきゅう)がん、胃がん、大腸がん、風疹抗体）や各種ワクチン接種、健康診断や心臓・脳ドックにも力を入れています。

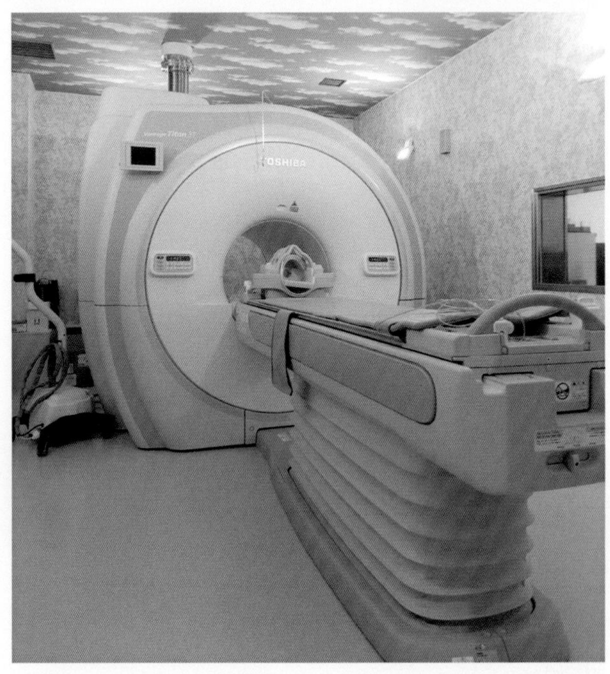

写真2　3.0T（テスラ）MRI

■ 診療の特色・内容

当院の特色として、高度な専門外来を提供するために320列CTと3.0T（テスラ）MRI、最新の超音波（エコー）等の高度医療機器を導入しています（写真1、2）。

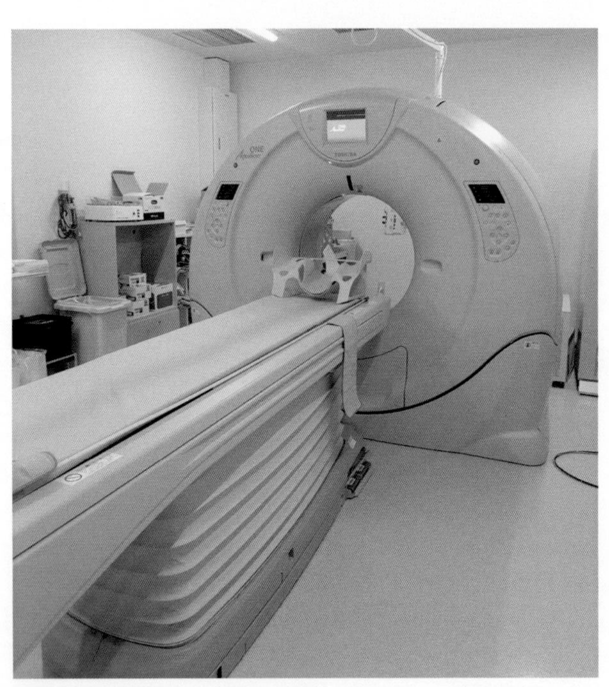

写真1　320列CT

CT検査では、320列を用いて撮影すると、従来に比べ広い範囲を短時間で撮影することができます。特に心臓では、1心拍で心臓全体を撮影できるため、息を止める時間が大幅に短くなります。頭部では、一度に頭部全体を撮影できるため、連続して撮影すると4次元的な画像を作成することができ、疾病に対して有益で詳細な画像が得られます。短時間で撮影できるのに加えて、AI技術による画像作成も可能で、低被ばくで低侵襲(ていしんしゅう)な（体に負担の少ない）検査を提供しています。

MRI検査では、高機能な3.0T（テスラ）機器を導入しており、高分解能な画像を提供することができます。特に脳疾患では、細かい病変の検出が可能なため、病気の早期発見に非常に貢献しています。MRIによる脳ドックも積極的に行っており、普段は症状が出ないような脳の病気や、くも膜下出血(まくかしゅっけつ)の原因となる動脈瘤(どうみゃくりゅう)などの血管の病気の発見にも役立っています。

また、当法人で行われた検査は、法人内のどの施設でも閲覧できるという大きな特色もあります。当クリニックで行った検査を検査後すぐに、札幌孝仁会記念病院はもちろん、釧路孝仁会記念病院でも確認することができます。このシステムを使うことで、当クリニックで撮影した検査データを札幌孝仁会記念病院で画像処理をすることも可能で、術前のシミュレーションや、3D プリンター（写真３、４）を使用して、手術のための立体モデルの作成も行っています。

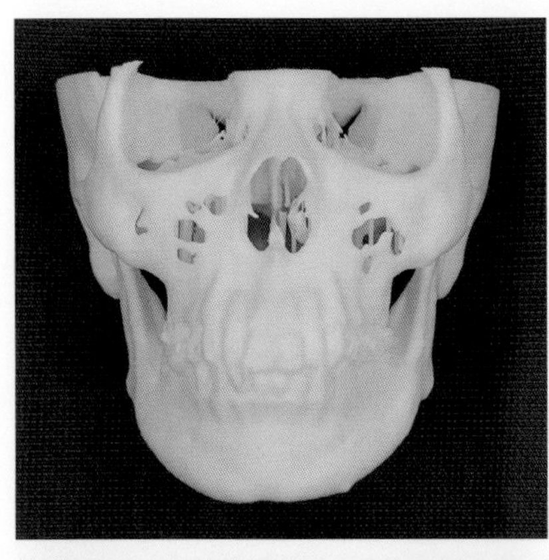
写真3　CT データから 3D プリンターで作成した顔のモデル

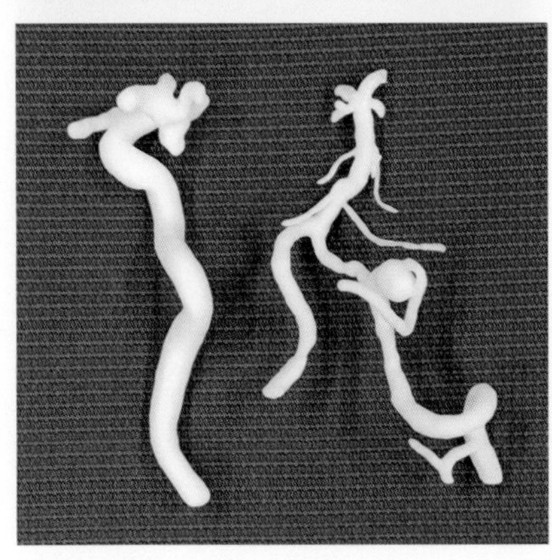
写真4　MRI データから 3D プリンターで作成した頭部血管モデル

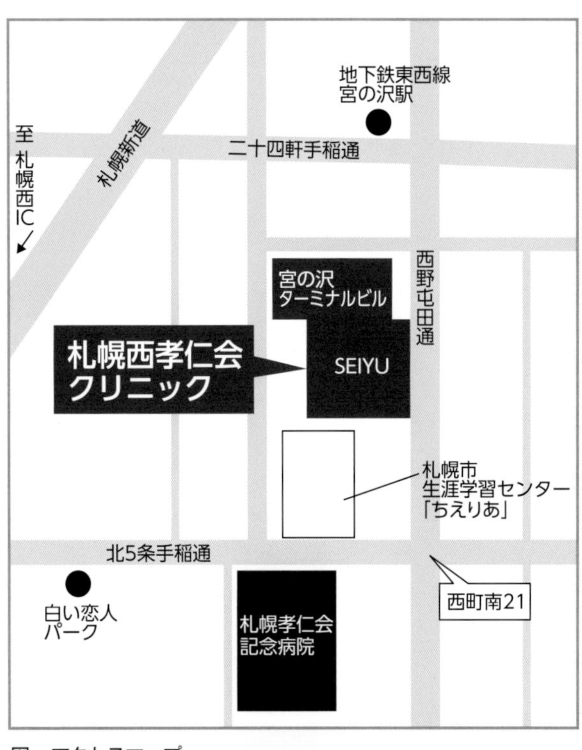

図　アクセスマップ
札幌孝仁会記念病院と密に連携を取り、必要に応じてスムーズに入院ができる体制を整えています

所在地

〒 063-0051
札幌市西区宮の沢１条１丁目１-30
宮の沢ターミナルビル２F
（地下鉄東西線　宮の沢駅直結・宮の沢バスターミナル直結）
TEL: 011-590-0322
FAX: 011-590-0323

受付時間

月～金曜
8：30 ～ 12：00、13：00 ～ 17：00

休診日

土・日曜、祝日

診療時間

9：00 ～ 12：00、13：30 ～ 17：00
※第１、３月曜、循環器内科 19：00 まで

駐車場

あり（640 台）
※西友宮の沢店と共有
※２時間無料

▶詳しくは HP へ

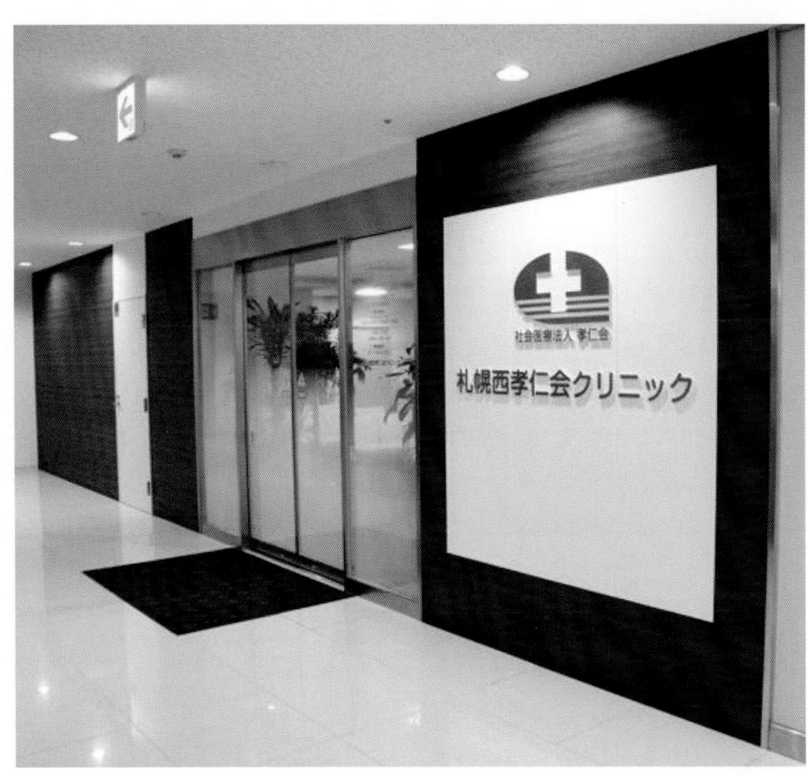

札幌駅前孝仁会クリニック

内科／循環器科／東洋医学外来

■ 概要

当院は交通の要衝であるJR札幌駅北口に位置し、札幌市外などの道内各地から札幌孝仁会記念病院（以下、本院）に通院する患者さんの利便性を高める目的で、2003年にサテライトクリニックとして開設しました。JR札幌駅と直結した複合商業ビルにあるため、通院するのにアクセス抜群です。

院長の古口健一医師は、循環器疾患を中心に生活習慣病などの治療を重ねてきました。そもそも健康は、一緒に生活する家族や仕事の環境などによって大きく左右されます。病気を根本から治療するために、患者さんの生活の背景を大事に捉えて十分に理解し、総合的な観点より診療するよう心がけています。患者さんと医師の互いの「絆」を大切にし、最良のパートナーとして向き合っていきたい想いがあり、安心して受診をしていただければと思っています。不安に思っていることなどがあれば、受診時に遠慮なくご相談ください。

また、本院の専門医により、道内でも数少ない東洋医学外来の診療も定期的に行っています。近隣の医療機関とは連携を密に行っており、もちろん、本院との連携も十分です。

これまで以上に、地域に根差したクリニックをめざしていきますので、今後とも変わらぬご支援をどうぞよろしくお願いいたします。

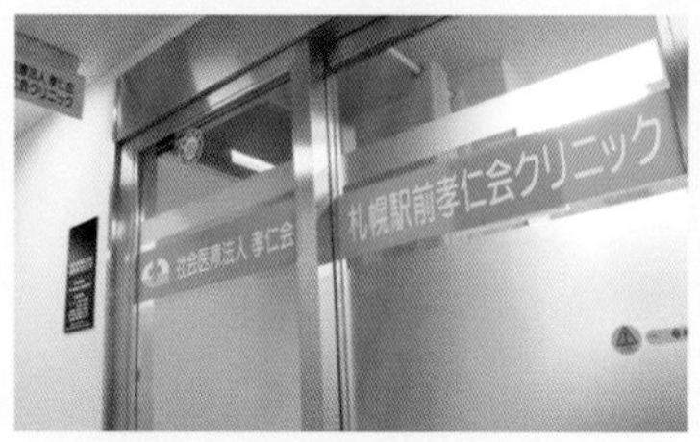

所在地
〒060-0808
札幌市北区北８条西３丁目28
札幌エルプラザビル６F
TEL: 011-728-0020

休診日
水曜午後、第２・第４土曜、
日曜、祝日

診療時間
平日９：00～12：00
　　13：30～18：00
土曜９：00～12：00（第１・３・５）

駐車場
なし

▶詳しくはHPへ

はまや循環器クリニック

内科／循環器科／心臓血管外科／呼吸器科

■ 概要

当院は1997年に札幌市豊平区に開業し、2023年で開院満26年を迎えました。開院以来 循環器疾患（心臓疾患、高血圧症、血管疾患など）をメインに、地域に根差した身近なクリニックとして診療を続けています。当院では、胸部Ｘ線撮影装置、心電図装置、超音波検査装置、長時間心電図記録検査装置などを保有し、診療を行っています。

2014年からは病診連携（大きな病院とクリニックの連携）強化を目的に「社会医療法人 孝仁会」のグループに入り、さらに充実した医療を提供できるようになりました。そして何より親切に、なるべくわかりやすい説明を心がけて診療しています。

循環器疾患に関する症状があり、不安なこと、わからないことがある方は受診をお待ちしています。当院は国道36号線に面し、地下鉄月寒中央駅に直結したJA月寒中央ビルの５階にあり、交通の便も良好で、ビル内には駐車場もあります。これからも地域の健康増進に貢献するクリニックとして診療を続けていきます。

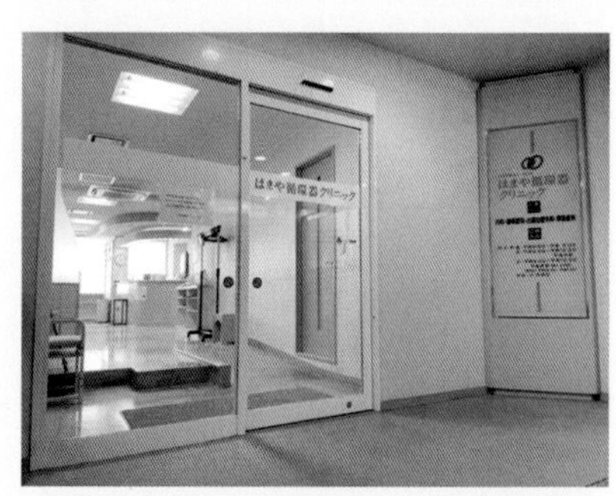

所在地
〒062-0020
札幌市豊平区月寒中央通７丁目６-20
JA月寒中央ターミナルビル５F
TEL: 011-857-2666

休診日
第２・４土曜、日曜、祝日

診療時間
平日９：00 ～ 12：00、13：30 ～
　　18：00 ※水曜は午前のみ
土曜９：00～12：00
　　（第２・４週は休診）

駐車場
あり

▶詳しくはHPへ

札幌孝仁会訪問看護ステーション

■ 概要

看護師が主治医の指示や連携に基づいて自宅を訪問し、療養上のお世話や必要な診療の補助をします。

病気や障害があっても住み慣れた自宅で暮らしたい、人生の最後を自宅で迎えたいと望む方々の思いに寄り添い、さまざまなサービス提供事業所の方とともにお手伝いします。

■ 特色

当ステーションは札幌孝仁会記念病院に隣接し、経験豊富な看護師が在籍。朗らかで団結力のあるステーションです。24時間連絡がつく体制を整え、臨機応変に対応します。

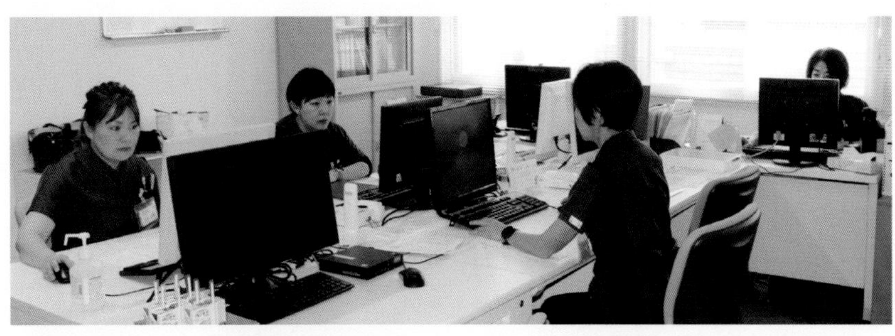

訪問看護サービスの主な内容

・健康管理：全身状態の観察、服薬の指導や服薬セットなど
・医療処置：胃ろうの管理・指導、インスリンの指導や実施、床ずれ予防や傷の処置、点滴やカテーテル（医療用の細い管）類の管理や指導
・リハビリテーション
・日常生活の支援：排泄（はいせつ）のケアや清潔のケア、入浴のお手伝い、爪切りや髭剃りなど
・終末期の看取りに向けた看護
・患者さん本人、家族の療養相談、介護相談

所在地

〒063-0052
札幌市西区宮の沢２条１丁目11-20
アイビル13 3F
TEL: 011-666-5150

▶詳しくはHPへ

Column 社会医療法人 孝仁会グループって？

孝仁会グループの原点は1989年に釧路脳神経外科病院を開設したのがはじまりです。齋藤孝次理事長の「地方にあっても最先端の医療を」という思いで、急性期医療やリハビリ治療などの地域医療体制が作られました。

その後、「社会医療法人 孝仁会」を中心にグループは拡大を続け、今では８つの医療法人、２つの社会福祉法人で高度急性期から在宅までグループが連携して医療介護福祉サービスを提供しています。札幌圏では、本書で紹介している札幌孝仁会記念病院をはじめ16事業を運営しています。

今後も「患者様・利用者様が安心してかかれる、ご家族の方が安心して預けられる病院・施設を目指します」という孝仁会グループの理念の１つを念頭に置いて、運営に取り組んでまいります。

孝仁会 急性期医療
●釧路孝仁会記念病院 ●札幌孝仁会記念病院
孝仁会 回復期医療
●釧路孝仁会リハビリテーション病院
●札幌第一病院
孝仁会 高度健診センター
●釧路孝仁会記念病院高度健診センター
●札幌孝仁会記念病院高度健診センター

孝仁会 介護サービス
●札幌孝仁会訪問看護ステーション
ほか25施設

孝仁会 看護専門学校
●釧路孝仁会看護専門学校

孝仁会 在宅期医療
●釧路脳神経外科
●札幌西孝仁会クリニック
●札幌駅前孝仁会クリニック
●はまや循環器クリニック
ほか４施設

地域支える医療とつながる介護

社会福祉法人 孝仁会
●特別養護老人ホーム モエレの里 ●ことに保育園 ●もえれ保育園 ほか６施設

社会福祉法人 樟風会
●特別養護老人ホーム吉野川荘
ほか２施設

医療法人 修誠会
●吉野川病院 ほか２施設

医療法人 聖愛会
●発寒リハビリテーション病院

医療法人 礼風会
●五輪橋マタニティクリニック
●胃腸内科・肛門外科 山岡医院
●札幌ル・トロワ ビューティクリニック Vogue

医療法人社団 敬愛会
●白樺台病院

医療法人社団 康仁会
●中田泌尿器科病院

医療法人社団 糸
●いとデンタルクリニック

医療法人社団 清野内科クリニック
●清野内科クリニック

図 社会医療法人 孝仁会グループの全体像

五輪橋マタニティクリニック

産科／婦人科／小児科／麻酔科

■ 概要

前身は 1980 年に開設された五輪橋産科婦人科小児科病院で、2011 年に社会医療法人 孝仁会と合併、2016 年に現在の場所に移転し「医療法人 礼風会 五輪橋マタニティクリニック」として新たにスタートを切りました。

長年にわたり南区を中心に周産期医療を担ってきましたが、2023 年９月現在、南区で唯一の分娩取り扱い施設となっており、地域のニーズに応えられるよう、スタッフは使命感を持って日々業務に従事しています。

最近では「自分が産まれた病院で自分も子どもを産みたい」という方も多く、長らく信頼していただいていることにとても感謝し、私たちの励みともなっています。

乳幼児期から思春期、出産・育児をむかえる成熟期、更年期や老年期と、女性のライフステージに合わせてさまざまな要望に対応してくれる、一生涯にわたって頼れるクリニックと思われるよう、これからも努力していきたいと思います。

■ 診療の特色・内容

妊娠・出産・産後のケアからお子さんの診療までトータルサポートするクリニックです。産婦人科のほか、小児科外来もあり、人工授精や体外受精などの高度生殖医療も行っています。

産科では陣痛の痛みを和らげる「和痛分娩」にも対応しており、分娩の進行がスムーズで産後の疲労が少ないと好評です。和痛分娩は予約制で、陣痛促進剤を使用した計画出産で、麻酔科医が硬膜外麻酔（こうまくがいますい）を行い産科医とともに分娩を管理しています。帝王切開などの手術も麻酔科医がいるので安心です。

赤ちゃんの成長後も、常勤の小児科医が「かかりつけ医」として、継続して診療を担当します。産科はすべて個室なので、感染対策も万全です。トイレやシャワーも完備しており、快適に過ごせます。栄養バランスに配慮した食事も好評で、両親学級やマタニティヨガなどのクラスも充実。退院前には素敵なディナーとエステサロンの施術（または利用チケット）をプレゼントしています。

所在地
〒 005-0039
札幌市南区南 39 条西 11 丁目 1-30
TEL: 011-585-3110
FAX: 011-585-3114

受付時間
8:30 ～ 11:30、12:30 ～ 16:30
（木・土曜は 8:30 ～ 11:30）

診療時間
9:00 ～ 12:00、13:00 ～ 17:00
（木・土曜は 9:00 ～ 12:00）

休診日
日曜、祝日、年末年始

交通アクセス
●バスでお越しの方
札幌駅からバス１本でお越しいただけます。
［じょうてつバス］
［快速 7］・［快速 8］・南 55 番「南 38 条西 11 丁目」で下車
●お車・タクシーでお越しの方
地下鉄真駒内駅より車で６分です。
※タクシーのご利用が便利です。

駐車場
あり（50 台）

▶詳しくは HP へ

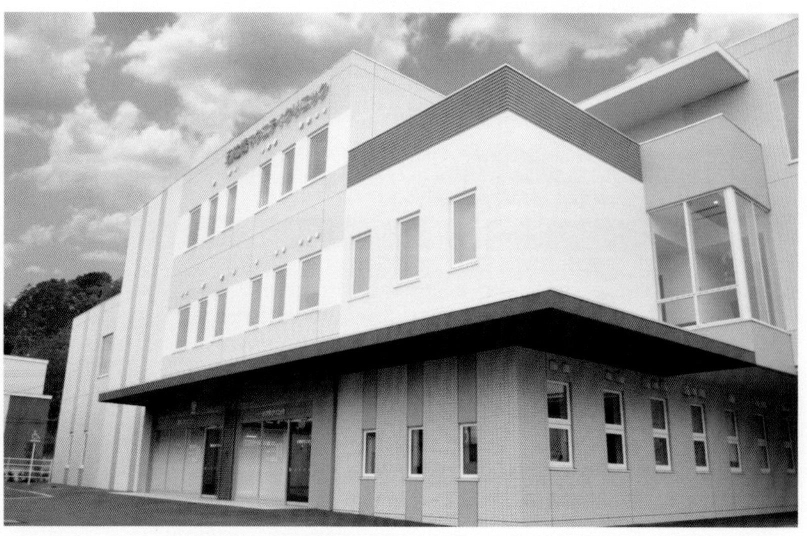

胃腸内科・肛門外科 山岡医院

胃腸内科／肛門外科

■ 概要

当院は羊ヶ丘展望台前に位置し、恵まれた自然の中で、"やさしさと思いやり"をモットーに、心の通った医療を実践したいと考えています。

よきホームドクターとして、皆さんの健康維持に尽くすとともに、数少ない肛門科専門医として、痔の正しい治療を通し、皆さんが快適に生活できるよう努力していきます。

肛門の病気の場合、8割ほどは薬で治る場合が多く、残りの患者さんは手術が必要になります。その場合もほとんどは日帰り手術が可能です。最近では、いぼ痔の治療は痛みの少ない注射療法を行っています。

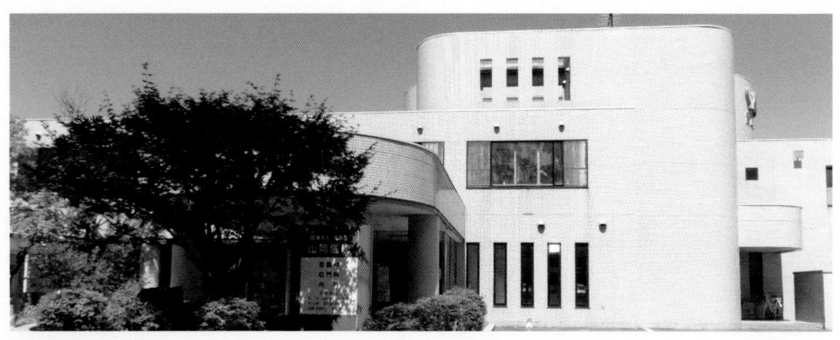

下痢(げり)・便秘・腹痛などお腹(なか)の調子が悪い場合は、必要に応じて超音波（エコー）検査や胃カメラ、大腸カメラなどの検査を行っています。

所在地

〒062-0043
札幌市豊平区福住3条10丁目2-10
TEL: 011-851-2700
FAX: 011-854-1197

受付時間

8：45～12：00、
14：30～17：00

休診日

日曜、祝日、年末年始

診療時間

9：00～12：00、14：30～17：00

駐車場

あり（50台）

▶詳しくはHPへ

札幌ル・トロワビューティクリニック Vogue

美容外科／美容皮膚科／形成外科／乳腺外科

■ 形成外科医による美容医療

患者さんファーストをモットーに"いつまでも輝いていたい"というすべての世代の方の願いを叶えることができるクリニックをめざし、おもてなしの心で患者さんをお迎えしています。

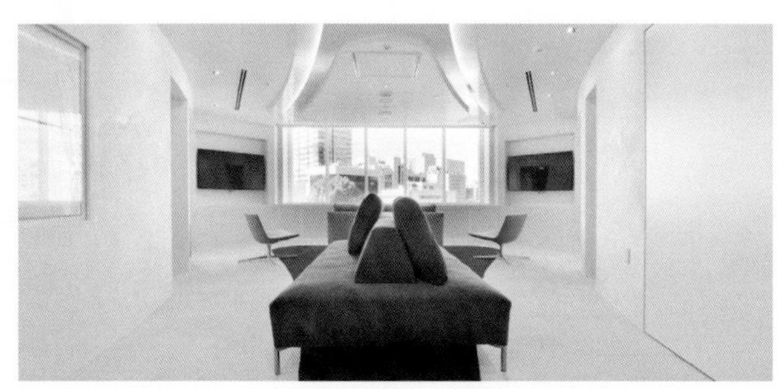

当院の最大の特徴は、形成外科医による美容医療が受けられることです。目の下のクマ治療、二重術、隆鼻術、豊胸など美容外科手術をメインに、ヒアルロン酸などの注入治療、しみ、美白、リフトアップなど美肌やアンチエイジングを目的とするレーザーや、ハイフ、医療脱毛、アートメイクまで、高い技術力と最新の医療機器をそろえ安心・安全に配慮した美容医療を実践しています。

乳腺外科では、豊胸手術を受けた方の検診や乳がん検診、しこりや痛みがある方などの診療も行い、マンモグラフィーや超音波（エコー）検査は女性スタッフが対応しています。

所在地

〒060-0042
札幌市中央区大通西1丁目13
ル・トロワ6F
TEL: 011-211-5611
FAX: 011-211-5612

受付時間

10：45～18：30

休診日

年末年始（12/31～1/3）

診療時間

11：00～19：00

駐車場

なし（カモンチケット対応）

▶詳しくはHPへ

中田泌尿器科病院

泌尿器科

■ 西区の地域医療を支える

当院は 1986 年に開院し（1994 年に法人化）、泌尿器科専門病院として 37 年にわたり札幌市西区の地域医療の一端を担ってきました。

病床数は 28 床と比較的小さな病院ではありますが、泌尿器科手術に特化したスタッフが充実しており、年間手術件数は 1,000 件を超えています。スピーディーな治療を心がけており、特に尿路結石は、レーザー砕石術や体外衝撃波で即日治療が可能です。看護体制は患者さん７人に対して看護師１人を配置し、手厚い看護を提供しています（７対１看護）。膀胱炎や性病などの尿路感染症から前立腺がん、膀胱がんの治療まで幅広い泌尿器科疾患に対応しています。

また、当院の特色として、近隣医療機関との連携がスムーズであることが挙げられます。古くから西区・中央区を中心に 200 以上の病院、クリニック、施設などから泌尿器でお困りの患者さんを紹介いただいており、逆に泌尿器以外の病気について気軽に他科病院へ相談できるネットワークを構築しています。

今回新たに、同じ西区にある札幌孝仁会記念病院、札幌第一病院、発寒リハビリテーション病院とグループ法人になったことで、万が一、合併症が起こった場合でも迅速に対応可能となり、持病が多い高齢の方でも安心して治療が受けられます。

■ 高度な医療機器の導入

腎臓から尿道までの尿の通り道に石ができる尿路結石は、生活習慣病との関連からも注意すべき疾患です。治療は体外から衝撃波を当てて結石を細かく砕く体外衝撃波結石破砕術（ESWL）を実施しています（写真２）。ESWL で壊れない硬い結石は、尿道から細径の内視鏡を挿入し、レーザーで砕石を行う経尿道的結石砕石術（TUL）を実施します。尿路結石の年間手術件数は約 300 件（2023 年６月現在）と経験豊富で、結石除去率は 90％を超えています（写真３）。

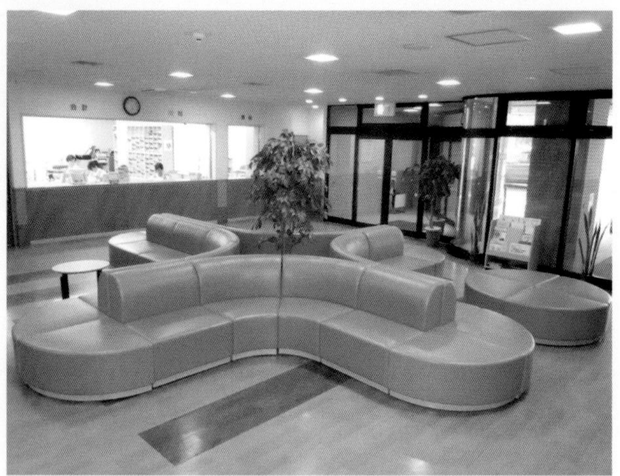

写真１　玄関ロビー

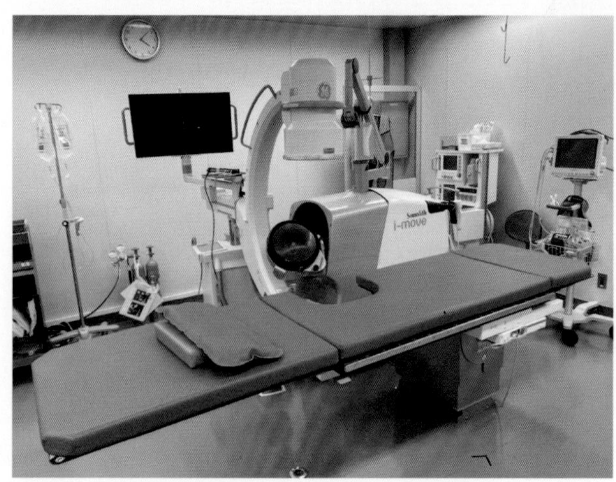

写真２　体外衝撃波結石砕石術（ESWL）の装置

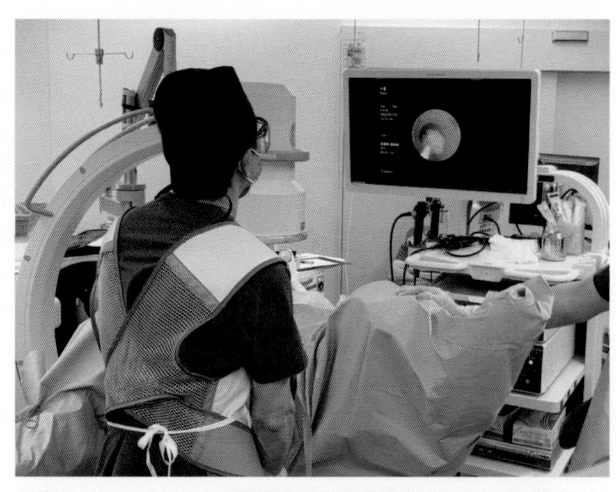

写真３　レーザーによる経尿道的結石砕石術（TUL）の様子

前立腺肥大症は高齢期に発症する男性の病気です。最近は尿の通りを良くしたり、肥大した前立腺を小さくしたりする治療薬が登場し、効果を上げています。薬で改善しない場合は、手術を検討します。尿道から内視鏡を挿入し、電気メスで肥大した患部をくり抜く経尿道的前立腺切除術（TURP）です。

また、近年最新のツリウムレーザーを導入し経尿道的前立腺蒸散術（PVP）を行っています。高出力レーザーを前立腺組織に照射し蒸散させる治療法で、術後の痛みや出血が少なく、抗凝固剤（血をさらさらにする薬）を服用していても治療が可能です。安全性が高いツリウムレーザーで、より低侵襲の（体に負担の少ない）治療を提供しています（図）。

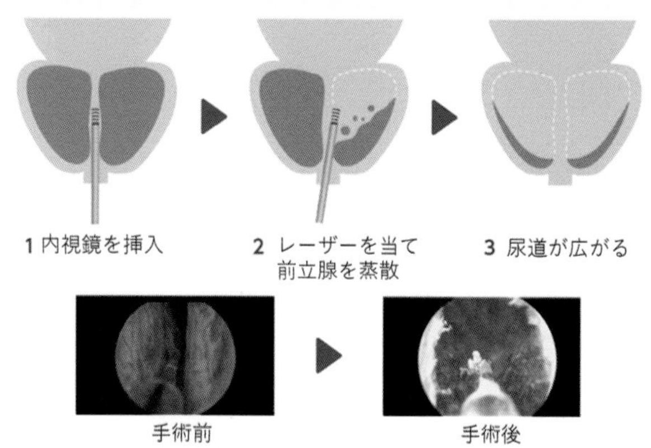

図　前立腺肥大症のレーザー治療

■ 発見・診断・治療をシームレスに

近年、前立腺がんは急速に増えています。転移のない前立腺がんは適切な治療により根治（完全に治すこと。治癒）が期待できます。その際に選択されるのが、前立腺摘出手術や陽子線治療です。前立腺摘出手術は近年、内視鏡用手術ロボットを使って行うケースが増えており、当院でも札幌孝仁会記念病院と連携して施行可能です。

最近は、陽子線治療を選択する患者さんが多くみられます。陽子線治療は放射線治療の進化版といえ、がん細胞を死滅させ根治をめざす治療法です。2018 年より保険適用となり、費用面でも有利になりました。手術で懸念される合併症の尿失禁がなく、治療後の QOL（生活の質）が保たれます。当院では、金マーカー挿入・直腸スペーサー留置といった処置を加えることで、周辺臓器への影響を減らして、合併症の軽減と照射期間の短縮を実現しています。

進行した前立腺がんは、ホルモン療法を主体に治療します。近年新薬が次々と開発され治療効果を上げています。当院でも多数の患者さんが外来に通いながら治療を行っています。

当院では、前立腺がんの発見・診断のみならず、がんのステージに合わせてほぼすべての治療をシームレスに行うことが可能です。

所在地

〒063-0061
札幌市西区西町北５丁目 1-5
TEL: 011-661-0550
FAX: 011-663-8946

休診日

日曜、祝日

診療時間

平日　9：00 ～ 12：00
　　　13：30 ～ 17：00
土曜　9：00 ～ 12：00
夜間診療（月・木曜）
　　　17：00 ～ 19：00

駐車場

あり（20 台）

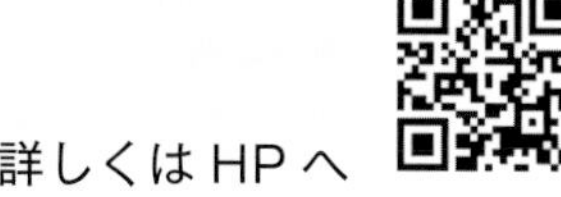
▶詳しくは HP へ

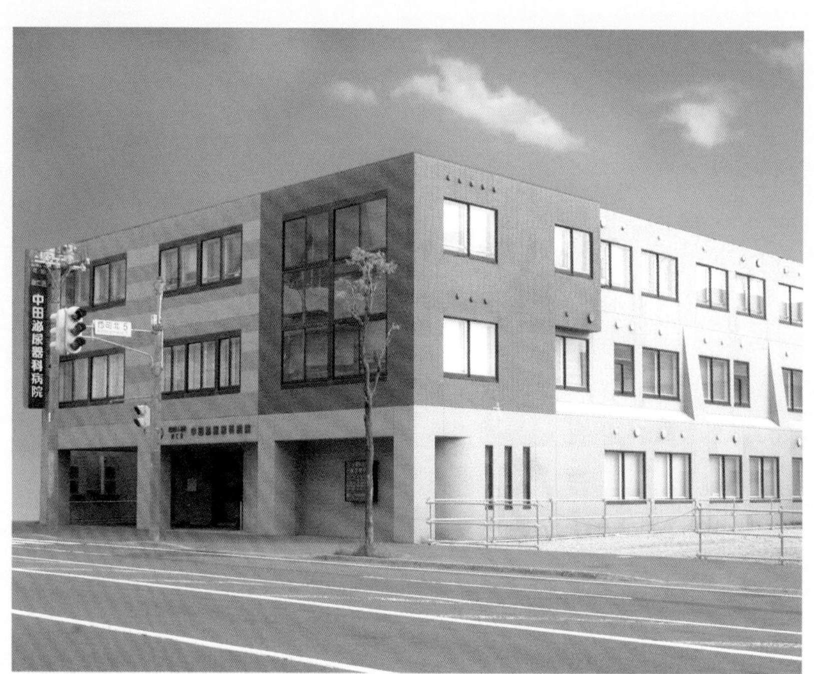

発寒リハビリテーション病院

リハビリテーション科／内科／呼吸器内科／脳神経内科／循環器内科

■ 50年の歴史を誇る 地域に根差した病院

当院は1972年3月にこの発寒の地に病院を開設し、約50年にわたり西区の地域医療の一端を担ってきました。

2022年4月より、当法人は社会医療法人 孝仁会のグループ法人となり、2023年4月より全国的にリハビリテーションで有名な和歌山県にある那智勝浦町立温泉病院からリハビリテーション専門医の吉岡和泉先生を院長として迎え、それに伴い、病院名を「発寒中央病院」から「発寒リハビリテーション病院」へと変更しました。

これまでは障害者病棟54床と療養病棟54床を運営していましたが、そのうちの療養病棟54床を地域医療構想において不足している回復期[＊1]リハビリテーション病棟へ変更しました。今後は孝仁会グループの医療機関や地域の他の病院と連携を図りながら、地域医療に貢献できるよう努めていきますので、今後ともよろしくお願いいたします。

＊1　回復期：急性期を乗り越え症状が安定し、リハビリ等の治療で身体機能を回復させる時期

■ 患者さん中心主義

リハビリテーション科は、患者さんの臓器だけでなく、障害を中心に全身を診る診療科です。

当院では今後、医師、看護師、理学療法士、作業療法士、言語聴覚士、社会福祉士、管理栄養士などが、それぞれの立場でプロフェッショナルとして患者さんをより良くするために最善のリハビリテーション医療を提供していきたいと考えています。

リハビリテーション治療の基本は、運動療法です(写真1、2)。医師だけでなく各専門職が患者さんの全身を評価し、全身状態に応じて高負荷・高強度の運動療法を提供しています。適切なリハビリテーション治療による身体機能の改善だけでなく、必要に応じて自宅で安心して暮らせるような環境調整も行っています。

このように、患者さんが住み慣れた地域で少しでも元気に暮らすことができるよう、スタッフ一丸となって努めています。

■ スムーズな病院間連携

当院と同じ西区にある札幌孝仁会記念病院は高度急性期病院[＊2]です。病院間で連携を円滑に図ることで、急性期（発症）から回復期リハビリテーション病棟への入院までの間をスムーズに移行できるような体制を敷いています。

札幌孝仁会記念病院と当院は車で10分程度ですので、有事の際にも当院からすぐに札幌孝仁会記念病院に紹介することが可能です。

また、障害者病棟では脊髄損傷(せきずいそんしょう)やパーキンソン病などの患者さんの入院に加えて、脳卒中(のうそっちゅう)などを発症し、すでに自宅で生活している方々に対して「短期

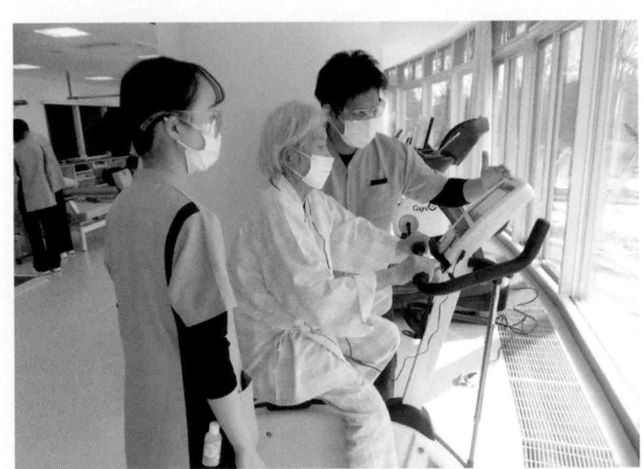

写真1　下肢エルゴメーター運動

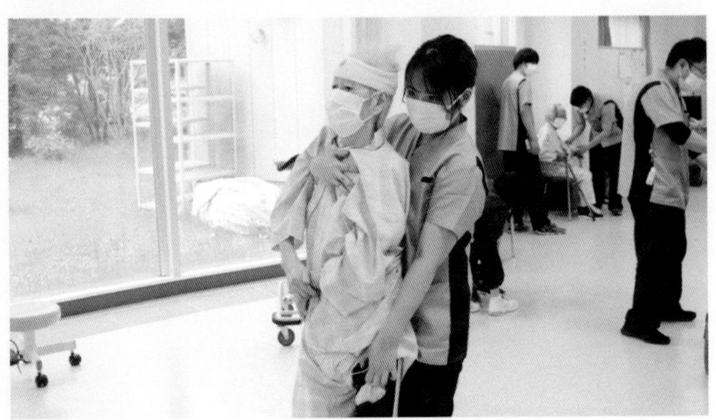

写真2　装具療法

間の高負荷・高強度のリハビリテーション治療のための入院」などご相談に応じて受け入れています。自宅で生活しているなかで、身体機能の低下や介助量の増加などお悩みがありましたら、ぜひ一度ご相談ください。

＊2　急性期病院：脳梗塞など緊急に治療を要する状態となったときに入院し、積極的な治療を行う病院

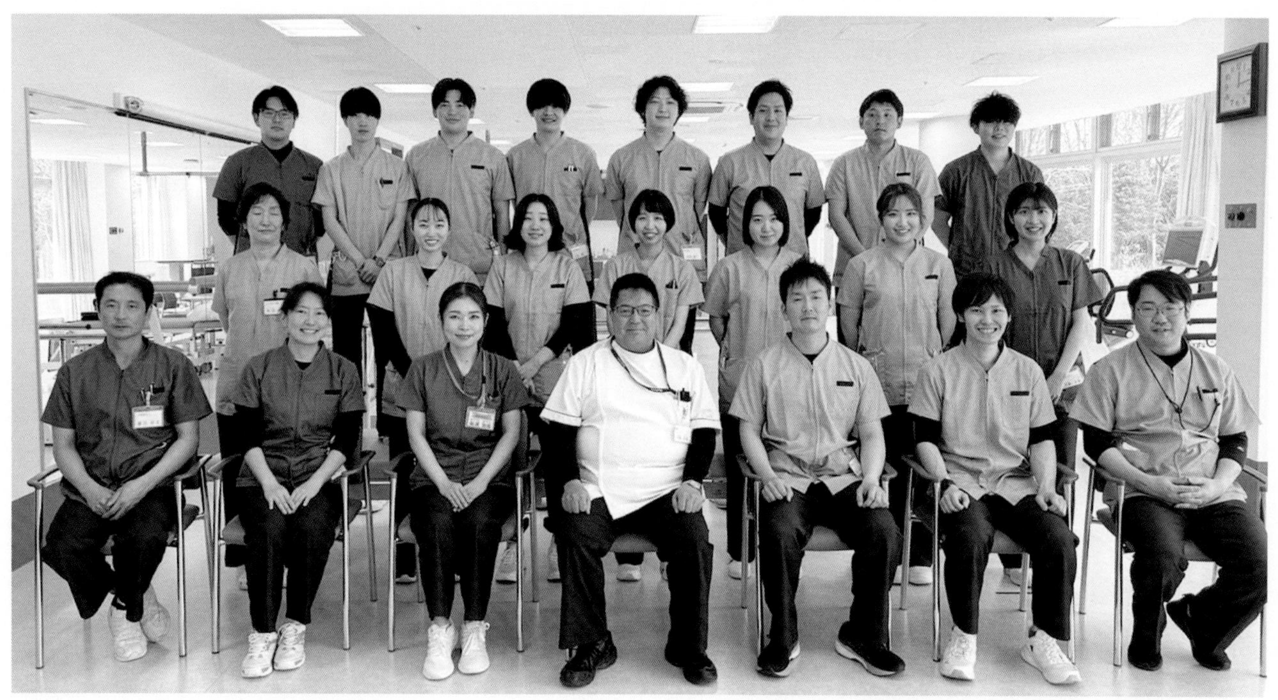

写真3　リハビリテーション部 集合写真

所在地

〒063-0825
札幌市西区発寒５条６丁目10-1
TEL: 011-661-2111
FAX: 011-661-7122

受付・診療時間

9：00 ～ 17：00

休診日

土・日曜、祝日

駐車場

あり（10台）

▶詳しくはHPへ

孝仁会グループの紹介 ｜ **医療法人社団 清野内科クリニック**

清野内科クリニック

内科／循環器内科／消化器内科／呼吸器内科

「各科専門医との連携」をモットーに、患者さんの目線に立ち、負担や心配を軽減するよう努めています。地域の皆さんの健やかな毎日を応援するため、風邪、胃腸炎などの急性疾患から生活習慣病に至るまで、幅広く親切・丁寧に力を注いでいきますので、安心してお気軽に受診ください。

▼詳しくはHPへ

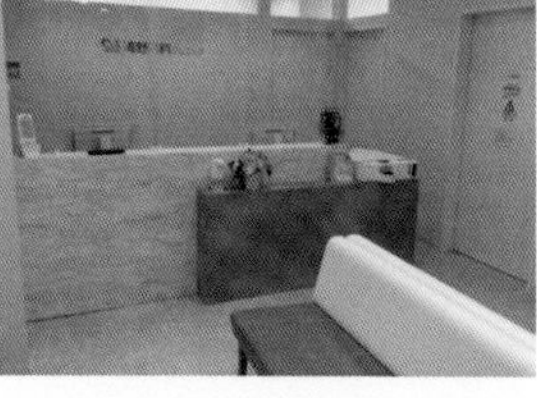

所在地

〒060-0061
札幌市中央区南１条西３丁目２
大丸藤井セントラルビル地下１F
TEL：011-221-2213
FAX：011-231-7226

診療時間

9：00 ～ 12：30、13：30 ～ 17：30
（水・土曜は9：00 ～ 12：30）

休診日

水・土曜午後、日曜、祝日

駐車場

なし

いとデンタルクリニック

歯科／口腔外科／矯正歯科／小児歯科

■ 概要

歯科では、虫歯の治療や歯周病の治療のほかにも、失った歯の代わりに人工歯根を埋め込むインプラント治療、透明のマウスピースを装着し歯並びを整える矯正治療、歯周病などで溶けてしまった骨を再生する再生療法などを行っています。

■ 診療の特色・内容

インプラント

インプラント治療とは、失ってしまった歯の根の代わりに顎(あご)の骨に人工歯根を埋めて人工歯を被せることで、失った歯を回復する治療法です。多くのインプラントは、人の組織と相性の良いチタンで造られており、埋められたインプラントはやがて骨と強く結合します。その後でインプラントを土台とし、その上にセラミックスの歯を作っていきます。

すべての治療にはアフターケアが必要で、それを怠って口の中の環境が悪くなってしまうと、インプラント周囲炎という病気になり、インプラントが長持ちしなくなる原因になってしまいます。

マウスピース矯正

従来の歯並びの治療というと、何年も針金を歯につけて行うワイヤー矯正が主流でした。この治療法は針金が目立つために見た目が気になったり、細かな力のコントロールができなかったりするため、大きな痛みを伴いました。

近年主流となりつつある透明のマウスピースを装着することによる矯正は、7～10日ほどで次のマウスピースへ交換することで、歯に継続的に弱い力をかけることができるため、痛みが少なくなります。装置も透明なので見た目を気にする必要もなく矯正治療が進められる利点があります。しかし、取り外しが可能なために、しっかりと決められた時間に装置をつけていないと、期待通りの効果が得られないこともあります。

再生療法

歯科で多く行われている再生療法とは、歯周病などが原因で顎の骨が溶けてなくなってしまった部位へ、骨のもととなる材料を入れることで骨の再生を促す治療をいいます。歯茎を切開し顎の骨に材料を入れ、それがはみ出ないようフタをして歯茎を元通りに縫い、6か月～1年ほど待つことで新しい骨ができてきます。この治療によってグラグラだった歯はしっかりと骨に定着し、長く使うことができるようになります。

所在地
〒064-0822
札幌市中央区北2条西28丁目1-26
エストラーダ円山2F
TEL: 011-699-5775
FAX: 011-699-5778

受付・診療時間
10：30～14：00
15：30～20：00
(土曜は19：00まで)

休診日
日曜、祝日

駐車場
あり(33台)

▶詳しくはHPへ

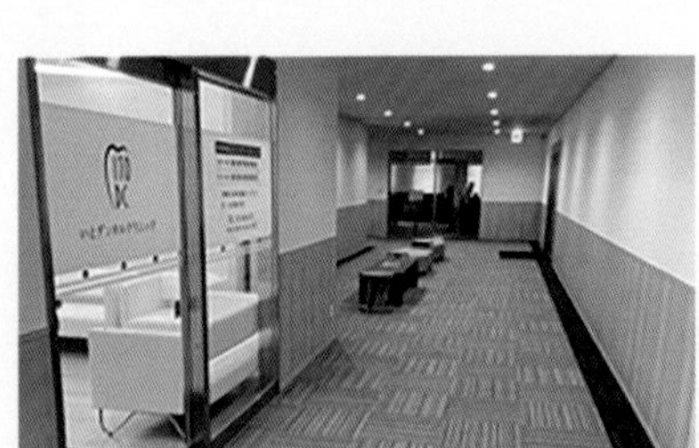

いとデンタルクリニック(外観)

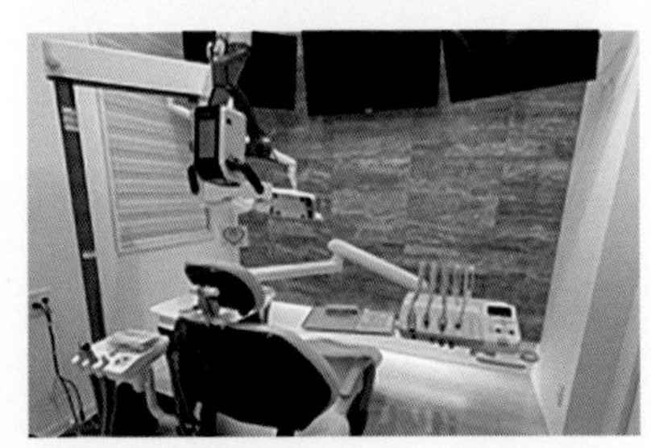

完全個室の診察室

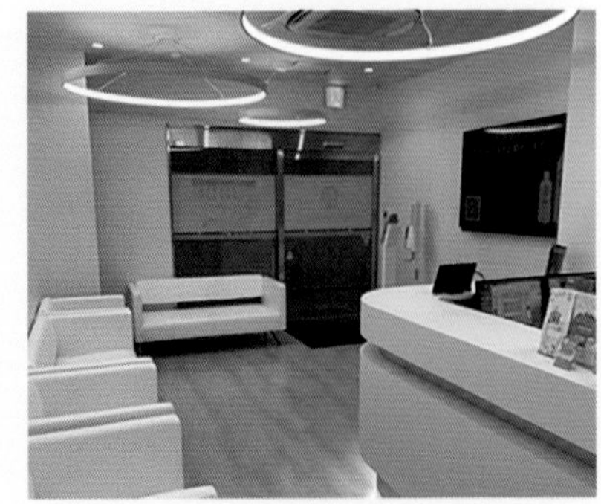

待合ロビー

特別養護老人ホーム モエレの里

■ 地域に根ざした施設をめざす

特別養護老人ホーム モエレの里は、緑豊かな新興住宅地に位置し、地域とともに成長しています。当施設の特徴は、入居者の方の生活の安定と豊かな暮らしを守り、また、家族の皆さんが安心して預けられるように看護師を24時間配置しています。体調の異変など早期に発見し、社会医療法人 孝仁会と連携して健康管理に努めています。

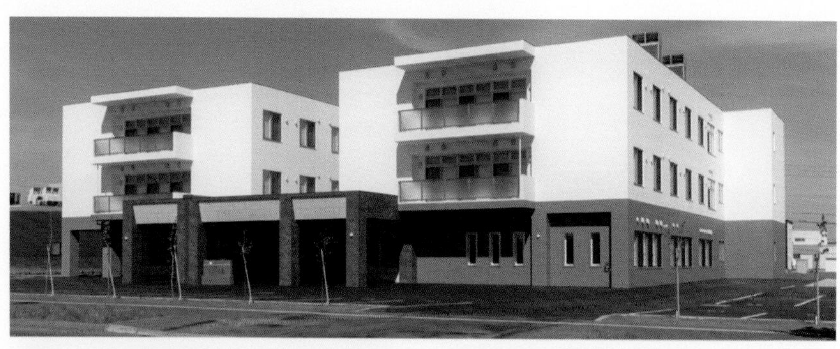
写真1　特別養護老人ホーム モエレの里

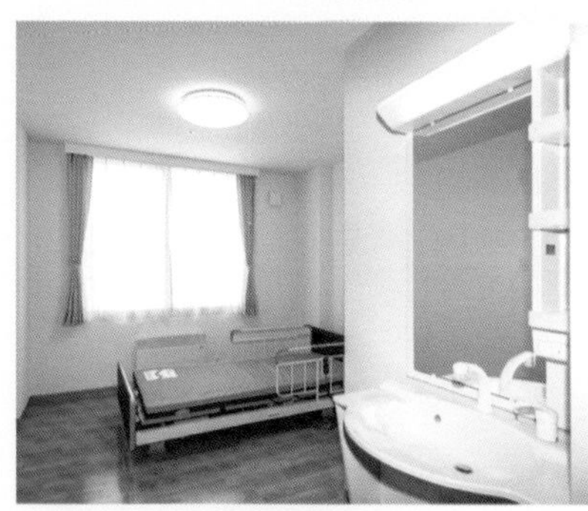
写真2　ユニット型の個室

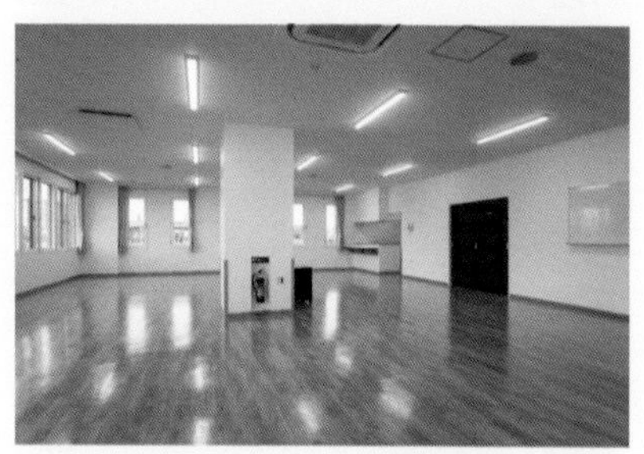
写真3　地域の皆さんの避難場所

所在地
〒007-0031
札幌市東区東雁来11条3丁目2-15
TEL: 011-792-1666
FAX: 011-792-1663

▶詳しくはHPへ

もえれ保育園

もえれ保育園が開園してから、2023年に5年目を迎えます。特別養護老人ホーム モエレの里のとなりに位置し、近くにはモエレ沼公園やさとらんどなどの公園があり、自然豊かな地域です。裏にはコンサドーレのサッカー場があり、いつも元気な声が聞こえてきています。この地域はかつて牧草地だったそうですが、現在は新興住宅街になっています。

当園は戸外遊びを中心とした保育を行い、子どもたちは毎日外へ飛び出して行き、四季折々の自然に触れて、元気に活動しています。

所在地
〒007-0031
札幌市東区東雁来11条3丁目2-18
TEL: 011-790-3715

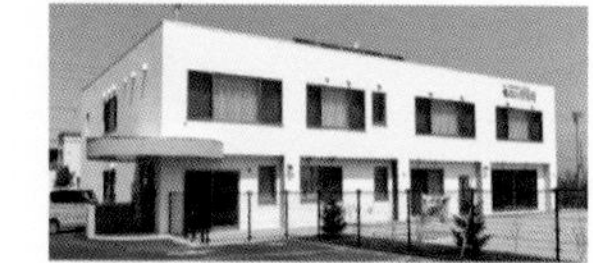

▼詳しくはHPへ

ことに保育園

ことに保育園は、社会福祉法人孝仁会の児童福祉施設1号として、札幌第一病院の東側に2015年4月に開園しました。0～6歳までの、子どもたちの健やかな成長を見守りながら保育にあたっています。

日々の保育は、戸外活動を中心に取り入れ、基礎体力や子どもの主体性を育む保育に力を注いでいます。また、保護者が安心して預けられる、地域に開かれた保育園をめざしています。

所在地
〒063-0804
札幌市西区二十四軒4条3丁目4-5
TEL: 011-640-3715

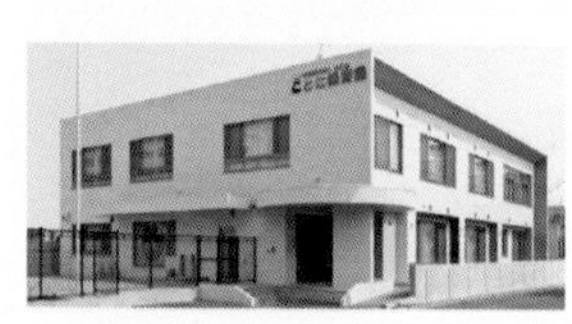

▼詳しくはHPへ

索　引

症状、検査・診断方法、疾患名、治療方法やケアなどにかかわる語句を掲載しています。
（読者の皆さんに役立つと思われる箇所に限定しています）

■装幀／スタジオ ギブ
■本文DTP／大原 剛　角屋 克博
■撮影／竹内 良太（札幌コマーシャルフォト）
■図版／岡本 善弘（アルフォンス）
■本文イラスト／久保 咲央里（デザインオフィス仔ざる貯金）
■編集／西元 俊典　前田 優衣　橋口 環

病気と闘う医療の力
札幌孝仁会記念病院の最新医療

2023年9月30日　初版第1刷発行

編　著／札幌孝仁会記念病院
発行者／出塚太郎
発行所／株式会社 バリューメディカル
　　〒150-0043　東京都渋谷区道玄坂2-16-4 野村不動産渋谷道玄坂ビル2階
　　TEL　03-6679-5957
　　FAX　03-6690-5791
発売元／有限会社 南々社
　　〒732-0048　広島市東区山根町27-2
　　TEL　082-261-8243
企画協力／一般社団法人 孝仁会

印刷製本所／大日本印刷株式会社
＊定価はカバーに表示してあります。

ISBN978-4-86489-161-5